영혼 수업

12가지 주요 인생 공부

인간진화를 성장촉진하기 위한 정보

Spiritual Psychology
by Steve Rother

Copyright ⓒ 2004 - Steve Rother

이 책의 한국어판 저작권은 도서출판 '빛'에 있습니다.
신저작권법에 의해 한국에서 보호받는 저작물입니다.

12가지 주요 인생 공부

영혼 수업

Spiritual Psychology

영성 심리학

스티브 로더 Steve Rother 지음
신나이 신업공동체 옮김

빛

차 례

    한국어판 인사말 ··· 6
    옮긴이 글 ··· 7
    서 문 ··· 10
    기본 전제 ·· 15
    내 인생의 촉매자에게 ·· 18

제 1 장 12가지 패러다임 ·· 23
제 2 장 마스터의 기술 ·· 31
    내면의 스승이 드러남 ·· 36
    촉매자 역할의 변화 ··· 37

제 3 장 인생의 7단계 ·· 41
    1단계: 기획 단계 ·· 42
    2단계: 첫 번째 전환 ·· 44
    3단계: 첫 번째 파워 ·· 48
    4단계: 책임과 첫 번째 성숙 ·· 51
    5단계: 성숙 ··· 53
    6단계: 단순화 ; 아이처럼 되기 ·· 55
    7단계: 동화 ··· 58

제 4 장 계약의 본질 ·· 61
    자유 선택 ·· 63
    대체 계획 ·· 63
    영혼의 짝 ·· 65
    혈통 계획 ·· 66
    에너지 역할모델 ··· 66
    다른 계약들 ··· 68
    카르마 계약 ··· 69
    사소한 계약과 계약 아닌 계약 ·· 70

제 5 장 나이트 게임 ·· 71
    "새벽 세시 클럽" ··· 72
    수면의 3박자 ··· 73
    섹스 ~ 새로운 활력을 위한 도구 ·· 77
    동성 관계 ·· 80
    출산 ~ 빛을 품기 ·· 83
    한밤중의 작업 ·· 84
    꿈 ~ 그것의 진정한 목적 ·· 85
    한밤중에 ··· 92

제 6 장 에너지 튜브 정화 ·· 95
    에너지 튜브 ·· 102

에너지 튜브의 확장 ································· 104
제 7 장 에너지 매트릭스 에너지 스탬프 ············· 113
　　에너지의 세 가지 속성 ····························· 115
　　자기학(磁氣學) ······································ 116
　　에너지와 '생체 거품'(육체) ······················· 117
　　핵심 개성 ··· 118
　　한 가지 규칙 ·· 120
　　에너지 매트릭스 ··································· 120
　　노숙한 영혼 ··· 123
　　마지막 환생자 ······································ 124
　　에너지 스탬프 ······································ 124
　　촉매자 ··· 125
　　아버지의 죄 ··· 126
　　인생 공부 기획하기 ······························· 128
　　카르마 ··· 130
　　작동하는 방법 ······································ 131
제 8 장 12가지 주요 인생 공부 ······················· 135
　　인류의 진화 ··· 137
　　경고 ·· 138
　　젊은이들과 어린이들 ······························ 139
　　책임에 대해서 ······································ 140
　　집단 인생 공부 ···································· 141
　　관계와 12가지 주요 인생 공부 ················· 143
　　12가지 주요 인생 공부 ·························· 147
　　받아들임 ··· 151
　　적응 ·· 160
　　존재 ·· 170
　　자비 ·· 183
　　커뮤니케이션 ······································· 196
　　창조 ·· 207
　　명확함 ··· 220
　　정직 ·· 231
　　사랑 ·· 244
　　신뢰 ·· 255
　　진실 ·· 269
　　은혜 ·· 281
　　결론 ·· 287
　　인생 공부 질문서 ·································· 291
　　저자에 대해서 ······································ 300

한국어판 인사말

지금은 마법의 때입니다. 한국인들은 지금 마치 라이트워커들이 여러 중요한 곳에서 인류의 변화를 돕고 있듯이 놀라운 속도로 깨어나고 있습니다. 모든 인류가 영혼의 관점으로 보기 시작하듯이 중요한 일들이 급속하게 다가오고 있습니다.

이 책은 여러분에게 삶에서 알아내서 적용하여, 힘 있게 하는 새로운 방법을 제시할 것입니다. 어떤 부분은 여러분이 이미 아는 것일 수도 있고 어떤 부분은 전부가 새로운 것일 수도 있습니다. 또 어떤 부분은 여러분이 동의할 수 없는 부분도 있을 것입니다. 우리는 그럴 수 있다고 생각합니다. 한 가지 우리가 아는 것은 비록 여러분이 동의하지 못하는 점이 있다 할지라도 그것은 기름진 땅에 심겨진 씨앗 같이 자라나게 될 것입니다.

우리는 지금 다음과 같이 말할 수 있습니다. 여러분도 이들 중 한 사람이고 항상 깨어있었던 가족 중 한 사람이라고, 아니라면 여러분은 이 책을 읽게 되지 않았을 것입니다.

WELCOME HOME 본향에 오신 것을 환영합니다.

스티브 로더

옮긴이 글

늘 꿈꿔왔던 꿈
마법사가 되어 우주로 보낼 것이다

경이로운 선물!
영혼 수업이 왔다

쿵쾅거리는 가슴 부여잡고
마법사 등록
두 손 두 발 다 들어... 나도요!

자신(神)에게서 당신(神)으로
기적을 나누라고
바람이 망토와 지팡이를 떠민다

꿈이 이루어지다

반갑습니다.
　우리는 신나이 신업(神業)공동체 구성원들입니다. 〈영혼수업〉을 번역하면서, 우리는 삶에서 제대로 대처하거나 해결하지 못하고 가슴으로만 품어왔던 각자의 인생 수수께끼들을 푸는 경이로운 체험을 하였답니다.

〈영혼수업〉은 나와 상대, 내면과 외부, 개인과 사회를 볼 수 있는 새로운 관점을 제공합니다. 예를 들면 사회적으로, 여러 분야에서 '위장'이라는 의혹을 받고 있고, 부정직하다는 인상을 떨칠 수 없음에도 투표자의 절반 이상의 지지로 경제를 내세운 분이 대통령으로 취임하는 현상을 봅니다. 이 책의 내용으로 비추어 본다면, 한국 사회는 집단적으로 '정직'과 '창조' 인생 공부를 하는 중입니다.

개인적으로, 자신과 비교해 상대적으로 성실, 정직하지 않는 친구가 나보다 쉽게 원하는 바를 이루는 것을 바라보면서 불합리한 세상이라고 여겨본 적이 없는지요. 이에 대해 〈영혼수업〉은 12가지 주요 인생 공부라는 개념을 통해, 부정적 상황이나 부조리 또는 불합리한 것으로 볼 수 있는 상황들을 전혀 다른 관점과 차원으로 볼 수 있도록 해줍니다.

다양한 방법으로 운명을 보면, 지나간 과거는 잘 맞는데, 미래는 거의 맞지 않는 이유가 무엇일까? 이 책에서는 '계약'과 '자유 선택'의 개념을 이용하여, '미리 편성'은 되었지만 '미리 결정'한 것이 없다는 논리로 아주 분석적으로 서술하여 이해하기 쉽게 되어 있습니다.

이 책은 특히 세상의 모든 영적 치유자를 위한 지침서입니다. 저자 스티브 로더는 성장촉진을 돕는 새로운 패러다임의 황금률을 잊지 말라고 제안합니다.

"다른 사람을 치유하면 그들의 인생을 바꾸게 된다."

"다른 사람이 스스로 자신을 치유할 수 있도록 도와준다면 우주를 바꿀 것이다."

우선 이 책이 나오기까지 무엇보다도 제대로 된 집단의식을 창조하려는 우리 공동체의 의지와 이 과정 동안 줄곧 함께한 신(神)의 섭리에 감사를 표합니다. 또 저자 스티브 로더와 빛의 일꾼들에게 경의를 표합니다. 또한, 이 책을 출판할 수 있도록 기회와 도움을 주신 미국의 신유수님께 특별히 감사드립니다. 그리고 초기 번역을 해주신 김강섭님, 번역 과정에서 자주 함께하면서 도와준 이우형님, 류금숙님, 이태영님에게도 감사드립니다. 또한, 자기 인생 공부를 드러내는 것뿐 아니라 그 공부에 대한 번역에도 힘을 보태주셨던 엄재록님, 조채익님, 남두열님, 홍우식님 또 손수 자신의 공부를 본으로 보여준 이경우님, 서은희님 등에게도 고마움을 전합니다. 그리고 각자의 내면의 신에게도 경의를 표합니다.

나마스테Namaste & 에스파보Espavo !

신나이 신업공동체
宙宇 박명기, 흰빛 백지현, 올인올 김동구

서 문

감성(좌뇌)의 세계로 다가서고 있는 이성(우뇌)

모든 것을 뒷바라지하는 이상적인 부모를 두고, 완벽한 환경에서 성장한 사람이 정작 자신의 생활에서는 사소한 것조차 잘 처리하지 못하는 이유가 궁금했던 적은 없는가?

최고의 지성을 갖추었음에도 자신의 삶 속에서는 같은 실수를 계속 반복하는 사람을 알고 있지는 않은가?

또한, 태어날 때부터 운이 좋아 보이는 사람은 어떠한가? 반대로 엄청난 노력에도 아주 **불운한** 듯이 보이는 사람은 어떠한가?

어떤 이들은 우리의 정체성과 미래는 주로 유전적 구조에 지배된다고 한다. 또 어떤 이들은 우리가 환경의 지배를 받는다고 믿는다. (선천성과 후천성의 논란) 또한, 흔들리는 시계추처럼 각각의 세대는 자연스럽게 부모 세대가 했던 집단적 역할모델과는 정반대의 행위를 한다고 주장할 수도 있을 것이다. 그러나 이것 또한 항상 들어맞는 것은 아니다.

인류의 경험을 영혼의 진화과정으로서 보기 시작할 때만 우리의 삶에서 작용하는 이 모든 묘한 힘들에 대하여 이해할 수 있다.

실제로 우리가 인간적 자각을 실천하고자 노력하는 영적인 존재일 때, 우리 자신을 영적인 자각을 구하는 인간 존재로 보게 된다. 그러나 영적인 존재로서 무엇이 우리에게 이러한 인간의 체험을 우선으로 추구하게 하는 것일까? 삶에서 특정 패턴이 드러나는 것은 정확히 무엇 때문일까? 그리고 왜, 어떻게 이러한 패턴들이 자기 자신의 행동 속에서 나타나는 것일까?

이러한 질문 이외에도 또 다른 이해할 수 없는 많은 질문에 대한 해답을 이 책이 설명해 줄 것이다. 또한, 삶과 인간의 경험에 대하여 당신이 다른 곳에서 배웠던 것과는 아주 색다른 관점도 발견할 것이다.

사실, 우리는 반복을 통해서 터득한다. 그러므로 삶에서 반복되는 패턴은 자신과 이 지상에서 수행하는 인생 공부에 대한 우리의 상상보다 훨씬 더 많은 정보를 드러낸다. 더욱이 이러한 삶의 다양한 패턴들을 이해하는 것은 자기 자신을 이해하는데 중요할 뿐 아니라 우리의 삶 속에서 폭넓은 변화도 만들어 낼 수 있다.

많은 경우 사건들의 '왜why'를 이해하는 것만으로도 긍정적이고 지속적인 변화를 불러일으키기에 충분하다. 실제로 모든 것들이 매일 변화하는 불확실성의 시대에서 우리 삶의 **왜**를 이해하는 것이 이전보다 더욱더 중요해지고 있다. 특히, 이런 게 성장촉진자들이 과거의 고통과 문제들로 고민하는 사람들에게 이들 문제를 마스터할 수 있도록 제일선에서 역할을 하는 데에 있어서 필수적이고, 이 덕택에 사람들이 더욱 행복하고 건강한 미래를 창조할 수 있다.

일반적으로 성장촉진자Facilitator가 내담자의 삶 속에서 반복적이고 부정적인 패턴을 탐지해낼 때, 즉시 이러한 반복되는 부정적인 행동과 행위 밑에 깔린 원인과 이유를 해석하려고 시도한다. 이것이 어떤 경우에 일부 사람에게 도움이 될 수도 있지만, 그런 패턴들이 왜 생겼는지는 만족스럽게 설명하지 못한다. 또한, 성장촉진자들이 대부분 내담자의 경험에서 특정 방식으로 행동해 왔을지도 모르는 어린 시절의 각인을 찾으려 하고, 그런 다음 사람들로 하여금 의도하지 않았던 삶의 패턴을 창조하게 했던 신념 체계를 변화시키는데 도움을 주려 한다. 그러나 이것은 단지 해답 중 일부일 뿐이다. 이러한 행동 패턴들 뒤에 훨씬 더 고귀한 목적이 있다면 어떻게 될까? 그리고 만약 더 고귀한 목적을 확인하는 길을 발견함으로써 해롭게 보이는 패턴들을 긍정적인 속성으로 변화시킬 수 있다면 어떻게 될까? 이러한 질문에 대한 답과 더 많은 것이 본문에 설명되어 있다.

나는 이 책이 세상에 어떻게 나오게 되었는지 아직도 이해할 수조차 없다. 솔직히 말하면 나는 이 책을 쓸 만큼 권위 있는 증명서를 가지고 있지 않다. 만약 이러한 증명서가 당신에게 중요하다면 이 자료가 그리 만족스럽지는 않을 것이다. 만약 내가 이 정보를 10년 전에 받았다면 나 또한 그랬을 것이다. 나는 정말로 영성심리학 분야에서 일할 것이라고는 결코 꿈도 꾸지 못했다는 것을 알아주길 바란다. 8년 전 까지만 해도 건축가로서 삶은 매우 순탄했다. 나는 나의 일을 좋아했기에 성장해서 무엇이 될지를 알고 있다고 생각했다. 왜냐하면, 나의 일은 진정한 성취감과 창조적 느낌이 들었기 때문이다. 그러나 마음 한구석에서는 여전히 내가 해야 했던 것 이상의 무언가가 있음을 알았다.

그러던 어느 날, 나는 '더 그룹the group'이라는 영적 집단으로부터 성스럽고 영감이 가득한 정보를 받기 시작했다. 이것이 내 삶의 모든 영역에서 엄청난 격변을 가져 왔다. 결혼, 가족, 금전문제, 사업, 그리고 나 자신에 대한 전체적인 관점이 극적으로 변했다. 이것이 몰고 온 격변과 나와 아내 사이의 어려운 시련을 무릅쓰고, 처음으로 나는 인생에서 진정한 열정을 찾았다. 마음 깊은 곳에서 내가 받은 정보가 진실이라는 것을 알았다. 이러한 경험의 결과로서 발생한 심오한 변화를 쓰라고 한다면 책 한 권이 훨씬 넘을 것이다. 여기까지가 한 건축가가 영성심리학에 대한 책을 쓰게 된 동기이다.

성스러운 영적 정보를 받는 것은 당신이 생각하는 것만큼 특별한 것은 아니다. 어떤 사람들은 이 책을 뉴에이지의 심리요법이라고 여긴다. 단순히 이 책을 영매 또는 채널링에 의한 것이라고도 말한다. 당신이 어떻게 생각하든 관계없이 우리는 성스러운 영감을 제공해주는 자신의 고귀한 부분과 연결되어 있다. 대부분 사람은 단지 성스러운 영감을 신뢰하는 것을 터득하지 못했을 뿐이다.

예술가는 이것을 '영감'이라고 부른다.

작가들은 '흐름 속에' 있다고 말한다.

야구선수들은 '쾌조 속에' 있다고 말한다.

음악가들은 '접속되어' 있다고 말한다.

이것은 우리가 고귀한 자기와 접속되는 특별한 때이다. 나는 이것을 언제나 의식적으로 접속하는 것을 터득하였고, 이러한 접속을 단지 더 그룹the group[1])이라고 부른다.

나는 이 정보를 결정적인 자료로서 제공한다기보다 인간 경험에 대한 새로운 관점을 보여주어 당신의 인생을 더욱 나은 방향으로 바꾸는데 도움을 주기 위함이다. 당신이 구하는 모든 답을 얻지 못하더라도, 적어도 이 책의 내용이 당신에게 곰곰이 생각해 볼 새로

---

1) 내가 받은 정보는 더 그룹 자체에 관한 것이 아니다. 이것은 인간을 스스로 힘 있게 하는 것이다. 여기서는 더 그룹을 참고 사항으로만 언급한다. 더 그룹에 대해 더 알고자 한다면 다른 책이나 lightworker.com이 도움될 것이다.

운 질문을 던질 수 있기를 바란다. 이 책은 내 삶의 철학이니, 당신이 잘 분별하여 도움되도록 사용하길 바란다.

    지난 8년간에 걸쳐, 나는 6,000번의 개인 세션[2]을 가졌고 더 그룹의 고귀한 관점으로 사람들의 삶의 패턴을 스스로 바라볼 수 있도록 도와주었다. 나는 어떤 상태나 고통에 대해 진단하는 것도 아니고 처방을 하는 것도 아니다. 위기상황에 대해 자문을 하는 것도 아니며 무언가를 해야 한다고 하는 것도 아니다. 답을 찾으려고 자신의 외부로 향하는 것은 낡은 패러다임이다. 나는 단순히 다른 관점으로 삶을 인식하는 기회를 제공할 뿐이다. 인간 경험을 하는 영적 존재로서 당신이 이미 아는 것을 기억하고 재구성하도록 re-member 돕는 것이 내 의도이다.

---

2) private session : 여러 가지 기법, 특히 리딩과 상담을 병행해서 개인의 문제점을 풀어내는 작업이다.

기본 전제

이 책에 있는 자료는 몇 가지 기본 개념에 기초하여 이들 정보 전체와 맞물려 구성되어 있다는 것을 명심하라. 나는 당신에게 이들 개념을 정보로 제공하고 이것을 실제 활용할 때는 분별력을 가지고 사용하길 권유한다.

1. 우리는 실제로 인간 형상으로 삶을 체험하는 영적 존재라는 기본적 신념.
2. 우리는 단순히 에너지로, 절대 죽을 수 없으며 형태만 변한다는 기본적 신념. 따라서 이 책에는 환생에 대한 많은 참고 자료가 있다.
3. 우리는 양극성 영역 안에서 삶을 체험한다는 본질적인 신념. 따라서 자기 자신을 다른 사람과 분리된 것으로 보고 있으나 실제로는 분리될 수 없다. 그러므로 선악의 개념, 옳고 그름, 흑과 백, 사랑과 두려움 등은 모두 양극성의 환상이다.
4. 인간은 진화에서 비약적인 도약을 하고 있다는 이해. 이 덕분에 우리는 새롭게 고양된 존재 상태를 뒷받침하는 더욱 고귀한 진실을 추구하고 있다.
5. 인간의 영spirit은 믿을 수 없을 정도로 무궁무진한 창조력이어서, 삶은 단순히 자기성취 예언[3]이라는 이해.

---

[3] self-fulfilling prophecy : 어떻게 행동할거라는 주위의 기대가 행위자에게 영향을 미쳐 결국 그 기대에 부응하는 행동을 하게 되는 것.

나는 진심으로 여기에 제시된 개념들을 통하여 어떤 식으로든 당신의 인생이 개선되길 바란다. 오늘날과 같이 급속히 진화하는 세계에서, 이제 성공은 전통적인 방식이 아니라 매순간 얼마만큼 열정과 기쁨을 체험하느냐에 달려있다. 나는 이 자료를 통해 당신이 더 많은 열정과 기쁨을 찾아내길 바란다.

직관적 통찰력

　이 책에 표현된 모든 정보는 영적인 관점에서 나온 것이다. 우리는 물질세계에서 변화를 일으키기 전에 영적 수준에서 일어나는 것을 먼저 조율해야만 한다. 이 책에 나온 정보를 응용하려면 더 큰 통찰력이 필요하다. 이것은 사람들의 생각만큼 어렵지는 않다. 나는 모두가 천부적 능력에 접근할 수 있다고 확실히 믿는다. 그러나 많은 사람은 자신이 받는 정보를 신뢰하지 않는다. 치유 과정에 종사하는 사람들은 이런 개념을 더 잘 파악하고 있다. 이들이 하는 일 자체가 종종 직관적 능력에 대한 신뢰를 요구하기 때문이다.

　우리는 모두 부지불식간 무언가를 '알게'된 때를 경험한 적이 있다. 또는 어디에서 나왔는지 모른 채 무언가를 말하는 자신을 발견한다. 이것이 직관이다. 이것이 채널링이다. 그리고 이런 것은 신비스럽지도 부자연스럽지도 않다. 우리가 이것을 믿지 못하거나 두려워서 가로막아 버린다면, 자기 근원인 내적 안내 시스템과의 소통을 닫아버리게 된다.

　이 책은 당신에게 이런 능력을 신뢰하고 개발하는 법을 터득할 수 있는 틀을 제공한다.

내 인생의 촉매자에게

　이 책에서 모든 사람의 삶에서 자신의 인생 공부를 활성화하는 데 책임이 있는 촉매자에 관한 많은 참고 자료를 발견할 것이다. 일반적으로 부모 혹은 어린 시절 매우 가까웠던 사람들이 인생 공부를 활성화한다. 이들은 우리 삶에 엄청난 영향력을 미친다. 이 책은 나의 삶에 영향력을 미친 촉매자들에게 바치는 책이기에, 그들에 대한 독특한 이야기를 하는 것이 적절하다고 여긴다.
　내 인생에서 어머니는 매우 각별했다. 어머니는 나를 꿰뚫어 보는 기이한 능력의 소유자였다. 내가 속이려 해도, 농담을 해도, 다른 사람들을 놀리려 해도 어머니는 항상 알아차렸다. 나는 어머니가 나만의 고유한 인생관을 가질 수 있게끔 도와주실 거라고 항상 기대했다. 그 누구보다 내가 정직한 존재가 되는 것을 가르쳐 주신 분은 바로 어머니였다.
　어머니는 항상 작가가 되길 꿈꾸었다. 당신의 인생 이야기를 써서, 당신이 발견한 중요한 모든 것들을 세상 사람들과 함께 공유하는 것이 어머니의 꿈이었다. 어머니는 항상 기사를 쓰고, 그것들을 좋아하는 잡지사에 보냈다. 내 생각으로는 당신의 지혜가 세상에는 선물일 수 있었음에도, 작품으로는 당신의 목소리를 충분히 내지 못했다. 내가 알기에 어머니의 작품은 단 한 번 채택되었다. 이것은 30년 전쯤에 나와 바바라와의 결혼에 대해 쓴 기사였다. 나의 아내인 바바라는 어렸을 때 어머니를 잃어서 당신은 바바라를 친딸처럼 사랑했다. 그 기사는 "신부 신랑의 어머니"라는 제목이었다.

어머니는 유방암으로 젊어서 돌아가셨다. 그때 나이가 54세 밖에 되지 않았다. 내가 이 책을 쓴 나이와 같다. 지금은 다르지만 어머니가 돌아가실 때, 나는 인생을 이해하지 못했다. 비록 어머니 덕택에 나는 영적인 것 대부분을 이해하고 있었지만, 그때는 본격적으로 매달리지는 않았다. 비록 어머니가 젊은 나이에 돌아가셨지만, 여전히 나의 마음속에서는 당신이 이 세상에서 하기로 했던 역할을 모두 마쳤다는 것을 알았다. 돌아가시기 얼마 전 어머니는 아버지와 어렵게 이혼하고 새로운 결혼생활에서 짧게나마 행복을 찾았다. 어떤 경우에도 어머니는 아버지를 사랑했다. 비록 이것이 어머니에게는 어려운 일이었으나 결코 마음적인 희생자로 전락하지는 않았다. 어머니는 스스로의 능력으로 새로운 사랑 속에서 행복을 찾았고, 재혼한 지 일 년 만에 세상을 떠나셨다.

나는 어머니의 죽음 이후 당신의 서재에 올라갔던 며칠간을 절대 잊을 수 없을 것이다. 어머니의 이름이 새겨진 새 타자기는 창문 앞 아름다운 책상 위에 있었다. 이 방은 어머니가 자신의 이야기를 쓰려고 했던 곳이다. 어머니의 책상 서랍에 있는 파일 폴더에는 쓰다만 단상들과 몇 달 전에 시작했던 저술들로 가득 차 있었다. 나는 책상에 앉아 타자기에 손가락을 올려놓고, 창문을 물끄러미 바라보면서 어머니는 무엇을 쓰려고 했을까 상상해봤다.

아버지는 마음만 먹으면 무엇이든지 만들어낼 수 있는 놀라운 능력을 갖춘 심오한 몽상가였다. 당신은 삶을 사랑했으며, 또한 관계 맺은 사람들도 사랑했다. 그는 유별난 성격의 소유자였다. 모든 사람들이 아버지 잭을 사랑했다. 비록 아버지는 몇 년 전에 우리

곁을 떠났지만, 당신의 진부한 유머는 가족이 모일 때마다 들을 수 있었다. 가족 중 누군가가 아버지의 흉내를 내면, 우리는 그를 '채널링 데드'라고 불렀다. 우리는 이것으로 농담을 했지만 아버지가 항상 함께 있다는 것을 느낀다. 마치 어깨너머로 우리 귀에 속삭이는 듯했고, 셀 수 없이 많이 들었던 아버지의 촌스런 농담을 떠올리게 한다.

아버지는 다른 사람들을 돕는 것을 좋아했다. 다양한 직업을 가진 사람들이 당신을 찾아와 자신의 문제를 상의하였다. 당신은 절대로 그 누구도 거절하지 않았다. 우리는 아버지가 '부엌탁자 상담'이라는 학위를 얻었다고 농담을 하곤 했다. 그러나 실제로 당신은 대학에서 전기공학을 전공했다. 인생 후반기에 들어서 당신은 전문 상담사와 세미나 리더로서 하고 싶었던 일을 하려고, 심리학을 공부하여 꿈을 이루며 살아가기로 했다. 아버지는 심리학의 모든 과정을 이수했고 박사학위 논문의 마지막 부분을 작업하고 있을 때 돌아가셨다. 나는 그때 아버지의 '기묘한' 모임이나 세미나에는 참석하지 않았지만, 당신은 사람들이 그들 속에서 만들어 왔던 귀중한 발견breakthroughs에 대해 자주 말씀해 주시곤 하였다. 아버지는 가르치는 것과 사람들이 성장하는데 도움을 주는 것을 좋아했다. 당신은 자신이 사랑하는 일을 하였지만 정작 먹고살아가는 데는 어려움을 겪었다. 돌이켜보면 아버지는 시대를 앞서 있었다. 실제로 나는 시대를 약간 앞선 라이트워커Lightworker인 아버지에게 나의 첫 번째 책을 바쳤다.

내가 처음 이 일을 시작했을 때 아버지가 하루는 나를 데리고 가서 점심을 같이했다. 당신은 매우 사랑스러운 태도로 나에게 이러한 일을 하면서 먹고사는 것이 얼마나 힘든 일인지를 말하려고 했다. 나는 당신의 말씀은 들었지만 젊은이라면 누구나 자신의 부모님과는 다르다고 생각하듯이 나 또한 어쨌든 나의 길을 갔다. 아버지와의 마지막 크리스마스 때, 나는 오스트리아 빈에서 유엔의 한 단체에서 연설하기로 초대되어 당신과 함께 참석했다. 아버지는 나에 대해 정말로 기뻐했으며, 나는 그 당시에는 분명히 알지 못했지만 어쨌든 당신 내면에서의 성취감을 느낄 수 있었다.

74세의 나이에도 아버지는 여전히 매일 오토바이를 타고 다니시며 테니스를 즐기셨다. 테니스가 당신의 진정한 첫 사랑이었다. 당신은 항상 남녀 혼합복식 게임을 즐기곤 했는데, 이것은 이런 식으로 해야 예쁜 여자들을 꼬일 수 있기 때문이라고 말했다. 아버지는 우리에게 항상 말했다. 자신이 죽을 때는 테니스 코트이거나 아름다운 금발여인과 침대에서 죽을 거라고. 아버지가 돌아가실 때 당신은 아주 매력적인 금발의 여인과 두 번째 결혼한 상태였다. 그리고 당신이 말했던 것처럼 테니스 코트에서 승리하자마자 매력적인 금발여인과 "하이파이브"를 나눈 직후 돌아가셨다.

부모로서 자녀들에게 가진 최상의 바람은 내가 열정을 쏟았던 일을 전수받아 한 걸음 더 나아가는 것이라고 알고 있기에, 이 이야기를 여기에 써 놓는다. 나의 어머니는 출판하지 못한 작가이고, 나의 아버지는 자신의 열정을 실행에 옮길 기회를 전혀 얻지 못했던 심리학자이자 선생님이었다. 내가 각본을 쓸 때, 부모님에게 요청했던 역할들이 내가 축복받으면서 하는 이 일을 위한 무대와 완벽하게 배치되었음을 전혀 의심하지 않는다. 부모님은 촉매자로서 위대한 일을 하셨고, 항상 내 어깨너머에서 지켜보고 미소 짓고 있다는 것을 의심치 않는다.

제1장
12가지 패러다임

새로운 세계에서 치유를 위한 제안

치유자 =

사람들이 스스로 치유할 수 있는
편안한 여지를 만들어 주는 사람

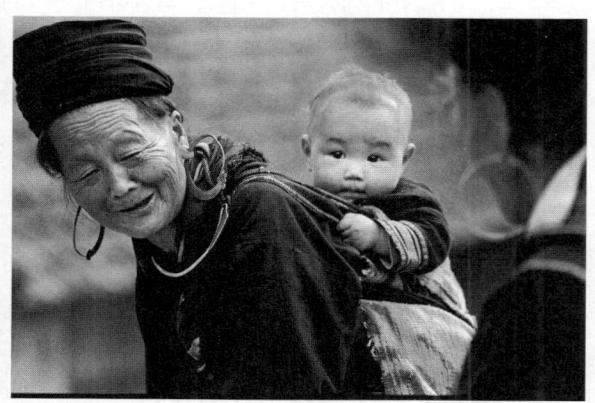

과거에는 사람들이 아프거나 어떤 종류의 치료가 필요하면, 항상 성장촉진자나 치료자를 찾곤 했다. 환자들은 손쉬운 해결책으로 치료를 돕는 알약, 음식 또는 마법의 약 등을 찾아다니곤 했다. 이것은 우리가 진화하는데 지금까지 어느 정도 효과가 있었고, 필요하다고 생각하는 도움도 얻었다. 심지어 옛날에는 환자를 만지기만 해도 병을 낫게 하는 초능력자들을 찾아다니기도 했다. 나도 몇몇 사람의 생명을 구해봤다. 나는 어떤 면에서는 이러한 '기적'을 무시하지는 않는다. 왜냐하면, 영spirit은 파워를 가지고 있어 영이 거하는 몸을 치료할 수 있다는 것을 알고 있기 때문이다. 이 모든 경우에, 실제 일어난 일은 내담자 스스로 치유할 수 있게끔 치료자가 도움을 주었다는 것뿐이다. 환자들은 극적인 결과를 맞게 되면, 그들에게 자동으로 천부적인 치료자 혹은 기적의 일꾼이라는 갈채를 보낸다.

이제 우리는 완전히 힘 있게 되는fully empowered 인간임을 터득해가고 있으므로, 치유자나 성장촉진자들을 포함하여 누구에게라도 자신의 파워를 주는 것은 적절하지 못하다. 이것은 일반적으로 성장촉진에 대한 전반적인 인식과 패러다임이 극적으로 변화하고 있다는 것을 의미한다. 그 결과 새로운 치료의 패러다임이 거의 매일 출현하고 있다. 다음의 내용은 스스로 힘 있게 된 새로운 에너지 속에 있는 사람들과 함께 작업하기 위한 몇 가지 제안 목록이다. 이 모두가 새로운 개념들도 아니고 꼭 집착해야 할 규칙들도 아니다. 오히려, 지금은 남을 힘 있게 하는 사람과 관계하는 시대라는 것을 성장촉진자들에게 상기시키기 위함이다.

라틴어구절 **무엇보다도 해를 끼치지 말아라**primum non nocere는 의학의 아버지로 알려진 히포크라테스의 말이다. 우리는 이제 남을 힘 있게 하는 시대를 살고 있기 때문에 다음 단계로 바뀌어야 할 때이다. 즉 내담자들에게서 **힘을 빼앗지 않고** 그들의 치유를 성장촉진하는 방법을 찾을 때이다.

다음은 이 일을 시작할 때 나에게 주어진 12가지 제안들이다. 성장촉진을 위한 12가지 패러다임은 당신이 자신에 대해서 더 높은 수준의 진실을 분명히 규정하도록 도와주며, 내담자들이 그들 스스로 치유하기 위한 여지를 만드는 동안 당신의 균형을 유지해 줄 목적으로 만들어진 것이다.

1. 남을 힘 있게 하는데 집중하기

새로운 지구의 더 높은 진동 속에서 치유하는 것은 사람들이 자기 힘을 지니고 있을 때만 이루어질 수 있다. 이것의 의미는 우리의 첫 번째 관심과 의도가 항상 내담자의 힘을 빼앗지 않고 성장촉진하는 방법을 찾아내야만 한다는 것이다.

2. 요청에 의한 치유

모든 치유의 성장촉진 과정은 요청이 있을 때에만 이루어져야 한다. 내담자의 특정한 요청 없이 다른 사람의 치유를 성장촉진하는 것이 이제는 가능하지 않다.

3. 숭고한 의도

새로운 에너지 내에서는 숭고한 의도를 가지고 치유를 하는 것만이 가능하다. 우리가 더욱더 진화함에 따라 이제는 비밀이 없다는 것을 알게 될 것이다. 그러므로 성장촉진자로서 자기 자신과 우리의 동기가 충분히 분명해지도록 해야 한다.

4. 병에 대한 인식

병이란 항상 무언가가 잘못됐다는 신호가 아니라는 것을 이해해야 한다. 변화를 촉진하고자 병이 필요할 때가 있으므로, 우리의 역할은 단순히 그 변화의 과정이 성장촉진되도록 도와주는 것이다. 병이란 단순히 건강의 한 상태일 뿐이고, 치유 촉진자는 건강해질 여지를 창조하고자 모든 상태와 더불어 유기적으로 작업해야만 한다.

5. 진실

성장촉진자로서 자신의 진실을 말하는 것이 중요하다. 그렇게 하면서도 진실이란 항상 진행 중인 과정이라는 것을 알아야 한다. 그러므로 당신이 하는 말 속에 성장을 위한 허(虛)를 남겨두어야 하고, 내담자들이 당신의 진실 덕분에 두려움을 느끼지 않고, 자신의 진실과 대면할 수 있도록 당신의 진실을 이야기해야 한다. 비록 내담자의 진실이 당신 자신의 것과 아무리 달라 보일지라도, 진실의 모든 향기를 존중해야 한다. 경쟁은 우리가 사는 이곳에서의 양극성 환상일 뿐이라는 것을 꼭 기억하라!

6. 균형 잡힌 에고

치유를 촉진하려면 균형 잡힌 에고가 필요하다. 그러므로 성장촉진자로서 자신의 에고를 자주 살펴보고 진심으로 자신의 행동이나 말 속의 동기들을 살펴보아야 한다. 만약 자신의 에고가 너무 크게 자랐다면, 자신을 근원에서 떼어내 버릴 것이다. 그러나 만약 이것이 충분히 크지 않다면, 성장촉진자로서의 위치에 결코 있지 못할 것이다.

7. 분별력

우리는 판단 없이 선택하는 통찰력의 기술을 익혀야 하고, 자신의 영역으로 들어오는 것들을 주의 깊게 검토하고, 오직 자신을 보완해주는 것들과 생각들을 분별하는 방법을 터득해야 한다. 다른 모든 것들은 판단 없이 흘려보내야 한다. 우리는 모든 것의 일부분이 될 필요는 없다. 오히려 우리를 부양하고 살찌우는 것만 선택하기를 터득해야 한다.

8. 안전한 공간을 만들기

성장촉진자들이 사용할 수 있는 가장 현명한 말은 "저는 모른답니다."라는 말이다. 그러므로 우리가 가르치고 있을 때조차 다른 사람들이 힘 있게 할 여지를 만들어 주어야 한다. 우리 중 누구도 모든 답을 알 수는 없지만, 그러나 함께라면 우리 모두는 모든 답에 접근할 수 있다.

9. 약점

치유자로서 진정한 강점은 자신이 틀릴 수 있음을 인정하는 데 있다. 우리를 특별하게 만드는 것은 우리의 인간성이다. 자신의 인간성이 자신이 하는 모든 것들을 통해 빛나도록 해야 하고, 다른 사람들과 열린 마음으로 자신의 실수를 공유해야 한다. 이러한 방식으로 인식된 약점은 곧바로 우리의 가장 큰 장점이 될 것이다.

10. 생각을 마스터하기

기억할 것! — 자신의 두뇌 속으로 들어오는 생각을 완전히 통제할 수 없을지도 모르지만, 자신의 머릿속에 남아있는 생각들에 대해서는 완전히 통제할 수 있다. 자신은 생각의 주인이 되어 이러한 과정을 내담자들과 공유하는 것이 자기 책임이다.

11. 근본 동기

사람들에게는 똑같은 근본 동기가 있음을 이해하는 것이 중요하다. 본질적으로 우리는 어두운 방 속에서 문밖에 있는 빛을 찾아 헤매는 어린이와 같다. 다른 사람들을 해치지 않고 빛을 찾는 가장 쉬운 방법은 서로서로 손을 맞잡는 것이다.

12. 책임

다른 사람을 치유하는 것은 불가능하다. 그들 스스로 치유할 수 있도록 공간을 만들어 제공하는 것만이 가능하다. 그러므로 자신 이외의 다른 누군가를 치유해야 한다는 것에 대해 책임을 가져서는 안 된다. 만약 당신이 내담자 때문에 에너지가 고갈된다면, 그것은 당신이 그들의 치유를 위해서 책임을 지고 있다는 것을 말한다. 책임이라는 것은 파워에 상응한다는 것을 기억하길 바란다. 사람들을 도와서 그들 스스로 치유한다는 책임을 갖추도록 성장촉진한다면, 그들은 진정한 파워를 갖게 될 것이다.

치유를 성장촉진하는 것은 매우 영예로운 일이다. 그러나 황금률 하나를 잊어서는 안 된다.

다른 사람들을 치유하면 당신은 그들의 인생을 바꾸게 된다. 다른 사람들이 스스로 자신을 치유할 수 있도록 도와준다면 당신은 우주를 바꿀 것이다.

제 2 장
마스터의 기술

인생 공부를 마스터하여
인생을 마스터하기

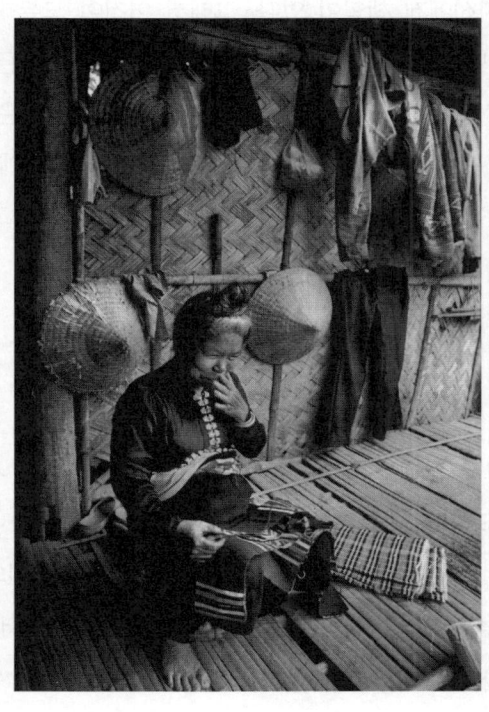

마스터는 내면의 작업

모든 인생 공부는 항상 내면으로 집중되어 있다. 만약 인생 공부가 '명확함'이라면, 이것은 다른 사람이 아닌 자기 자신의 경계를 정하는 것이다. 만약 이것이 '받아들임'이라면, 절대 당신 주위에 있는 것을 받아들이라는 것이 아니라 바로 자기 자신을 인정하라는 것이다. 이와 마찬가지로 '신뢰' 인생 공부에서는 다른 사람을 신뢰하라는 것이 아니라 바로 자기 자신을 신뢰하라는 것이다. 우리는 모두 자신에게 책임이 있다. 그래서 이것이 모든 인생 공부의 방향을 찾아내는 곳이기도 하다. 이런 말이 있다. "다른 사람을 바꿀 수는 없지만, 자기 자신만은 바꿀 수 있다." 이것은 완전히 올바른 이야기는 아니지만 당신이 아래의 촉매자 역할에 대해 다시 정의한 부분을 읽으면 알 수 있듯이, 인생 공부를 놓고 볼 때 이 말이 우리의 의지를 집중할 수 있는 유일한 지점이다.

마스터의 기술

우리는 모두 날마다 이런저런 속성들과 함께한다는 것을 알아두는 것이 중요하다. 마스터한다는 것은 결코 우리에게 이들 속성으로 말미암은 문제 자체가 없어진다는 것은 아니다. 이와 마찬가지로 인생 공부를 마스터한다는 것은 우리가 이 분야에서 '기적을 행한다는 것'을 의미하지 않는다. 이것의 진정한 의미는 우리가 수행하는 특정 속성이 우리 삶에서 다시는 문제가 되지 않는다는 것을 의미한다.

  사랑과 관심이 있는 부모에게서 양육되어 아주 정직한 사람들이, 정직성이 현저하게 부족한 자녀를 갖게 되어 모든 인생을 정직의 문제를 지닌 채 보내는 이유는 무엇일까? 정직에 문제가 있는 완벽한 역할 모델이 있는 사람들은 종종 이 분야에서 자연스러운 균형 감각을 지니고 성장하는 것은 왜일까? 대답은 후자는 '정직' 인생 공부를 이미 마스터했다는 것이다. 인생을 마스터한다는 것은 쉽게 드러나는 것이 아니다. 왜냐하면, 이것이 의미하는 것은 일단 마스터하고 나면 이러한 특정 속성이 단순히 다음 생애에서는 중요한 이슈가 아니기 때문이다.

  '에너지 매트릭스 – 에너지 스탬프' 장에 쓰여 있듯이, 사람들이 에너지 스탬프로 성장촉진한 인생 공부를 마스터할 때, 그들은 특정 인생 공부와 관련된 험난한 과제들을 제거해버릴 것이다. 그들은 각본을 다시 쓰고 에너지 스탬프를 치유하거나 바꿔 버린다. 즉, 에너지 스탬프에 의해 성장촉진된 인생 공부를 마스터하고 나면, 그들의 삶은 더 나은 방향으로 변화하기 때문에 이와 관련된 까다로운 습관, 험난한 문제 혹은 행동 패턴 등은 그 사람을 떠날 것이다. 그러나 에너지 매트릭스로 수행하는 사람의 경우도 마찬가지이긴 하나, 내적인 연결은 절대 변하지 않는다.

  예를 들어, '명확함' 인생 공부를 에너지 매트릭스로 수행하는 사람들은 자신의 삶 속으로 뛰어난 배후 조종자를 자연스럽게 끌어들여 연결된다. 만약 이런 상태에 있는 여성이 남성이 많은 방에 들어간다면, 가장 자연스럽게 끌리는 사람은 뛰어난 배후 조종자임에 틀림이 없다. 이제 그녀가 비록 이 인생 공부를 마스터하고 손

쉽고 재빠르게 자신의 경계를 분명히 밝히는 것을 터득할지라도, 그녀는 여전히 뛰어난 배후 조종자에게 끌려 그와 '연결' 된다. 그리고 평생 그렇게 살아갈 것이다. 그러나 차이점은 그녀가 조종자들을 잘 알아차리는 것에 능숙해지고, 그 에너지를 변화시키고자 무슨 일을 해야 하는지 알게 된다는 것이다.

이 시나리오에서는 뛰어난 배후 조종자뿐만 아니라, 자기 경계를 명확히 하는 문제를 가지고 있던 여성도 나쁜 사람이 아니라는 걸 명심하는 것이 중요하다. 이것은 단순히 자신들의 인생 공부를 서로 도와 상호작용하는 방식이다. 이 여성은 자신의 이마에 "나는 분별력이 없어, 이것들을 몰아내야해!"라고 써 붙인 것처럼 느낄 것이다. 비록 그녀가 이런 속성을 마스터한 후일지라도 자신의 머리 위에 있는 은유적 신호를 계속 가질 것이며 같은 메시지를 계속 전달할 것이다. 그러나 다시는 그렇게 쉽게 조종되지 않는다. 그녀의 다음 생애에서 이것은 문제가 되지 않는다. 그러나 그녀는 자신의 가장 친한 친구에게 이런 현상이 계속 일어나는 것에 의아해 할 것이다.

이것이 더 그룹이 말하는 마스터의 모습에 가깝다.

비록 우리가 한번 마스터한 주요 인생 공부를 일반적으로 다시 시작하지 않지만, 우리는 자유 선택을 하고 이 지상에서 인간으로서 체험하는 영적인 존재이기에, 특정한 삶의 속성을 마스터한 수준에 도달했더라도 여전히 옛날의 생활방식에 빠져 있을 수 있다. 일반적으로 우리가 방향을 반대로 간다면 이것이 비록 사소한 것이라 해도 보통 매우 빠르게 알아차릴 수 있다. 이미 마스터한 인생 공부를 다시 수행하면서 인생 전체를 허비하는 사람은 매우 드물다.

　사람들이 그들의 인생 공부와 관련된 계약을 인식할 수 있도록 도울 때, 성장촉진자들은 내담자와 관련돼 있을지도 모르는 한두 가지 경험이나 사건에 기초하여 비약해서 판단을 내리려는 유혹을 물리치는 것이 매우 중요하다.

　내가 그들의 인생 공부를 알아차릴 수 있도록 도와줬던 사람들 중 가장 어려웠던 사람은 이미 마스터의 수준에 도달한 이들이었다. 이들 중 에너지 스탬프보다 에너지 매트릭스를 가진 사람을 알아차리는 것이 훨씬 쉬웠다.

　더 그룹에 의하면 마스터의 정의는 무언가 부정적인 것을 긍정적인 방식으로 사용하는 행위이다. 예를 들어, 인간 체험이란 인생길timeline을 가로질러 여행하는 직선적인 삶의 에너지 라인이 있다고 상상해보라. 우리는 이러한 에너지 라인들을 직선으로 유지하려고 많은 에너지를 소비하고 있다. 성공(혹은 건강)은 생명력의 에너지가 지속적인 직선의 형태를 드러낸다는 것이기에, 우리는 그 에너지 라인이 구불거리거나 삐죽삐죽해지면 불편하게 느낀다.

　성장촉진자로서 우리는 병, 아픔, 질병 등을 뭔가 잘못되어 가고 있다는 신호로서 보도록 훈련받아 왔다. 성장촉진의 12가지 패러다임은 모든 병은 과정이라는 것을 가르쳐준다. 결국, 우리가 그 과정을 성장촉진시킬 수 있다면 내담자를 도울 수 있다. 에너지 라인의 설명과 같이 우리는 내담자의 에너지 라인에 침하(沈下)가 있거나 출렁거림을 보게 되면, 즉각 그들을 도우러 달려가 그들의 에너지 라인을 원래의 건강한 상태로 유지토록 도움을 준다. 그러나 이것은 보통 점진적인 과정일 뿐만 아니라 궁극적으로는 내담자 스스로 성취할 수 있을 뿐이다.

성장촉진자에게 도움될 수 있는 한 가지 정보는 내담자의 에너지 라인에 있는 각각의 굴곡을 마스터하기 위한 하나의 가능성으로 보는 것이다. 즉, 그들의 에너지 라인을 정상적인 상태로 되돌리려고 노력하는 것이 아니라 그들에게 부정적인 상태가 어디선가 긍정적인 상태로 사용될 수 있다는 것을 보여주는 것이 훨씬 도움될 것이다. 각자의 감정적 상태, 병, 에너지 하락과 역류를 마스터하기 위한 잠재적인 기회로 보는 것이 성장촉진자로서 효용성을 증가시키는 훌륭한 방법이다.

우리는 모두 어렸을 때 겪었던 학대문제의 직접적인 결과로 심리학을 직업으로 삼은 심리학자들의 이야기를 들어봤다. 또한, 어떤 내과의사는 모친이 암으로 사망하는 것을 보고 의사가 되겠다는 불타는 열망으로 의사가 된 이야기도 들어봤다. 이것들은 마스터의 완전한 예들이다. 마스터는 다양한 면이 있다. 그래서 내담자와 상담할 때는 그들의 전체를 바라보는 것이 중요하다.

내면의 스승이 드러남

사람들이 인생 공부에서 마스터의 수준에 도달하게 되면, 그들은 반드시 어떤 가르침의 형태로 옮겨간다.

이에 대해 주목해야 할 두 가지 흥미로운 점이 있다. 먼저 그들은 자신의 인생 공부와 관련된 것들은 거의 가르치지 않는다. 대신에 그들은 보통 자신의 열정과는 약간 다른 분야에서 가르친다. 두 번째, 이것은 가르침을 위한 형식이 있다거나 심지어 의식적인 행동도 아니다. 대개 학생들이 단지 모습을 드러내기 시작할 뿐이다. 다른 사람들이 그들로부터 배우고자 그들 주위에 있기를 원하면서 찾게 된다. 이것은 특정 인생 공부에서 마스터의 수준에 이미 도달했기 때문에 그들 내면에 있는 스승이 단지 자연스럽게 나타난 것처럼 보일 뿐이다.

촉매자 역할의 변화

마스터의 어떤 단계에 도달했을 때 일어나는 또 다른 것은 우리의 삶에서 촉매자와의 관계가 변한다는 것이다. 예를 들어 Lee의 경우를 들어보자. Lee는 분명히 '신뢰' 인생 공부를 수행하고 있었다. 그녀의 아버지는 신체적으로나 감정적으로 그녀를 학대한 부정적인 촉매자였다. 오늘날 그녀가 아버지에 대해 말할 때마다 슬픔이 배어 있다. 이것은 그녀가 자신을 위해 슬퍼하는 것은 아니다.

오히려, 그녀와 아버지는 실제로 과거의 한 생애에서 어떤 사건이라도 초월하는 아주 강한 유대관계가 있다. 그래서 Lee는 조건 없이 아버지를 사랑할 뿐만 아니라 아버지가 자신을 아는 것보다 아버지에 대해 더 잘 알고 있다. 그녀를 슬프게 만드는 것은 아버지가 그의 인생에서 해왔던 서툰 선택들과, 비록 아버지가 그녀를 끔찍이도 사랑한다는 것을 알고 있음에도 말로서는 사랑한다는 표현을 결코 할 수 없었다는 사실 때문이다. 두 번의 결혼과 두 번의 이혼 후, Lee는 '신뢰' 인생 공부를 마스터하는 중이다. 모든 인생 공부와 마찬가지로 이것은 내면으로 향하는 것이다. 그래서 Lee 또한 평생 좌절을 겪고, 불성실한 사람들과 조율하는 과정을 겪은 후에야 마지막으로 자신을 신뢰하는 법을 터득하고 있다. 그녀가 이러한 것들이 자신을 변화시킨다는 것을 반드시 자각하고 있지 않더라도, 상황을 받아들임에 다시는 주저함이 없고, 자신의 결정을 믿으며 실수하는 것을 두려워하지 않는다. 인생에서 처음으로 Lee는 자신에게 일어난 일에 대해서 책임감을 느끼고 있고 이것에 만족해한다.

Lee는 자신의 부모님과는 소원해졌다. 이혼 후 그녀는 오랫동안 부모님 주위에 있는 것이 정말로 어려운 일이라는 것을 알게 됐을 뿐만 아니라 자신에게 처한 일을 우선시하는 것이 중요하다는 사실들도 깨닫게 되었다. 비록 지난 2년 동안 부모님은 몇 번의 연락을 했지만 그것은 사소한 것이었고 기껏해야 한 번에 몇 분 정도였다.

일단 자신을 신뢰하기 시작하고 그 신뢰에 따라 행동하는 것을 두려워하지 않게 되자 그녀의 인생은 아주 급속히 변화했다. 어느 날, Lee의 아버지는 슬픔에 잠겨 그녀에게 전화했고 보고 싶고 할 말이 있다기에, 그들은 점심을 같이 먹게 되었다. 비록 이것은 아버지답지는 않았지만, Lee는 약속에 나가 아버지가 무슨 말을 하는지 들어보기로 했다. 아마 아버지는 나이가 들어감에 따라 원숙해지기 시작하여, 이제는 약간의 후회하는 감상 속에서 보상이라도 하려나 보다고 생각했다. 또한, 그녀는 아마도 아버지가 스스로 그녀를 사랑한다고 차마 말할 수 없을 것 같기에 아버지에게는 이것이 차선책일 거라고 생각했다. 점심을 같이 먹고 있을 때 Lee의 아버지는 마지막 만난 것이 바로 어제인 듯 아주 평상시처럼 여러 가지 일들에 대해서 이야기만 했다. 헤어질 때가 왔을 때 그녀의 아버지는 마치 몇 년 동안 말했었던 것처럼 "사랑한다. 애야!"라고 말해서 Lee를 충격에 빠뜨렸다.

이제 당신이 Lee와 그녀의 아버지에게 이 상황에서 무슨 일이 생겼는지를 물어본다면, 둘 다 상대방이 변했다고 말했을 것이다. 사실 여기서 일어난 일은 Lee가 '신뢰' 인생 공부를 마스터하기 시작했을 때, 그녀 또한 그녀의 인생에서 아버지가 했던 역할을 재규정하기 시작했다는 것이다. 그녀는 아버지가 이제는 촉매자로서 행동해주기를 필요로 하지 않았기에, 의식적인 수준에서 그들 각자는 서로의 역할에 대해서는 잘 모른다 해도, 아버지를 이전의 역할에서 풀어주었던 것이다.

마스터의 기술을 재규정한다면 모든 가능한 부정적인 상황에 대해서 자신의 태도를 재평가하는 것을 의미한다. 두려움 없이 모든 상황에서 가능성을 찾아내게 되면 어떠한 상황이라도 빠르게 변화시킬 수 있다. 그리고 기회가 있을 때마다 부정적인 사건을 긍정적인 태도로 활용하게 되면, 인생은 극적으로 향상될 것이다.

제 3 장
인생의 7단계

영(靈)의 진화 과정

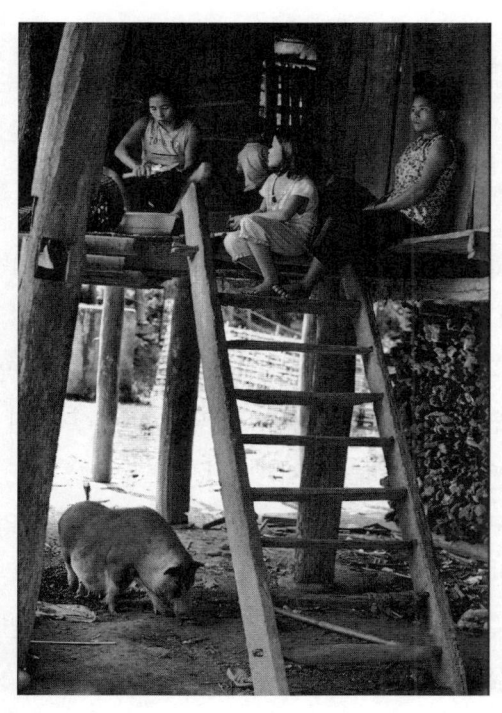

더 그룹에 따르면 전체 인생과정을 각각 분리된 일곱 단계로 나누어 볼 수 있다. 이것은 인간 경험을 보편적 스케줄에 놓고 있기 때문에, 그들은 이 정보가 중요하다고 말한다. 각각의 삶의 단계는 영혼의 진화에서 일맥상통한 목적이 있고, 7단계 모두는 12가지 주요 인생 공부의 특정 측면들을 활성화한다.

1단계: 기획 단계

태어나기 전

인생의 첫 번째 단계는 실제로 태어나기 전에 일어난다. 이 단계는 자신이 경험할 삶을 기획하는 시기이다. (삶의 이 단계는 '계약의 본질' 장에 상세하게 설명된다.) 이번 인생에서 수행하려고 선택한 특정 인생 공부를 돕고자, 자신의 삶에서 다양한 역할을 할 어떤 사람들에게 요청하는 때가 이 단계이다.

이 단계는 인간의 육체로 들어오면 거의 기억나지 않는다. 심지어 최면술이나 여타의 퇴행 기법으로도 기억을 되살릴 수 없다. 이러한 이유는, 망각의 베일이라는 것을 갖고 있지 않다면 여기에 와서 살아갈 삶의 게임은 거의 의미가 없기 때문이다.

영적가족 모으기

인간 모습으로 왔던 첫 무렵에, 우리는 잘 알고 있고 분명히 신뢰할 수 있는 영혼 그룹으로 들어간다. 이 그룹이 최초의 영적 패밀리이다. 거듭하는 생을 거치며, 우리는 자신의 계약을 완수했고 패밀리의 여러 구성원과 함께 쌓아 왔던 카르마를 풀었다. 우리는 완전해지고자 다른 영혼 그룹들과 더불어 또 다른 확장된 영적 패밀리를 구성해 간다. 영원에 걸쳐서, 우리는 모두 아주 다양한 관계의 연합을 통해 여러 생애를 같이 살아온 많은 영적 패밀리를 이루어왔다. 우리가 지구 반대편에서 환생한다 해도 특정한 계약이 활성화되는 시간이 다가오면 반드시 상대를 찾아낼 것이다.

비록 우리가 탄생 이전의 기획 회의를 하고 있을 때 영적 가족들 중 몇몇 구성원들이 이미 지상에 환생했다 해도, 그들과 영적으로 함께할 수 있다. 일단 함께 모인다면 우리는 모든 다른 계약에 기초하여 주요 인생 공부를 선택하는 데 집중할 것이다.

과거에 인생 공부의 선택은 꽤 쉬웠다. 왜냐하면, 하나의 공부를 완수하는 데는 100번 정도의 생애를 가지곤 했기 때문이다. 대부분 우리가 수행하는 속성들을 마스터하기 위한 기회들을 가장 잘 제공하게끔 다음 생의 새로운 계약 내용을 설정하는 데 중점을 두었다. 그 당시에 우리는 영적 패밀리의 여러 구성원과 함께 쌓아 왔던 카르마적 인연이나 부채를 고려할 필요가 있었다.

이 단계에서 우리는 여성 혹은 남성의 신체를 선택한다. 우리가 다른 성별을 선택할 특별한 이유가 없다면 전생에서 선택한 성별을 가지고 그대로 환생한다. 그러나 때때로 인생 공부 그 자체가 성별을 지정할 때가 있다. 이것은 특정 성별에서 더 쉽게 마스터 될 인생 공부가 있기 때문이다. (이 인생 공부와 관련된 부분에서 이 주제에 관해 좀 더 심도 있게 다루고 있다.)

2단계: 첫 번째 전환

임신에서 태어난 첫해까지

최종 결정

우리에게 있어 가장 어려운 전환은 태어날 때까지의 여정이다. 죽음이라고 부르는 전환보다 훨씬 더 어렵다. 왜냐하면, 우리가 무한의 형태에서 육신의 한정된 형태로 전환을 이룰 수 있는 유일한 방법은 진동수준을 낮추는 것이기 때문이다.

임신하기 전과 임신 과정 동안 우리가 설정했던 모든 잠재적인 인연(因緣)을 검토하며 최종 결정을 내릴 더 많은 기회를 갖게 된다. 경우에 따라서는 결정했던 계획을 다시는 실행할 수 없다는 것을 알게 될 수도 있다. 우리는 자유의지를 갖고 있기 때문에 영적 패밀리의 다른 멤버들이 우리와 맺은 계약을 실행하지 않는 것이 항상 가능하다. 이럴 때 우리는 계획을 중단하고 좀 더 적절한 때를 기다릴 수도 있다. 이것이 많은 유산(流産) 뒤에 숨어있는 이유이다. 개인 세션에서 나는 여러 번 내담자들에게 그들이 유산으로 잃었던 아이와 연결되도록 도움을 주어왔다.

마찬가지로 계약 폐지(낙태)의 경우에도 적용된다. 이럴 때 유일한 차이는, 계약 폐지에 대한 선택은 태어날 영혼에게서 이루어지기보다는 어머니(혹은 곧 부모가 될 두 사람)에 의해서 이루어진다. 이에 대해 유감스러운 일은 계약을 폐지하기로 하면 보통 죄의식이 따라오게 되는 데, 나는 개인적으로 죄의식을 가장 쓸모없고 파괴적인 인간의 감정으로 본다.

여기서 마음에 새겨야 할 두 가지 중요한 것이 있다. 첫째는 영혼을 죽이는 것은 불가능하다는 것이고, 둘째로 지구는 자유로운 선택의 행성이기 때문에 우리의 모든 선택은 존중받고 있다는 것이다.

모든 일들이 순조롭게 진행되어 어머니와 아이 모두 여전히 동의하고 있다면 임신과정이 시작된다. 영혼의 첫 번째 전환은 자궁 안에서 육체적인 형태로 이루어진다. 임신 기간에 그 영혼은 처음으로 인간의 경험을 체험한다. 많은 사람이 생각하는 것 이상으로 어머니와 태아 사이의 커뮤니케이션은 매우 강력하다. 개인 세션에서 나는 가끔 내담자가 자궁 속에 있을 때 일어났던, 삶을 변화시킨 사건을 끄집어낸다.

나는 사람들이 심지어 신체적 학대 경험을 겪지 않고서도 신체적으로 학대받았던 결과에 해당하는 에너지 스탬프(7장 참조)를 갖고 온다는 것을 발견한 사례가 있다.

어떤 사례에서는 이러한 에너지 스탬프들이 전이되기도 하였다. 왜냐하면, 에너지 스탬프는 그들의 초기 삶에서 그들 부모 중의 한 사람이나 영향력 있는 다른 사람에게서 전이되기 때문이다. 이것은 내담자와 성장촉진자들 모두를 혼란스럽게 할 수도 있다. 이것은 학대의 경험이 그들에게 있었던 것처럼 보이기 때문인데, 사실은 단지 전이된 것일 뿐이다. 인생의 이 단계에서 전이된 에너지 스탬프는 매우 깊게 뿌리 박혀 있다.

신을 찾기

심지어 태어난 후에도 한 영혼이 자신의 마음을 바꾸는 것은 여전히 가능하다. 이것이 영아 돌연사증후군에서 종종 발생하는 것이다. 그러나 다시 한 번 이러한 결정에 어떠한 비난도 죄도 없다는 것을 기억해두는 것이 중요하다. 단지 선택의 문제일 뿐이다. 우리가 남아 있기로 한다면, 첫 번째로 행하는 일은 부모 또는 보호자, 그리고 가족 구성원과 주변 환경에서 중요한 사람들과 에너지로 연결하는 것이다.

이러한 연결이 이루어지자마자 더 높은 의미를 찾는 작업이 시작된다. 이때가 우리가 하느님에 대한 인상을 처음으로 흡수하기 시작하는 때이다. 우리 대부분은 하느님에 대해 하늘에서 굽어 살피고 모든 필요를 채워주는 전지전능한 존재라고 믿으면서 자라게 된다. 더 그룹에 의하면 부모들이 우리 위에 우뚝 솟아 있고 그들에게 의존하여 필요를 충족시키기 때문에, 부모로부터 하느님에 대한 첫인상을 형성한다. 이것이 또한 우리가 하느님과 천국은 항상 '저쪽 밖의' 어딘가에 그리고 우리 위에 있다고 믿는 이유이다.

에너지 역할모델

실제로 우리가 탄생하는 순간부터 에너지 역할모델을 찾으려고 준비한다. 이 역할모델은 종종 유사한 에너지 청사진을 가진 것으로 보이며, 우리가 본받을 수 있는 가까운 어른이 될 수 있다. 이것은 보통 계약에 따라 이루어지며, 대부분 부모보다는 주로 친인척을 선택한다.

이 계약은 일생에 걸쳐서 지속할 수 있는데, 우리의 지침이 되는 에너지 청사진뿐만 아니라 인간으로서 살아갈 수 있는 자신감도 준다. 비록 많은 경우에 친척이나 가족의 친구일 수도 있지만, 순간적인 계약을 한 다른 누군가일 수도 있다. 공공장소에서 갓난아이와 간단하지만 심오하고 의미심장한 눈맞춤을 하는 경우가 그러하다. 비록 우리는 그 아이를 다시는 보지 못할지라도 그 갓난아이는 눈길을 통하여, 아기가 찾는 에너지 각인을 받았을 것이다. 그리고 그 순간에 사실 우리는 그들과 한 중요한 계약을 완수했을 것이다. 이것이 영아에게 초점을 맞추고 눈맞춤 하는 중요한 이유이다.4)

나는 개인 세션에서 여러 번 에너지 역할모델과 전혀 연결되지 않았던 내담자들을 만나봤다. 비록 이것이 흔한 일은 아니지만, '받아들임', '진실', '신뢰'와 같은 주요 인생 공부를 잘되게 하려고 계획된 것일 수도 있다. 나는 이들 내담자에게서 일반적으로 자기의 내면 감각이 부족하다는 것을 발견했다. 이것은 마치 그들이 참여자라기보다는 방관자로서의 역할을 하며, 낯선 지역에서 이방인이 된 것처럼 느끼는 것과 거의 같다.

---

4) 맹아의 경우, 이러한 관계는 아이가 자신의 육체로 움직이는데 익숙해지고 다른 방식으로 이들 관계를 만드는 동안 대부분 다소 지연된다.

3단계: 첫 번째 파워

만 2살에서 10대 초반까지

우리가 인간으로서의 경험에 더욱 익숙해짐에 따라 실제로 통제 속에 있다는 것을 알아채기 시작한다. 이때가 자신의 파워를 발휘하기 시작하는 지점이다. 인생의 이 단계에서는 자신의 파워에 편안해지는 것이 중요하다. 왜냐하면, 우리는 종종 평생 지니게 될 '퍼스널 파워'(역주-직책이나 역할과 상관없이 개인이 가진 고유한 능력)에 대한 인상을 여기서 형성하기 때문이다. 이때가 '미운 세 살'로 잘 알려진 시기이다. 요구를 나타내는 울음소리는 지금도 변함없이 파워의 발현이다. 이때 아이들에게 책임감을 가르칠 수 있는 적절한 때는 아니지만, 그렇다고 아이들의 새로 찾은 파워의 모든 표현에 따라주는 것도 적절한 것은 아니다. 아이의 성장과 파워의 표현이 받아들여지는 방식은 아이의 인생경로에 광범위한 영향을 미치게 될 것이다.

첫 번째 에너지 스탬프

에너지 스탬프는 경험을 통해 자신에게 각인된 에너지의 흔적이다. 이것의 목적은 자신이 수행하는 주요 인생 공부를 잘되게 하는 것이다.[5]

비록 에너지 스탬프는 자궁에서부터 청소년 시절 내내 받아들여

---

[5] 이에 대한 것들은 제 7장 '에너지 매트릭스-에너지 스탬프' 장에서 상세하게 다루어진다.

질 수 있지만, 우리에게 강한 충격을 주는 첫 번째 시기는 일반적으로 인생의 세 번째 단계이다. 에너지 스탬프는 전체 인생 여정을 자신이 선택한 주요 인생 공부에 집중할 가능성을 설정해 준다. 가장 효과적인 에너지 스탬프는 퍼스널 파워의 첫 번째 표현과 직접적으로 관련이 있다.

첫 번째 관계의 반영

또한, 이때는 우리 주위의 사람들과 자신의 파워와의 균형을 이루는 것에 대해 터득하기 시작할 때이다. 우리는 자신이 전지전능하다고 믿고 있을 수도 있지만, 대개 다른 사람들도 같은 것을 믿고 있다는 것을 발견할 나이이다. 그러므로 우리는 자기 파워의 과도한 사용뿐만 아니라 다른 사람에게 미치는 영향을 알아채는 것은 관계를 형성할 때뿐이다. 항상 첫 번째 경험은 가장 심원한 경험이기에 이러한 초기 관계들은 우리에게 자기 자신에 대한 첫인상을 제공해준다. 이것이 초기 인상들이 우리에게 영원히 머무는 이유이다. 또한, 대부분 전통요법이 주로 이 인생 단계에서 자신이 경험했던 것에 초점을 맞추는 경향이 있는 이유이다.

이러한 에너지 스탬프는 긍정적이거나 부정적일 수도 있다는 것을 알아두는 것이 중요하다. 이것이 긍정적이면 자신을 조건 없이 사랑하고 지지해주는 부모를 만나게 될 것이다. 이럴 때 자신의 파워에 대한 첫 표현이 받아들여지는 체험을 한다. 부정적인 에너지 스탬프는 감정적, 신체적, 성적인 학대를 포함한다. 여기서 자신의 파워는 거부될 뿐만 아니라 강제적으로 유린당한다. 이러면 우리는 자신의 파워를 표현하는 것이 위험하다는 것을 배우게 된다.

파워 표현의 실패

우리가 이 중요한 단계에서 퍼스널 파워를 표현하는데 실패한다면, 자신의 창조 에너지(퍼스널 파워)를 내적으로 돌리는 것을 배우게 될 것이다. 이와 같은 에너지의 잘못된 방향은 우울증, 불안, 또는 다른 고통스러운 감정적인 상태와 같은 에너지 장애를 촉진하는 결과를 낳게 된다. 비록 우울증은 유전적 원인이 아니라는 증거는 있지만, 가족이나 친한 친구들 내부에 있는 에너지 라인을 따라간다. 삶의 이 단계에서 파워 표현의 실패는 에너지 라인에 있을 수 있는 이런저런 잠재적인 에너지 문제를 노출한다.

게다가 이 단계에서 파워를 표현하지 못하거나 자신의 파워에 편안해하지 않으면, 성인이 되어서 더욱더 파괴적인 방법으로 파워를 표현하는 공허함을 만들 수 있다. 이런 공허함은 종종 타인을 압도하는 완전한 권력을 표현하려는 은밀한 욕망이 된다. 이것은 분노, 조종적인 행위, 왕따, 혹은 타인을 힘으로 강압하는 방식을 포함하여 다양한 방식으로 채워질 수 있다. 폭력적인 범죄, 신체적 학대, 정신적 학대, 성적인 학대, 어린이에 대한 이상 성욕 등등은 종종 이 단계에서 명확히 규정되지 못한 자신의 파워에 대한 오해에서 발생하게 된다. 이것이 바로 겉으로 보기에 정상적인 사람이 갑자기 돌변하여 극단적이고 폭력적이 되는 이유이다. 자신을 학대함으로써 퍼스널 파워를 표현하는 기회가 억압되거나 박탈당했다고 느끼는 사람은 성인이 되어서도 매우 유사한 패턴의 반복을 여기서 쉽게 볼 수 있다.

이 단계에서 어린이에 대한 우리의 생각을 조정하고 어린이들이 자신의 파워를 표현하는데 편안해 하도록 돕는 방법을 찾는 것이 미래의 인간 진화를 위한 가장 큰 가능성을 제공해 주는 것이다.

4단계: 책임과 첫 번째 성숙

10대 후반에서 30대 후반까지

탐구자

인생의 네 번째 단계는 육체를 지닌 영혼으로서 자신의 삶을 실질적으로 인도해 줄 더욱 성숙한 결정을 내림으로서 자신의 파워를 표현하기 시작하는 때이다. 이때는 우리가 새롭게 느끼는 파워에 편승하는 방식으로써 자주 반항하는 때이다. 이런 제 2의 파워는 자주 자신을 무적이라고 느끼게 한다. 자기 파워 안에서의 이런 과도한 자신감은 자신의 한계를 탐구하는 데 이상적인 상황을 제공해준다. 이 단계에서는 그 무엇도 두렵지 않고, 우리는 끊임없이 자기 영역 안에 있는 모든 것을 재평가한다. 심지어 부모나 교사들로부터 전달된 강한 신념마저도 아무 두려움 없이 첫 번째 성숙의 새로운 파워 속에서 검토될 것이다. 이것은 우리가 십대와 청년 시절에 매우 불안정한 이유를 설명해 준다.

일단 우리가 인생의 첫 세 단계를 통과하게 되면, 파워의 근원과 정체성에 대한 더 현실적인 조망을 위해 더 성숙한 기초를 다지게 된다.

책임

이 단계에서 우리는 모두 개인적인 책임이 퍼스널 파워와 상응한다는 것을 배울 기회를 얻는다. 더 그룹은 다음과 같이 제안한다. **개인적인 책임을 키우는 방법이 자신의 퍼스널 파워를 증가시키는 가장 효과적인 방법이다.** 비록 책임은 그 자체로 주요 인생 공부는 아니지만 이것은 자신의 파워를 가지고 훈련하는 것과 관련이 있는 몇몇 주요 인생 공부의 중요한 구성 요소이다.

주요 인생 공부

만약 자신이 아직 주요 인생 공부를 마스터하는 과정에 착수하지 않았다면, 인생의 네 번째 단계에서 이러한 일이 시작된다. 보통 이때 일어나는 일은 우리의 촉매자가 긍정적이거나 부정적인 방식으로 주요 인생 공부를 활성화하기로 예정된 방식으로 상호작용하는 것이다. 만일 우리가 에너지 매트릭스로 인생 공부를 잘되게 하기를 선택했다면, 이때가 그 상호작용이 분명해진다. 보통 우리가 가기로 한 그 방향으로 자동 유도될 때이다. 이것은 항상 긍정적이지 않을 수도 있다. 예를 들어 만약 긍정적인 수단을 통해 인생 공부를 마스터하려고 했지만 성공하지 못한 몇 번의 삶을 이미 겪었다면, 우리는 종종 부정적인 수단을 통하여 목표를 달성할 것이다. 왜냐하면, 긍정적 상황에서 배우는 것보다 부정적 상황에서 더 많이 배울 수도 있기 때문이다. 이런 것은 옳고 그름이 아니라 단지 인간 본성에 대한 것이다.

두 번째 수준의 관계

두 번째 수준의 관계는 보통 우리 인생길의 이 지점에서 발전한다. 이 관계들은 대게 평생 지속하는 강력한 사랑관계와 매우 친밀한 우정 등을 말한다. 이때가 개인적인 책임이 퍼스널 파워와 상응한다는 중차대함에 대해 터득하기 시작할 때이다. 이때가 다른 사람으로 하여금 자신에 대해 좋게 느낄 수 있도록 우리의 노력을 집중할 때 경험할 수 있는 기쁨과 즐거움을 발견하기 시작하는 때이다.

5단계: 성숙

40대에서 70대까지

깨달은 탐구자

이 인생 단계는 정말로 중요한 것을 발견하는 때이다. 우리는 깨달은 탐구자가 되어 항상 우리의 열정을 표현하려 노력하고 진심으로 활동하게 된다. 이때가 우리가 생각하는 것보다 **느끼는 것**이 더욱더 중요해지는 때이다. 많은 사람이 영적인 자각과 깨달음을 경험하고 우리가 안다고 여기는 모든 것을 재평가하기 시작하는 때이다. 흥미로운 부분은 우리의 삶을 되돌아 볼 때 우리는 이전의 모든 경험들이 정확히 현재 이곳으로 나를 인도하였다는 것을 알게 된다. 이것이 몇몇 사람들이 '큰 그림' 또는 딱 맞아떨어진 퍼즐 조각이라고 말하는 것이다.

자기와 관계들을 다시 정의하기

아이를 양육하고 가족의 생활을 꾸려가고자 애쓰는 체험을 벗어나 자기를 향해 집중하는 시기이다. 이때 우리의 열정과 기쁨이 더 큰 중요성을 가진다. '어쩔 수 없이 살아왔다'고 느끼는 사람들은 사실상 자신의 열정과 진정한 본질 그리고 삶의 의미를 찾는 시도로써 다른 분야와 관심들로 급선회하는 자신을 발견할 것이다. 많은 사람은 이 시기를 단순히 '중년의 위기', '빈 둥지 증후군'이나 나이가 들어간다는 생각에 대한 과민 반응 등으로 치부하는 경향이 있다. 사실 여기에는 자신의 젊음을 즐기려는 것보다 더한 무엇이 있다. 이 단계에서 자기 자신의 행복에 주의를 기울이는 것은 단순한 자아도취 그 이상이다. 이것은 실제로 영혼의 성장에서 극히 중요하다. 나는 이것을 매우 중요한 두 번째 경종(警鐘)으로 여긴다. 만일 당신이 이때에도 깨어나지 못했다면, 고귀한 자기는 깨어남을 촉진하려고 내적으로나 외적으로 무슨 일을 반드시 일으킬 것이다. 이것은 종종 '충격 계약'을 통해 이루어진다.

충격계약Bump contracts

충격계약은 인생의 이 단계에서 활성화되어 단기간의 로맨틱한 관계로 쉽게 형성할 수 있다. (이것들은 '계약의 본질' 장에서 상세하게 다루어진다.) 이 시기에 만약 당신이 선택한 여정에 있지 않다면, 계약상 당신의 일상에 말 그대로 '충격'을 주어 곧바로 자기 여정에 들어설 수 있도록 하는 힘을 가진 누군가가 다가올 것이다. 충격계약은 양방향으로 작동되도록 만들어져 있어, 관계 당사자 모두의 인생을 극적으로 때로는 매우 불편한 방식으로 변화시킨다. 다른 모든 계약과 마찬가지로 이것은 특정 임무를 완수하려고 존재하는 선택사항이며 완전히 자유 선택에 따라 이루어진다.

두 번째 단계 인생 공부 활성화

비록 우리가 누군가와 설정된 충격계약을 실행하지 않더라도, 인생 공부가 다시 활성화되고 주의를 끌 때가 종종 있다. 만일 우리가 이미 자신의 인생 공부를 끝마쳤다면 어떤 형태로든 재활성화는 없을 것이다. 그러나 만약 우리가 자신의 현실을 외면한다면, 자신의 인생 공부가 이 시기에 극단적으로 드러난다는 걸 확신해도 된다. 해결되지 않은 문제들은 무시하는 것이 불가능할 정도로 갑자기 터져 나올 것이다.

6단계: 단순화 ; 아이처럼 되기

육체적인 형태로의 삶의 결말

이 단계에서는 보통 무엇이 진실로 중요한 것인지 우리가 분별할 수 있도록 계획된 일들이 일어난다. 이때 우리는 무의식의 영혼

수준에서 진정 중요한 것이 무엇인지를 확인하기 시작한다. 우리는 재평가 기간을 끝마치고 난 후, 삶을 단순화하기 시작한다. 더 그룹은 이 시기를 '아이들처럼 되는' 시기라고 말한다. 만일 우리가 천국에 다시 들어가서 영혼의 본향으로 돌아간다면, 지상에서 우리를 붙잡는 모든 것을 놓기 시작해야 한다. 우리를 붙잡는 것들이란 사람, 소유물, 그리고 모든 세속적인 집착들이다. 우리가 이것을 성취할 수 있는 유일한 방법은 더욱 어린이처럼 되는 것이다. 사실 나는 신약 성서의 다음과 같은 구절이 이것을 확증하고 있다고 믿고 있다.

그리고 그는 말했다. "내가 너희에게 진실로 이르노니 만약 너희가 변하여 어린아이처럼 되지 않는다면 너희는 하늘나라에 결코 들어가지 못할 것이다. 그러므로 이러한 아이들처럼 자신을 낮추는 사람들은 누구나 하늘나라에서 가장 위대한 사람들이다."

— 마태복음 18장 3-4절

순화(馴化-acclimation)의 일곱 번째이자 마지막 단계는 우리의 모든 인생 경험을 자신의 핵심본질로 환원하고 나서야 효과적으로 이루어 질 수 있다.

"베일의 양쪽에서 춤추도록" 떠밀기

우리 중 많은 사람은 나이가 들어감에 따라 자식들에게 의존하는 것을 두려워한다. 사실 나이가 들어간다는 것은 무서워할 일이 아니라 축하 받아야 할 일이다. 우리의 두려움을 예방하는 한 가지 방법은 나이 먹는 과정을 포용하는 것이다. 이 단순화 과정을 회피하는 사람들은 종종 신체적이고 정신적인 쇠약의 결과로서 나이 먹는 과정을 억지로 체험할 것이다.

알츠하이머와 여타의 치매는 어린아이처럼 되어가는 과정을 성취하는데 매우 효과적이다. 순수함과 어린이 같은 상태의 단순함으로 돌아가기를 거부하는 사람들은 베일의 양쪽에서 동시에 춤추는 것이 무엇인지 경험하게 될 것이다. 이러면 육체 수준에서의 커뮤니케이션은 어려운 문제일 수도 있지만, 영의 수준에서는 마치 그 사람이 이미 죽은 것처럼 영혼과의 커뮤니케이션은 실제로 매우 효과적일 수 있다. 이러한 방식으로 커뮤니케이션하는 것은 개인의 혼란과 좌절을 경감시킬 수 있을 뿐만 아니라 심지어 그들에게 떠날 수 있는 허락으로 사용되곤 한다.

두 번째 전이와 마지막 계약

비록 두 번째 전이는 우리가 죽음이라고 부르는 것이지만 이것이 삶의 일곱 단계의 끝은 아니다. 죽음은 모든 연관된 사람들을 위한 마지막 선물일 뿐만 아니라 매우 매력적이거나 아름다운 과정일 수 있다. 만약 연관된 사람들이 이 과정을 진실로 이해한다면, 떠나는 사람들은 은혜와 편안함으로 그 선물을 받아들일 것이다. 만약 그렇지 않다면 그들을 놓아주는데 어려움을 겪을 것이다.

만일 모든 당사자가 동의한다면 이것은 마지막 계약이 발생하는 곳이다. 이전에 설정된 한 가지 중요한 계약은 우리에게 떠날 것을 허락하기로 선택했던 사람과 관계가 있다. 아들과 딸이 "아빠, 괜찮아요, 가셔도 돼요, 우리는 아빠를 사랑해요. 걱정하지 마세요. 우리가 엄마를 잘 돌볼게요."라고 말하는 것처럼 단순할 수 있다.

삶의 마지막에 가까이 있는 많은 사람, 그리고 영적인 것에 전혀 관심이 없던 사람들이 죽음이 다가오고 있다는 것을 감지한 순간 믿을 수 없을 정도로 갑자기 영적인 상태로 되는 것은 놀라운 일이다. 우리가 무엇을 믿고 있든 관계없이 마지막 해체 과정에서 영으로 되돌아간다.

우리의 마지막 계약 중의 또 다른 한 가지는 우리를 '맞이하는 사람greeter'과 맺은 계약이다. 이 사람은 보통 베일의 저편에서 우리에게 손을 내밀어 영혼의 본향에 온 것을 환영해줄 만큼 우리를 잘 아는 사람이다.

7단계: 동화

삶의 경험을 우리의 핵심 개성으로 합성하는 것

지상과의 연결

만일 우리가 육신을 뒤로하고 떠난 후에 완전한 전이를 하게 되면, 보통 지상에서 사랑하던 사람들을 만나게 된다.

우리는 이제 막 신체를 떠났기 때문에 쉽사리 혼란스러워서 무슨 일이 발생했는지를 인식하지 못하게 된다. 이때 우리가 하는 첫 번째 생각은 일반적으로 사랑하는 사람들에 대한 것이다. 이러한 생각을 하자마자 거의 동시에 우리는 그들의 영역으로 가게 된다. 많은 경우 필요한 모든 것은 전이하기 전에 마지막 인사를 하는 것이다. 때때로 지상에 남아있는 사람을 위해 모습을 드러내는 일도 생길 수 있다. 다른 경우에는 꿈속에서 나타날 수도 있다.

인생을 재구성하기

이 마지막 단계는 우리가 한 모든 행동의 영향뿐만 아니라 삶의 모든 경험과 선택을 다시 한 번 검토해보는 것을 포함하고 있다. 이 단계는 종종 '인생 회고', '심판의 날', '연옥' 그리고 다른 많은 말로 표현되고 있다. 나는 이들보다 훨씬 더 단순하다고 생각하고 있다.

우리가 처음으로 영혼의 본향에 되돌아갈 때 적응과정을 거치게 된다. 이것은 나의 책, 〈리-멤버〉 ~ 인간 진화를 위한 안내서, '영혼의 본향HOME' 장에 상세히 나와 있다. 더 그룹은 이것을 '천국으로 향하기Stretching out in Heaven'라고 언급하였다.

일단 우리가 그쪽의 에너지에 적응하게 되면, 인간의 형태로 경험을 공유했던 다른 영혼들을 만나기 시작한다. 여기서 우리는 지상에서 일어난 일들과 우리의 계약이 어떻게 이루어졌는가를 토론한다. 저편에는 양극성이 없어서 **모든** 인생경험은 심지어 고통조차도 기쁨으로 재구성된다.

삶의 경험을 핵심 개성으로 동화시키기

우리가 각각의 경험을 재검토할 때, 어떤 경험을 핵심 개성으로 삼을지 어떤 것을 버릴지 결정한다. 우리는 부정적인 경험을 붙들어두고 다음 생에 다시 그것을 체험하도록 할 때도 있다. 이러한 경험들이 에너지 스탬프라고 불린다. ('에너지 매트릭스 — 에너지 스탬프' 장 참조) 에너지 스탬프는 대부분 주요 인생 공부를 마스터하는 것을 성장촉진하기에, 우리는 이때 일반적으로 에너지 스탬프들을 풀어 버린다. 만일 우리가 아직 이 인생 공부를 마스터해야 한다면, 다음 환생에서 새로운 에너지 스탬프를 설정할 것이다.

두 가지 질문

우리는 인생 경험에서 중요한 역할을 한 친구들과 다른 영혼을 만나는 동안, 두 가지 질문에 맞닥뜨리게 된다. 이 질문들은 대부분 경험을 측정하는 유일한 척도이다. 일단 우리가 두 질문을 이해한다면 인생에 대해 무엇이 가장 중요한지 더욱 이해하기 쉽다. 이 질문들은 간단하다.

당신은 열정 속에서 춤추듯 삶을 살았나요?
당신은 기쁨 속에서 놀이하듯 삶을 살았나요?

제 4 장
계약의 본질

삶의 기본 구성 요소

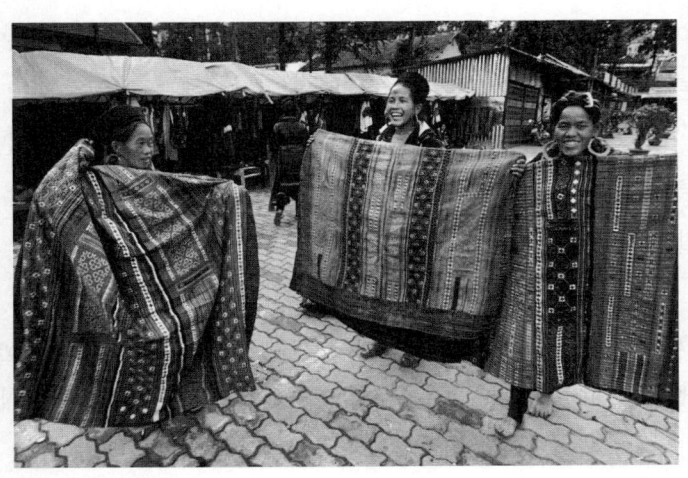

지 상에서 인생을 경험한다는 점에서, 우리는 대체로 매우 제한된 관점으로 대상을 바라본다. 이 때문에, 우리는 일들이 잘못 되기 시작할 때 멈추어서 자신의 관점을 전환하기가 매우 어렵다. 우리는 종종 무엇이 잘못인지 알아내려고 너무나 매달리기에, 재난으로 보이는 것이— 방금 당한 실직, 방금 깨져버린 결혼, 심지어 무시무시한 질병 혹은 사고로 잃은 동료에 대해— 사실상 특정 이 순간에 일어날 수 있는 아주 올바르며 매우 적절한 것으로 생각하지 못한다. 사실은 어떤 사건일지라도 그 모두가 계획의 일부이다. 이것들은 우리에게 중요한 교훈을 주거나, 우리를 다른 방향으로 촉발시키거나 심지어 흔들어 깨우고 열정을 찾을 수 있도록 자극하고자 설정된 것이다.

이 사건들 그리고 다른 많은 사건은 우리가 탄생하기 전에 인생 대본을 쓸 때 이루어진 계약, 동의, 그리고 대체 계획들에 의해 짜인 복잡한 그물망의 부분이다. 우리가 수행하기로 결정했던 인생 공부를 잘되게 하려고 공부 내용을 선택했기에, 만일 그 대본만 기억할 수 있다면 우리는 성장을 빠르게 할 인생 공부를 알 수도 있다.

영적인 관점에서 인간 경험의 완전한 모습을 이해하려면, 현재 삶에서의 사건들뿐만 아니라 전생에서 일어난 사건들도 검토해야 한다.

우리가 파티에서 맞은편 방을 건너다보고 강하게 끌리는 사람을 발견할 때, 우리는 종종 이런 것을 어떻게 다루어야 할지 모른다. 그렇게 끌리는 이유를 찾으려고 생각은 허둥대며 빙글빙글 맴돈다.

만약 이것이 관계로 이어진다면, 이것은 운명이 정해져 있음을 의미하는가? 만약 그렇다면 우리가 그날 밤 파티에 가지 않기로 결정했다면 어떤 일이 발생했을까? 이러한 의문이 들 때, 확실하게 설정한 단 하나의 규칙을 기억하는 게 중요하다. 우리는 항상 모든 것에서 자유선택을 가진다.

자유 선택

우리가 자유선택을 살아가는 동안 유일하고 실질적인 규칙으로 받아들인다면, 사실상 종종 운명예정처럼 보이는 것은 단지 우리가 맺었던 계약의 결과임을 이해해야 한다. 모든 계약은 자유선택을 조건으로 하기 때문에, 깊은 인연이라고 여겨지는 어떤 사람을 만날 경우도 있고, 그렇지 않다면 여전히 다른 방향으로 나아가기로 선택한 누군가를 만날 수도 있다. 실제 모든 계약은 관련된 당사자 모두가 받아들일 때까지는 단지 **잠재적**인 계약일 뿐이다.

대체 계획

우리는 어떤 사람을 만나서 계약을 맺은 어떤 시나리오대로 진행하고, 그다음에 멈추지 않고 서로 헤어지기로 결정할지도 모른다. 심지어 인생 스케줄timeline에 따라 한참 후 어떤 특정 교차점에서 또다시 그들을 만나려고 시도할 수도 있다. 만약 첫 번째 계획들이 결실을 맺지 못하였지만, 그 계약이 한 영혼으로서 중요하다면 한참 후에 완전히 다르게 설정하는 다른 기회를 반드시 마련

할 것이다. 예를 들어 딸이었던 어떤 아이가 손녀딸로 다시 나타날 수도 있다. 또 다른 경우로 만약 무언가가 우리가 선택한 부모에게서 태어나는 것을 방해한다면, 나중에 그들과 특별히 깊게 친밀한 유대감을 느끼는 며느리로서 가족이 될 수도 있다. 이것들은 단지 대체 계획으로 알려져 있고, 나는 이런 것을 사람들과의 개인 세션에서 항상 본다.

일단 사람들은 현재 상황이 대체 계획이라는 것을 알면, 그들은 종종 다음과 같이 말할 것이다. "나는 항상 그런걸 알았어요. 나는 비록 그들을 사랑했지만 가족에 대한 소속감은 전혀 느끼지 못했어요. 누이들과 동생들은 함께 잘 어울리지만 나는 그렇지 못해요. 이것은 외톨이가 된 것 이상이에요. 그들은 나와는 전혀 다른 세계에 있어요."

사람들이 자신이 행하는 방식을 더듬어 그 원리를 알아낼 때, 그러한 앎은 인생의 전환점이 될 수 있다. 이것은 특정 가족 패턴에 순응해야 하거나, 그들의 부모와 형제들의 기대에 부응해야 한다는 압박과 부담감을 제거해준다. 그리고 비록 이것은 그들이 항상 이질감을 느꼈던 이유를 설명할지라도, 여전히 그들이 속한 곳에서 자기 행복에 대한 책임이 개인에게 있다. 남을 힘 있게 하는 기법을 다루는 모든 성장촉진자들은 이것을 항상 기억하는 것이 매우 중대하다.

문제는, 우리가 결국 계약이라는 관념에만 맞출 때, 완전히 다른 쪽으로 휩쓸려서 우리의 파워를 이러한 관념에 넘겨줘 버리고 자유선택에 대해 잊어버리는 경우가 종종 있다는 점이다.

모든 사건들이 계약에 의해 발생하지 않기에 사람들은 이점을 이해하는데 몹시 어려워한다. 자유선택이 있는 이곳 행성에서는 항상 **미리 편성**predisposition은 있지만 **미리 결정**predetermination은 없다. 그러나 이와 동시에 우연히 발생하는 일은 거의 없다고 말할 수 있다. 왜냐하면, 고귀한 자기는 항상 우리의 인생 공부를 마스터할 수 있도록 도와주는 경험들을 편성하고 조율하고 있기 때문이다. 이러한 경험들에 대해 어떻게 반응하고 다루어야하는지는 전적으로 우리에게 달려있다. 이것이 행위에서의 자유선택이다.

영혼의 짝

영혼의 짝이라는 개념은 행위에서의 자유선택에 대한 완벽한 실례를 제공해준다. 실제로 더 그룹은 '모든 사람 가운데 한 사람'이라는 이론이 진실이라고 말하지 않는다. 비록 이것이 로맨틱한 관념일지라도 자유선택이 있는 이 행성에서는 정말로 쓸모없다. 실제로는 우리 각자를 위한 많은 가능성이 있다. 또한, 관계에 이바지하는 많은 대체 계획이 있는데, 이들 중 대부분은 우리의 주요 인생 공부와 관련 있다. 내가 이런 것을 사람들에게 설명할 때, 많은 사람은 "하지만 만약 이들 모두를 놓치게 된다면 어떻게 될까요?"라고 묻는다. 실제로 모든 사랑 중 가장 위대한 사랑은 아무런 계약 없이 적재적소에 이루어진 사랑이다. 이러한 일이 발생할 때 장막의 저편에서 귀가 먹을 정도로 갈채를 보낸다.

비록 지나간 사랑을 만나는 것이 매우 강력하고 로맨틱할 수 있지만, 사실 모든 관계는 그것을 지속시키려면 날마다 새로운 결정으로 이어져야 한다. 그러므로 이에 따른 자유선택, 그리고 책임은 대부분 사람이 깨닫고 있는 것 이상으로 모든 관계에서 훨씬 더 큰 역할을 한다.

혈통Lineage 계획

삶에서 부모, 가족 그리고 다른 중요한 사람들과 계약을 작성할 때 가장 주의 깊게 고려하는 요인들 중의 하나는 '혈통계획'이다. 이것은 다수의 가족이나 혈통은 특정 초점 혹은 목적을 가지고 온다는 의미이다. 예를 들어 한 가족이 의사나 치료자의 기다란 계보를 만들어 낼 수도 있고, 반면에 다른 가족은 모든 세대에 걸쳐 훌륭한 음악가나 예술가를 갖게 될 수도 있다. 유명한 예언자인 에드가 케이시는 그러한 계보에서 나왔다. 내가 그의 질녀 캐롤라인 케이시를 만났을 때 내게 말했다. 그녀는 자라면서 모든 사람들이 자신이 가진 것과 똑같은 파워가 있다고 믿었다. 그런데 그녀가 공립학교에 들어가고 나서야 자신의 재능이 전혀 평범한 것이 아니라는 것을 깨달았다. 분명히 캐롤라인은 의도적으로 이러한 특정 혈통계획에 배치했던 것이다.

에너지 역할모델

보통 인생의 첫 번째 단계에 포함된 매우 중요한 계약은 에너지 역할모델이 되는 계약이다. '인생의 일곱 단계'에 대한 장에서 설명했듯이 이것은 나이 차이가 많이 나는 사람과 관련된 계약이다. 이러한 사람들은 각자의 길을 가다가 완벽한 때에 만나서 젊은이들에게 에너지 청사진을 제공함으로써 스스로 역할모델이 된다. 이것은 깨어나는 영혼들이 성장해서 닮고 싶은 모습을 보도록 해준다. 심지어 전혀 알지 못하지만 길에서 우연히 지나가다 만난 사람들과 에너지 역할모델을 계약하는 것도 가능하다. 다음에 어린아이가 아주 오랫동안 의도적으로 당신을 바라보고 있다면, 거기에는 계약이 들어 있을 수 있으며, 이것을 어린아이가 당신과 한 계약을 성사시키려는 것으로 여겨라. 이렇게 하는 것은 두 사람 모두에게 은혜로운 것이다.

사람들이 자신의 에너지 역할모델을 찾아내지 못할 때 이것은 일반적으로 내 세션에서 드러난다. 이런 일이 생길 때 그들은 종종 자기 자신의 존재감을 다루는데 매우 힘든 경험을 하게 된다. 이것은 결코 원하지 않았던 패턴들을 나타나게 하는데, 이 패턴들에는 주요 인생 공부로 잘못 판단할 수 있는 몇 가지를 포함하고 있다. 이런 이유로 개인 세션을 할 때, 우선으로 내담자가 제대로 된 자아의식을 지니고 있는지 확인한다. 왜냐하면, 이것은 그들이 자신의 에너지 역할모델을 찾았다는 것을 알려주기 때문이다. 만약 그들이 역할모델을 찾지 못했다면, 나는 부드럽게 그 개념을 설명해주고, 그들이 필시 많은 분야에서 심한 단절을 느끼는 이유에 대해 함께 나눈다. 비록 이런 게 그들의 문제를 해결해주지는 않지만, 뭔가가 빠져있다는 자신의 내면 느낌에 대한 신뢰를 그들에게 제공해준다.

다른 계약들

전이(轉移) 계약 — 이것은 우리가 할 수 있는 매우 중요한 계약이다. 우리가 죽어 갈 때 우리를 풀려나게 해줄 한 개인과 맺은 계약이다. 만일 그 관계가 매우 긴밀하다면 가끔 이 사람은 실제로 다음과 같이 말할 것이다. "떠나셔도 돼요, 엄마. 엄마가 가고 싶다면 가셔도 돼요. 우리는 괜찮아요!"

만약 이러한 수준의 대화가 우리가 죽기 전에 제때 이루어지지 않는다면, 다음과 같은 더 평범하고 형식적인 언어로 동일한 계약이 활성화될 것이다. "엄마, 곧 괜찮아지실 거예요. 우리 모두 엄마와 함께 있어요. 아시죠!" 이것은 아마 계약을 활성화해 떠나도록 해줄 것이다.

맞이하는 사람들 — 이들은 우리가 영혼의 본향으로 전이할 때 영의 상태로 우리를 맞이하기로 동의한 사람들이다. 때때로 이들은 우리보다 먼저 떠난 남편이나 아내이지만, 대부분은 가까운 지인이다. 즉, 친척이거나 어쩌면 고등학교 시절에 알고 있던 친구일 수도 있다.

베일 저편으로 전이는 필시 삶에서 겪게 될 두 번째로 가장 어려운 일이다. 우리의 전이를 도와줄 사람과 한 계약은 매우 중요하다. (가장 어려운 전이는 현재 삶으로 들어오는 탄생과정이다.)

충격 계약 — 이것들은 보통 인생의 첫 단계에서 계약된 긴급 조치이다. 이 계약들은 항상 최소한 전생에서 한 번 정도는 아주 가깝고 친밀한 관계를 맺었던 사람과 연관되어 있다. 이러한 사람은 우리가 여행을 시작할 때 설정한 여정에 제대로 있는지를 점검하려고, 인생에서 중요한 때에 우리와 서로 조우하기로 동의한다.

영혼으로서 우리는 많은 경우 진정한 임무를 완수하는 것과 어긋난 상황에 빠질 수 있음을 알고 있다. 이들 계약은 우리에게 심한 충격을 줄 수밖에 없어, 일상에서 벗어날 수 있도록 고안되어 있다. 이것의 목적은 영혼의 원래 목적과 방향을 깨닫게 하는 것이다. 이것은 흔히 거부할 수 없는 매우 로맨틱한 만남으로 나타난다. 본질적으로 이들 만남은 우리에게 '충격bump'을 가해, 우리를 일종의 새로운 자각으로 유도할 정도로 강력한 것임이 틀림없다. 바로 그 강력함은 종종 우리를 불륜으로 쉽게 빠뜨리기에, 결국 우리는 영혼의 짝을 찾았다는 잘못된 신념 속으로 빠져든다. 비록 그들이 성공적으로 아주 오랫동안 관계를 유지할 수 있을지라도, 이 계약은 원래 단기간만 그렇게 하기로 되어 있음을 명심하는 것이 도움된다. 충격계약은 항상 양측 모두에게 삶의 방향을 바꿀 기회를 만들어 준다.

카르마 계약

우리가 알고 있듯이, 오늘날 카르마는 더 빨리 진화하는 것이 가능하도록 해소되어왔다. 그러나 인생의 첫 번째 단계의 기획 회의에서는 여전히 많은 카르마 계약들이 선택되고 있다. 비록 이것이 필수조건은 아니지만, 특히 우리가 전생에서 불완전하게 남겨두었던 관계를 만나게 될 때, 이들은 주요 인생 공부를 잘되게 하기 위한 가장 효과적인 수단을 제공할 수도 있다. 카르마를 기반으로 장기간의 관계를 설정하는 것이 다시는 가능하지 않기 때문에, 우리가 선택한 새로운 카르마 계약들은 매우 빨리 완수될 것이다.

사소한 계약과 계약 아닌 계약

모든 계약들이 직접적으로 우리의 주요 인생 공부와 관련이 있는 것은 아니다. 우리의 계약들 중 다수는 우리와 관련이 있다기보다는 다른 사람과 더 관련이 깊다. 때때로 우리는 다른 사람의 계약에서 단순히 노닥거리는 사람으로서의 역할을 하기도 한다. 비록 우리는 인생에서 모든 것을 자기의 일 인양 취급하는 경향이 있고, 또한 자기에게 벌어지는 것처럼 보이는 상황에 연루되어 있을 수도 있지만, 이것은 우리에 대해 벌어지는 일이 아닐 때가 자주 있다. 더 그룹이 나에게 상기시키는 것처럼, "때로는, 한 잔의 커피는 단지 커피 한잔일 뿐이다."

제 5 장
나이트 게임

한밤중에

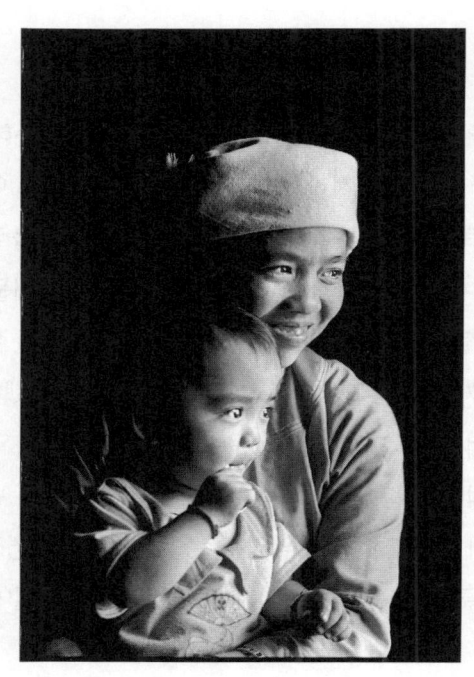

진 화하는 이 행성에서 해가 지면, 우리는 또 다른 차원으로 들어간다. 이 차원의 현실은 모두에게 친숙하다. 이것을 단순히 한밤 중이라고 부른다. 이 대체 현실의 대부분은 현재 매일 잠을 자고, 우리 육체의 원기회복을 위해서 사용된다. 이러한 휴식시간과 이 시간을 사용하는 방법은 더 높은 진동상태로 전환됨에 따라 변화되고 있고, 또 훨씬 더 중요해질 것이다. 이러한 변화들은 우리 다수가 발달시키고 있는 새로운 가능성을 여는 데 필요하다. 우리가 진화하면서 겪을 주요 변화 중 하나는 수면과 관련이 있다.

"새벽 세시 클럽"

당신이 잠의 패턴에 이상한 혼란을 겪고 있다면 축하한다! 비록 이것을 인식하지 못하겠지만, 당신은 "새벽 세시 클럽"이라고 널리 알려진 엘리트 멤버이다. "새벽 세시 클럽"이라고 불리는 이유는 많은 사람이 이 시간에 스스로의 각성을 찾고 있기 때문이다. 자신만이 이러한 일을 겪고 있다고 생각하겠지만, 당신은 혼자가 아니다. 우리는 약 5년 전에 이것을 처음으로 알기 시작했다. 현재 우리 세미나에서 매번 이 현상이 있는지 손들어주기를 요청하면, 일반적으로 참석자들 중 약 80%가 응답을 한다. 이것은 단지 당신의 개인적 진화가 시작되었음을 알려주는 것일 뿐이다. 영적으로 성장함에 따라 다른 변화들도 당신의 수면 패턴 안에서 일어날 것이다.

수면의 3박자

이 현상을 겪고 있는 많은 사람은 종종 이것에 대해 염려한다. 그들은 밤에 잠을 자지 못해서 다음 날 피곤해 할까봐 걱정한다. 사실 이것은 매우 정상적일 뿐만 아니라 앞으로 훨씬 더 일반적으로 될 것이다. 인류는 단순히 새로운 수면 패턴을 개발하고 있으며, 이것을 나는 "수면의 3박자The Triad of Sleep"라고 부른다. 이렇게 부르는 이유는, 거의 3시간 정도 잠을 자고, 2시간은 깨어 있고, 또다시 3시간을 잠들기 때문이다. 곧 한밤중에 2시간 정도를 기쁨에 넘쳐 깨어있는 새로운 활력의 시간으로써 고대할 것이다. 사실 이 새로운 수면 패턴은 당신이 아는 것보다 훨씬 더 널리 퍼져 있다.

낮에 짧은 낮잠을 자는 것 역시 일반적이 될 것이다. 이 '원기회복 낮잠rejuvenation naps'은 당신 육체를 쉬게 할 뿐만 아니라 영을 고무하는 적절한 때로 맞추어질 것이다. 이 새로운 수면 패턴은 우리 몸이 물리적으로 에너지를 다루는 방식을 다르게 만들 뿐만 아니라 한밤중이나 한낮에도 스스로 회복하도록 고안되어있다.

우리의 신체가 이러한 새로운 수면 패턴에 적응하기 시작할 때, 대략 하루의 12분의 1을 스스로 "깨어있는 새로운 활력의 시간"으로 보내고 있음을 알 것이다. 이 시간은 일반적으로 새벽 세시에 깨어났을 때 시작되는 이 특별한 두 시간 동안이다. 모든 연령대와 사회경제적 단체를 구성원으로 하는 새벽 세시 클럽 멤버들은 대체로 지난 5년간 이 과정을 시작해 왔다. 대개의 사람들은 정확히 새벽 세시에 깨어나서 시계를 한번 쳐다봄으로써 이 과정을 똑같이 시작했다.

이것을 본능적이고 심리적인 과정일 뿐이라고 주장할 수도 있고, 과학적으로 신체의 온도가 최고로 올라갈 때 정상적인 수면 사이클 중에 이런 시간대가 있다고 설명할 수도 있다. 생물학자들은 이것이 사실이라고 말하겠지만, 이 현상을 겪고 있는 사람들의 숫자가 지난 5년에 걸쳐 급격하게 증가한 이유에 대해서는 설명하지 못한다. 나는 이것이 인류가 놀라운 속도로 진화하고 있다는 또 하나의 증거라고 여기고 있다.

그러나 이렇게 깨어 있는 동안 우리는 고양된 창조 상태에 있음을 이해하는 것이 중요하다. 뇌 연구를 통해 우리가 '알파파 상태'에 있을 때 실제로 고양된 자각의 상태에 있음을 알고 있다.

뇌파에는 베타, 알파, 세타, 델타 등 4가지 형태가 있다. 인간의 뇌는 동시에 4가지 주파수를 만들어낸다. 그러나 어떤 특정한 때에 특정 주파수가 더욱 지배적일 때가 있다. 알파파 상태는 매우 편안할 때 자연적으로 우리의 뇌가 만들어내는 형태이다. 즉, 잠들기 전이나 집안일, 취미 같은 무언가에 몰두하고 있을 때나 TV나 영화에 빠져있을 때 발생한다. 이를 보고 있는 사람에게는 멍해 보이거나 몰입상태에 있는 것처럼 보인다. 사실은 우리가 고양된 각성의 상태에 있을 때, 우리 주변에 일어나고 있는 모든 것을 더욱더 많이 자각하게 된다. 최면술은 잠재의식에 접속하여 프로그램하려고 알파파 상태를 이용하고, 또한 다른 사람들을 그것에 집중하게 함으로써, 우리 모두를 하나로 엮어주는 우주 에너지로 빠져들게 한다.

에너지가 모든 것에 스며들면서 모든 것과 모든 사람을 통해 흐른다고 상상해보라. 기존의 공간에서 모든 에너지를 제거하여 완전한 진공을 만들었어도, 그 공간 안에 측정할 수 있는 에너지가 존재하고 있다는 것을 과학적으로 알고 있다. 이것이 우주의 에너지이다. 우리는 모두 이 흐름의 불가분한 한 부분이다. 이 에너지가 우리 모두를 하나로 연결해주기 때문이다.

우리가 인간으로서 진화하고 깨달음이 확장됨에 따라, 자연스럽게 통합 의식으로 향하고 있다는 것을 알 것이다. 우리가 그렇게 할 때, 우주의 에너지로 연결된 모든 것이 더 잘 이해되고 신비스러움도 줄어들 것이다. 우리의 뇌를 알파파 상태로 유지하는 것은 이러한 연결을 강화하는 한 가지 방법이다.

우리가 한밤중에 깨어 있을 때, 단지 고양된 자각상태에 있을 뿐만 아니라 고양된 창조의 상태에 있게 된다. 이 상태에서 우리의 생각을 현실로 전환하는 능력은 매우 증가한다. 이때의 도전 과제는 우리가 무엇을 생각하고 있고, 그에 따라 무엇을 창조하는지 의식하는 일이다. 문제는 사람들이 대부분 이런 파워를 의식적으로 사용하지 못한다는 것이다. 그 대신에 그들이 창조한 그대로를 단지 흘려보내서 결국 그들은 좋아하지 않는 현실을 만들어 낸다.

예를 들어, 톰이라고 하는 사람이 삼일 동안 연달아 새벽 세시에 깬다고 해보자. 먼저 그는 왜 자신이 매일 새벽 세시에 일어나는지를 알아내려다 맥이 빠진다. 그때 그는 아침에 있을 중요한 회의를 걱정하기 시작하면서 너무 피곤하면 효과적인 프레젠테이션을 하지 못할 것이라고 불안해한다. 의식적으로 고양된 창조의 상태를 사용하여 뭔가 긍정적인 것을 나타내려는 대신에, 그는 자신도 모르게 원하지 않는 두 가지 창조물을 드러나게 한다.

그 첫 번째는 계속해서 세 번이나 새벽에 잠을 깨서 맥이 빠진 것과 관련 있다. 만일 톰이 이러한 현상들을 단순히 관찰만 했다면 아무 일도 발생하지 않았을 것이다. 대신에 톰은 뭔가 잘못되고 있다고 믿으면서, '이게 뭔 일이지'라고 걱정함으로써 더 많은 에너지를 그의 **문제점**에 쏟는다. 계속해서 그는 훨씬 더 걱정하고 우려하게 됨으로써, 이것이 매일 아침마다 정확히 새벽 세시에 깨는 자기 성취 예언을 위한 완벽한 시나리오를 창조하게 된다.

톰의 두 번째 실수는 그가 다가오는 낮에 아주 피곤할 것이라는 생각을 창조하여 내보냄으로써 그의 중요한 프레젠테이션에 영향을 미치는 것이다. 과연 어떤 일이 벌어질까? 톰은 고양된 창조의 상태에 있기 때문에, 이 생각들은 단순히 왔다가 지나가는 것이 아니다. 오히려 이 생각들은 강화된 창조물로서 보내져서 실제로 현실로 나타나게 된다. 그 결과 톰은 다음날 그의 프레젠테이션에서 거의 정신을 차리지 못할 것이다. 더욱더 나쁜 것은 그가 새벽 세시에 깨어 있게 되는 좌절감을 떨쳐버리기가 불가능하다는 것을 알고 있기 때문에, 그 전날 그의 계속된 초조함은 그 다음 날에도 또다시 한번 새벽 세시에 꼭 깨어나게 한다. 우리 대부분이 그렇듯이 톰도 자신의 현실을 통제하고자 모든 종류의 외부 상황들을 탓한다. 그러나 사실은 이때 톰의 곤란을 만들어낸 설계자는 바로 톰 자신이다.

톰과 마찬가지로 우리 대부분은 일반적으로 자신의 생각을 걸러내거나 조절하는 것에 익숙하지 못하다. 지금 펼쳐지고 있는 인류의 진화 상태에서, 생각을 매우 신중하게 선택해야 할 때가 도래했다. 생각들이 현실을 창조할 뿐만 아니라, 또한 새로운 에너지 속에서는 생각들이 거의 즉각적으로 현실화될 것이기 때문이다.

그러므로 만일 잠을 자지 못하고 깨어 있으면서 다음날 피곤할 거라고 걱정한다면, 두려워하는 것이 그대로 창조될 것이다. 같은 이유로 만일 이 특별한 시간이 가져다줄 무언가에 흥분한 채 깨어 있는 것을 알아차린다면, 다음날 열정과 무한한 에너지로 충만한 자신을 발견할 것이다. 자신의 마음속에 들어오는 생각들은 통제하지 못할지라도 마음에 담고 있는 것들은 완전히 통제할 수 있다는 것을 기억하라. 그러니 대단히 신중하게 자신의 생각을 선택하길!

불면증에 대해 불평하거나 한탄하기보다, 이 시간을 궁극적으로 이익이 되게끔 뭔가 할 완벽한 기회로 왜 보지 못하는가. 예를 들어 심령을 고양할 책을 읽거나, 평소와는 다른 방법들로 자신을 즐겁게 한다거나, 자신의 삶을 증진시킬 장대한 야망이나 계획을 꿈꾼다거나, 아니면 정말로 색다른 것을 시도해보고 단순히 그것을 적용해볼 수도 있다.

섹스 ~ 새로운 활력을 위한 도구

지금은 감각이 특히 고양되는 시기인데, 왜 이 시간대를 사랑을 나누는 데 사용하지 않는가? 어쨌거나 성적인 표현은 새로운 활력을 위한 완벽한 행위이다. 왜냐하면, 이 시간대가 창조와 실험을 위한 시간이기 때문이다. 게다가, 당신은 전혀 알지 못하고 있다. 자신을 위해 뭔가 놀랄만한 체험을 창조할 수도 있다는 것을...

우리는 모두 다양한 개성과 특성을 지니고 있는데, 이들 중 몇몇은 알아차리지 못하고 있으며, 또 몇몇은 너무 억압되어 표출하기 어렵다. 깨어있는 이 시간은 결코 자신에게 있는지도 몰랐던, 또는 거의 밖으로 드러내지 않았던 자신의 부분들을 탐구하기에 이상적인 때이다. 우리가 정상적인 한계를 넘게끔 채찍질할 색다른 역할들을 재미있게 연기해볼 수도 있다. 당신은 밖으로 드러나는 것에 놀랄지도 모른다.

나이가 얼마가 들었든지 신체적인 조건이 어떠하든지 어떠한 형태로든 성적인 표현은 항상 가능하다. 새로운 활력을 되찾는다는 것은 더욱더 젊어지고 생기를 갖는다는 것을 의미하기 때문에, 우리는 모두 새로운 활력의 표현으로서 사랑 표현을 놓치지 않는 것이 현명하다. 왜냐하면, 이것은 우리가 아는 것보다 훨씬 중요하기 때문이다.

만일 당신이 함께할 파트너가 없다면, 자기 자신에게 이런 몇 가지 기술을 사용하게끔 검토해보라. 모든 사랑은 실제로 자기 사랑의 반영이기 때문에, 정말로 시작해보는 것이 좋다. 바로 지금이 나이 들었다거나 자기를 제한하는 신념체계를 재고해 볼 수 있는 아주 좋은 때이다. 만일 당신이 파트너와 커뮤니케이션하는데 어려움이 있다면 당신이 깨어나는 새벽 세시에 파트너를 깨워서 몸으로 대화하도록 해보라. 파트너는 다음날 고맙다고 할 것이다.

영혼의 본향Home의 진동은 매우 강력하다. 더 그룹이 말하길, 우리가 사랑을 나눌 때와 같은 격정의 순간에 아주 짧게나마 영혼의 본향을 흘끗 보는 경험을 한다. 만일 영혼으로서 우리의 본향(영혼의 본향, 천국, 혹은 통합의식 어떤 것으로 불리든 간에)이 성적 쾌감의 순간에 경험하는 것과 동일한 에너지라고 여긴다면, 내가 왜 인간의 형상을 한 영적 존재로서 진화하는데 섹스가 더욱더 중요해지고 있다고 말한 이유를 알 것이다. 많은 영적인 구도자들은 섹스를 세속적인 욕망으로 보았고, 그래서 영적으로 더 성장하면 할수록 섹스에 대한 욕망이 감소할 것이라고 잘못 생각하고 있다. 이와는 달리 자신의 진동수준을 높이면 높일수록 성적인 표현에 대한 욕구가 증가하는 것을 경험한다. 심지어 섹스를 통한 조건 없는 사랑의 경험은 우리가 진화된 상태인 고귀한 에너지 속에서 살아가는 준비 과정이라고도 말할 수 있다. 이것은 우리가 진동을 높일 때 에너지 중심 즉 차크라가 더욱 빨리 돌기 때문이다. 성적인 표현은 우리를 신체적으로 더욱더 젊게 해 줄 뿐만 아니라, 또한 쿤달리니 에너지라는 근본적인 성적 에너지를 자극하게 된다. 그러나 섹스를 기쁨보다는 죄의식으로 연관 지어 자란 사람들에게는 이것이 다소 어려운 문제처럼 보일 것이다. 그러나 섹스는 완전히 자연적인 행위이고, 또한 전체 존재를 육체적으로나 감성적으로나 영적으로 활력 있게 한다는 것을 중요하게 기억하라. 그리고 섹스는 아름답고 아주 강력한 사랑의 표현으로서 존중을 받아야 한다. 이와 같은 이해에서 어떤 사람들은 성적인 표현을 통해 영성을 발견하기도 했다. 이것은 절정의 순간에 "오! 하나님"이라고 소리치는 것 이상이다. 이것이 성적 에너지의 자연스러운 흐름을 통해 영적 표현을 발견한 고대 인도의 탄트라는 영적 훈련의 기초이다. 영적 관점에서 보면 '더 그룹'은 종종 우리에게 그들이 갖지 못한 마법적인 속성이 우리에게 있다는 것을 상기시켜 준다. 우리는 상대를 만질 수 있다.

우리는 자신의 창조력을 되찾는데 많은 어려움을 겪고 있기에,

섹스에 대한 우리의 혼란을 해결하고자 본능적으로 높은 차원의 근거를 찾으려 한다. 그러나 우리가 이러한 진화 과정을 계속함에 따라, 어느 방향으로 나아가야 하는지에 대한 실마리를 제공해주는 자기 자신의 몸에 귀 기울이는 것을 터득할 것이다. 외부로 나아가는 것보다 내면에 귀 기울이는 것을 터득할 것이다. 섹스에 관련된 죄의식, 부끄러움 그리고 조심성은 오랜 세월에 걸쳐 섹스를 오용한 결과로서, 우리의 영혼 속에 깊이 뿌리박혀 있다. 인간종으로서 역사 전체에 걸쳐 섹스는 다양한 형태의 억압 수단으로 사용되어 왔다. 이것은 우리에게 자신의 몸에 귀 기울이는 것을 방해하는 뿌리 깊은 상처를 남겼다.

우리 세포의 기억 속 깊은 곳에 섹스 행위를 결점과 동일시하는 에너지 스탬프가 남아있다. 섹스와 관련된 죄의식은 열정의 표현이라는 진정한 의미에 대한 우리의 이해를 방해해왔다. 그러나 관계에서의 죄의식을 해소하는 것이, 새로운 에너지 안에서 조건 없는 사랑을 발전시키는데 필수 요소라는 것을 중요하게 기억하라. 이것은 육체를 포함하여 모든 수준의 열정을 경험할 수 있도록 해준다. 인간으로서의 진화과정에서 성장하려면 이러한 영역에서 더 많은 치유를 해야 할 필요가 있다.

동성 관계

진화함에 따라서 성적인 표현의 진정한 본질과 목적을 더 잘 이해할 것이다. 통합의식으로 나아감에 따라, 동성 관계가 증가하게 되는 것을 보게 될 것이다. 이러한 것이 다소 충격이겠지만, 여기서 다시 한 번, 사랑은 모든 다른 에너지가 녹아있는 근원 에너지임을 이해하는 것이 중요하다. **모든** 사랑 표현은 성스럽다. 사랑은 사물이 아니며, 이것은 에너지로서 순환할 때만 존재하게 되는 것이다. 어떠한 형태로든 이러한 순환을 억제하는 것은 바다의 조류와 싸우는 것과 같은 꼴이다. 동성 관계는 치료해야 하는 질환이라고 생각하는 사람이 있을 수 있다. 이것을 자신의 안정감을 위협하는 것으로 보는 사람도 있을 것이다. 그럼에도, 우리는 진화를 뒤로 물릴 수 없다. 다른 사람 혹은 자기 자신에 대한 판단은 모든 것의 발전을 방해한다. 만일 사랑의 반대가 두려움이라면, 동성 관계의 증가가 어떻게 많은 사람에게 아주 손쉽게 두려움을 유발하는지 볼 수 있다. 역사를 통해서 인간은 항상 자신이 이해하지 못하는 것을 두려워해 왔다. 그리고 사실 두려움은 단지 이해의 부족이다. 이 분야도 예외일 수 없지만, 두려움에 사로잡힌 사람에게는 훌륭한 성장기회가 될 것이다. 그리고 진실로 사랑의 모든 표현이 모두에 대한 사랑이라는 더 높은 이해로 이끌기 때문에 두려워할 것은 아무것도 없다. 일어나고 있는 모든 것은 인간종으로서, 우리가 통합의식이라는 사랑 표현의 실험을 시작했다는 점이다.

어떤 사람들은 전혀 생각지도 못했던 곳에서 더 큰 사랑 표현을 발견할 수도 있다. 어떤 사람들은 그러한 경험에 대해 전혀 필요를 느끼지 못할 수도 있다. 중요한 것은 당신 자신의 진실을 찾고, 타인의 진실을 위한 공간을 만드는 것이다. 결과적으로 분석해보면 그것은 모두 사랑이다.

사람들이 동성의 매력을 경험하는 데는 두 가지 방법이 있다. 한 가지는 '에너지 스탬프'를 통해서이고 다른 한 가지는 '에너지 매트릭스'의 결과이다. '에너지 스탬프'는 경험을 통해서 얻어진다. 진화의 관점에서 보면, 이것은 실제 인생의 첫 번째 단계인 영혼 수준에서 결정된 것이고, 이것은 종종 영혼의 주요 인생 공부와 직접적으로 관련이 있다. 반면에 '에너지 매트릭스'는 단순히 사람이 에너지와 연결된 방식이다. ('에너지 매트릭스 — 에너지 스탬프' 장 참조) 우리가 지금 보고 있는 동성 관계의 증가는 에너지 스탬프와는 전혀 관련이 없고, 오히려 이런 성적 취향에 미리 연결되어 나타나는 개인적 결과이다. 즉, 이것이 그들의 에너지 매트릭스이다.

동시에 이것은 이에 상응하는 이성 관계의 감소를 의미하지는 않는다. 일반적으로 우리가 인간으로서 진화의 다음 단계로 나아갈 때 사랑 관계의 모든 영역에서 증가가 있을 것이다. 진화적 관점에서 보면 조건 없는 사랑을 반영하는 모든 형태의 성적인 표현과 새로운 형태의 관계가 증가할 것으로 예상된다. 이것이 많은 사람을 어지럽힐 것이다. 왜냐하면, 우리는 조건 없는 사랑과 반대되는 조건적 관계를 맺는데 익숙해져 있기 때문이다. 모든 급진적 변화, 인내 그리고 이해의 경우에도 그렇듯이, 이런 전환 과정에 있는 자신과 다른 사람들은 모든 이에게 이런 전이(轉移)를 더 쉽게 만드는 데 크게 도움이 된다. 대개의 영적 스승들과는 반대로, 나는 섹스와 다양한 형태의 사랑 관계가 머지않아 모두에게 매우 중요해질 거라고 강하게 믿고 있다. 왜냐하면, 베일의 저편에 있는 영혼의 본향을 재창조하는 쪽으로 더욱 접근하고 있기 때문이다.

출산 ~ 빛을 품기

부모가 되려고 계획하는 동안, 이 기간은 아이와 함께할 시간을 미리 준비하고, 아이의 에너지를 초대하여 자신의 에너지에 연결하고서 커뮤니케이션하는 놀랄만한 기회를 제공한다. 만일 당신이 말을 들을 수 없거나 분명한 메시지를 받지 못한다 해도 걱정하지 마라. 단순히 아이의 에너지를 느낄 수 있도록 공간을 열어두는 것만으로도 부모로서 그 과정에 중요한 역할을 한다. 그러니 당신이 느끼는 것, 또는 당신이 받는 정보를 파트너와 공유하는 것을 두려워하지 마라. 당신이 바쁠 때 아이의 영혼이 당신과 통하는 것은 대단히 어렵다. 당신이 어떤 이름을 선택할까 하면서, 많은 이름 관련 책을 보고 있으면, 아이의 영이 어깨너머에서 속삭이면서 들어오려고 할 때가 진짜 있다. 이렇게 특별히 고요한 시간을 함께 나누게 되면, 그 아이는 더욱 분명하게 당신과 교류할 수 있을 것이다.

만약 그 아이가 속삭이는 이름이 친근하게 들려도 놀라지 마라. 이유는 이름이 유사한 발음으로 영혼이 여러 차례 환생하는 게 흔하기 때문이다.

동성 관계에서 많은 사람 역시 부모가 되기로 선택한다. 만약 이것이 당신에게 해당한다면, 육체적인 재회를 하기 전에 아이의 에너지를 초청해서 당신 에너지와 연결하는 것이 매우 도움될 수 있다. 신체적으로 임신하느냐 입양하느냐에 관계없이, 시간을 가지고 아이의 에너지를 맞이해서 결합하는 것이 항상 중요하다. 우선

에테르영역에서 진심으로 인연을 만들어라. 그러고 현실적으로 드러나면 직접 만나서 서류에 서명하라. 이것이 적응의 길을 쉽게 열어주고, 모든 사람의 에너지를 서로에게 익숙하도록 해줄 것이다. 이것은 부모와 아이 사이에 강한 사랑의 에너지적인 유대감을 미리 형성하게 하여, 그 아이가 도착할 때, 자기 집에 온 느낌을 매우 빠르게 가질 것이다. 경이롭고 사랑스러운 방법으로 아이의 인생에서 한걸음 먼저 출발할 수 있도록 해주는 것이다.

한밤중의 작업

우리가 전진함에 따라, 어떤 사람이 편안하게 잠을 잤지만, 밤을 꼬박 새워 일한 것처럼 피곤한 채로 깨어나는 것을 발견할지 모른다. 이러한 일이 실제 상황이라면 당신은 놀랄지도 모른다. 한 사람이 차원을 넘나드는 현실을 여행할 때, 텔레파시로 에너지 연결이 종종 수면 중에 이루어진다. 더욱 빈번히 발생하는 일은, 당신이 수면 중 여행할 때 도움이 필요한 사람을 만나게 된다. 치유자로서 당신은 도움을 줄 기회를 그냥 지나칠 수 없다.

당신이 열정적으로 다른 존재들을 부양하고, 그들이 당신의 에너지에 의존하게 되면서부터 에너지가 잘못된 방향으로 흐르기 시작한다. 누구도 이러한 일을 말해줄 순 없다. 단지 자신의 가슴속에서 그것을 알게 될 것이다. 만일 이것이 진짜라는 것을 알게 된다면, 깨어있는 상태에서 자기 에너지를 집중하는 방법을 찾아라. 그것은 공유차원 영역에서 건전한 경계를 세우는데 도움될 것이다.

꿈 ~ 그것의 진정한 목적

꿈은 매우 다양한 목적과 효용이 있다. 꿈의 해석을 연구했던 사람들은, 모든 꿈의 의미를 명확히 해석하는 것은 불가능하다는 것을 알고 있다. 기억하라 — 우리는 물질적 경험을 하는 영적 존재이므로 우리가 사는 생명의 거품(육체) 속에는 진정한 자기의 아주 적은 부분만이 거주하고 있다는 것을. 잠을 잘 때 신체는 그 주위에 있는 에너지장을 활성화 시키게 된다. 우리 에너지의 나머지 부분, 즉 고귀한 자기는 끊임없이 항상 우주 에너지와 연결되어 있다. 그래서 꿈꾸는 시간은 고귀한 자기가, 우리가 깨어있는 동안 경험할 에너지장을 설정하고, 의식적 사고 과정들 탓에 방해받지 않으면서 하위 자아, 즉 육체적 자신과 대화하는 시간이다.

각각의 영혼은 다양한 방식으로 꿈을 이용한다. 이 점에서 우리의 꿈을 해석하고자 일련의 표준을 명확히 해야 하는 과제가 놓여 있다.

모든 꿈들은 어느 정도까지는 대체 현실로 여행하는 길을 제공해준다. 이러한 여정을 통해 성취될 수 있는 몇 가지가 있다. 아래에 있는 목록은 몇 가지 꿈의 유형과 그 속성을 상세하게 설명하고 있다.

새로운 활력의 꿈

이것들은 마음에 대한 꿈들이다. 어떤 활동들은 마음에 활기를 불어넣고, 그럼으로써 실제 사고 과정도 활기차게 된다. 이러한 활동들은 끊임없이 변화의 흐름을 만들어내는데, 종종 대단히 상상력이 풍부한 꿈의 형태를 취하기도 한다. 이러한 꿈의 목적은 우리의 마음을 자극하고 도전하게끔 하는 것이다. 우리가 깨어 있을 때 이러한 꿈을 재구성한다면, 의식은 우리의 기억 창고를 뒤져서 꿈을 현실에 일치시키도록 현실 생활의 경험을 찾는 시도를 한다. 만일 그러한 경험을 찾게 되면, 이 꿈은 자신의 목적을 다했기에 동화되어 곧바로 잊힐 것이다. 드물지만 꿈과 관련 있는 인생 경험이 없는 경우에, 그러한 꿈은 당신의 의식 속에 생생한 기억으로 남아 있다가 당신의 일상생활에서 이런저런 형태로 나타날 것이다. 이러한 꿈들은 우리의 육체에 심오한 영향을 미칠 뿐만 아니라 새로운 활력을 되찾는 과정을 일으킨다.

인식전환의 꿈

인식전환의 꿈은 고귀한 자기가 우리의 관점을 변화시키거나 인식을 전환하도록 계획된 여정으로 방향을 잡아준다. 모든 꿈들은 어느 정도 인식전환의 꿈이다. 우리를 대체 현실로 이동시키는 꿈에서는 어떤 일이 일어나고, 이 꿈은 우리에게 현실의 어떤 일을 새로운 관점으로 보고 이해할 수 있도록 해준다. 인식전환의 꿈은 보통 생생하고 상세하게 기억된다. 이 꿈들은 매우 강력한 감정을 동반한다. 이와 같은 꿈들은 많은 경우 실제 사실이 어떠했느냐보다, 오히려 그것에 대해 어떻게 느꼈는가가 기억될 것이다.

모든 꿈들은 긍정적이거나 부정적인 경험일 수 있다. 그러나 이것은 단지 양극성의 환상일 뿐이어서, 고귀한 자기가 본다면 위와 동일한 시각으로 보이지 않는다는 것을 마음속에 간직하라. 이것은 단지 우리가 의식적인 마음으로 이름 붙이는 것에 따라 길몽 혹은 악몽이 될 뿐이다.

고귀한 자기는 우리가 경험하기를 바라는 인생 공부를 위해 육체적인 자아를 적절한 장소로 이끌기 시작할 때가 있다. 때때로 고귀한 자기는 우리의 관점을 쉽게 바꾸어 주는 생생한 꿈을 끼워 넣기도 한다. 아마도 그 안에서는 사랑하는 사람이 죽고 무시무시한 비극이 일어날 수도 있다. 이것을 "악몽"으로 보는 경향이 있을 수도 있지만, 그럼에도 이것이 매우 효과적임을 부인할 수 없다. 이와 같은 경험에서 깨어나자마자, 그것은 정말로 중요한 것에 대한 인식을 확실히 전환해줄 것이다.

우리의 현실과 동반하는 대체 현실이 있다. 또 다른 현실에서는 다른 선택을 함으로써 약간 달라진 상황을 경험할 수 있는 또 다른 '당신'이 있다. 이것은 엉뚱한 억측이 아니다. 디스커버, 사이언스 아메리칸 같은 잡지나 다른 과학 출판물의 최근 기사에서는, 위와 같은 개념들이 과학적 허구가 아니라 우주적 질서와 명백하게 관련이 있다는 것이 입증되고 있다.

최근의 과학적 관찰에 따르면, 우리가 아는 우주는 길이가 4×10^{26}미터이고, 과학자들은 지금 이 책을 읽고 있는 곳에서 약 10×10^{28}미터 떨어진 평행우주 속에 또 다른 '당신'이 있다는 것을 이론화하고 있다. 이러한 관찰은 각각의 우주가 더 큰 멀티우주 multiverse의 일부임을 시사하고 있는데, 상대성 이론을 포함하여 실제 경험 과학의 많은 다른 과학 이론에서 그 크기를 측정하고 있다. 진화가 계속됨에 따라 우리가 알게 될 것은 이러한 평행우주마다 영혼으로서 존재한다는 것이고, 새로운 활력을 되찾는 시간 동안 영혼은 멀티우주에 있는 자신의 모든 조각들과 연결되어 있다는 점이다. 이것은 대부분 자각의 초기 단계에 꿈으로써 나타날 것이다.

또한, 이러한 꿈들은 여러 현실 사이를 넘나들 수 있고, 우리에게 닥친 현실에서의 사건을 다양한 배경 속에서 바라볼 수 있는 하나의 방법을 제공한다. 이런 것들이 우리 대부분 해몽하길 좋아하는 꿈의 유형들이다. 여기서 우리는 실제로 다른 현실 속에 있는 우리 삶의 모습들을 보고 있는 것이다. 비록 우리의 '현실' 삶에서는 그와 같은 인물을 전혀 모른다고 할지라도, 이런 꿈속에서 우리는 자신이 '안다고' 느끼는 특징들을 찾을 수도 있다. 이 꿈들은 종종 가장 잘 기억되고 재구성되는 꿈들이다. 이 꿈들의 다양한 측면들을 해석함으로써, 고귀한 자기가 잠재의식 속에 심어 놓았던 메시지를 의식의 전면에 가지고 올 수 있다.

예시의 꿈

이 꿈들은 수면 상태에서 고귀한 자기에 의하여 특별하게 접속한 결과이다. 사실상 이 꿈들은 대체 현실에서 직접 자기를 만난 결과이다. 이것은 고귀한 자기가 우리의 신체적 자아에게 가능성을 심고 생각을 교류하는 방식이다. 그것들은 우리가 시공간의 공유 차원에서 자기를 만나는 시간여행과 비슷하다. 만약 그러한 사건이 깨어있는 상태에서 발생한다면, 우리의 의식은 뒤죽박죽되어 버린다.

그러나 예시몽은 꿈속에 나타나는 것이기에 정상적인 현실 속에서 똑같이 나타나는 경우는 거의 없다. 이것은 그 사건이 현실에서 발생하지 않았지만, 사실 대체하는 멀티우주 안에서 이미 발생했던 경험이다. 인생 스케줄 조정은 완전히 다른 우주들과 관계하기 때문에, 그 두개의 현실은 거의 똑같게 전개되지 않는다.

이런 종류의 꿈은 진화하는 역사에서 요즈음 들어 가장 보편적이고, 많은 사람이 매일 밤 이와 같은 꿈을 꾸고 있다. 이것들은 의식적인 기억 속에서는 거의 상기되지 않는 꿈의 유형이다. 그것의 목적은 우리가 깨어났을 때 우리를 기다리는 선택을 예비할 수 있게끔, 앞에 무엇이 놓여있는지를 경고하는 것이다. 이것이 우리가 자주 일어나려고하는 무언가에 대하여 미리 알고 있다는 느낌을 가지는 이유이다. 또 이들 꿈들은 모든 대체 현실에서 영혼의 경험을 통합하는데 도움 되고, 새로운 활력을 되찾는 것의 기초가 된다. 새로운 활력을 되찾으려면 우리는 영혼과 재결합해야 한다.

이러한 꿈들에서 기억해야할 중요한 점은 그 꿈을 꾼 당시에만 정확할 뿐이라는 것이다. **우리는 항상 모든 것에서 선택을 한다.** 비록 이들 예시몽은 거의 의식적으로 기억되지는 않지만, 이들은 우리에게 미리 놓여있는 것에 대한 느낌을 각인시킨다. 강력한 영적 능력을 지니고 있는 많은 사람은 이 에너지 속으로 들어가 이런 꿈속에서 각인된 느낌들을 읽을 수 있다. 우리는 항상 선택하기 때문에 실제로 사건들의 스케줄timeline을 변경할 수도 있다. 그러므로 심지어 생생하지만 거의 기억나지 않는 악몽의 경험은 경험 그 자체의 결과를 변경시킬 수도 있다.

때때로 우리는 어느 방향을 취해야 할지에 대해 내적인 앎을 경험할 때가 있다. 그러나 왜 어떻게 이것을 아는지 모른다. 여기서 일어나고 있는 것은 고귀한 자기가 미래를 위한 씨앗을 심어 놓는다는 것이다. 이것은 어떤 것도 미리 결정되어 있지 않기 때문에, 사건들이 아직은 꿈에서 보인 것과 동일하게 실현되지 않았다는 것을 항상 염두에 두라고 알려준다. 현실은 항상 선택의 결과이다. 이러한 이유 때문에 모든 꿈들은 인식전환적일 뿐만 아니라 어느 정도 예시적인 성격을 띠고 있다.

감정적 예시의 꿈

이것들은 감정적인 경험을 통해 씨앗을 심는 가장 경이로운 꿈들이다. 우리는 이런 꿈을 매우 자세하게 차례로 이야기할 수 있지만, 하지만 이러한 꿈을 다시 회상할 때에도, 아마 감정이 고양되고 있을지도 모른다.

예를 들어 우리는 꿈을 기억하여 누군가에게 꿈속에서 차를 운전하는 사람에 대해 말할 수 있을 것이다. 그러면 우리는 그 말을 하고 있기에, 꿈속에서 나타난 것 이상으로 이 사람에 대해 더 잘 알게 된다. 어쨌든 그가 상습적인 거짓말쟁이고 믿을 수 없다거나 혹은 슬프다거나 방금 누군가를 떠나보냈다거나 등을 알 수도 있다. 꿈속 어디에서 이것을 알았는지 설명할 수는 없지만, 그의 부인도 마음속에 그려볼 수 있다. 이런 꿈들의 상세한 내용이 깨어난 후 사라져 버릴지도 모르지만 이들과 관련된 느낌은 며칠 동안 강하게 남아있다.

이와 같은 꿈을 꾸는 동안 고귀한 자기에 의해 심어진 씨앗은 가까운 장래에 일어날 감정적인 경험을 미리 준비할 수 있도록 싹이 터서 드러날 것이다. 이 꿈들에 대해 흥미로운 부분은, 종종 누군가에게 꿈을 말하거나 기록해놓지 않을 수 없을 정도로 매우 상세하게 그 꿈들을 기억할지 모르지만, 반면에 그렇게 행하는 그 순간 이런 식으로 에너지를 놓기에, 그 느낌을 잊어버리기 시작한다는 것이다.

에너지 균형을 잡는 꿈

에너지 균형을 잡는 꿈은 에너지장의 균형을 잡아주는 방식을 우리에게 제공해줄 특별한 목적이 있다. 이 꿈들은 일반적으로 깨어나자마자 기억할 수 없다. 하루를 엉망으로 보냈다면, 자신의 에너지를 균형 잡고자 절대적으로 괜찮은 꿈을 꾼다. 반대로 하루를 아름답게 가슴으로 소통하고 사랑으로 가득 차서 보냈을 때, 고귀한 자기는 부정적인 꿈처럼 보이는 것으로 우리 에너지에 균형을 이루게 될 것이다.

만일 우리가 이러한 꿈들을 의식 속으로 가져오게 된다면 대체로 이들은 극도로 강렬하고도 생생할 것이다. 가장 큰 문제는 이렇게 강렬한 꿈을 꾸고 나서 당연히 더 깊은 의미를 찾으려는 것이다. 때때로 거기에 있는 모든 것을 분명히 기억하는 것이 도움된다. 기억될 의도가 전혀 없었던 꿈에 힘을 주는 것은, 실제로는 잠깐 비춰 보임으로써 에너지 균형을 이루고자 했던 이 꿈의 유일한 목적인 비전을 벗어나서 현실을 창조하는 결과를 가져온다.

스스로 방향을 정하는 꿈

우리가 성장함에 따라, 꿈들을 통해 대체 현실 사이를 의도적으로 넘나드는 방법을 터득할 것이다. '존재의 기술'은 '자각하고 있음'과 같은 것이다. 웰빙well Be-ing과 단순히 **존재**할 수 있는 능력은 직접 관련이 있다. 의식이 명료한 꿈을 꾸는 것 즉, 꿈을 꾸는 도중에 꿈을 꾸고 있다는 것을 알아차리게 되는 것은 '존재'로 나아가는 첫 번째 단계 중의 하나이다.

우리 의식은 우리 에너지장을 훨씬 넘어서서 확장될 수 있다. 스스로 방향을 정하는 꿈을 이용하여 우리 에너지장을 의도적으로 확장하는데 익숙해지면, 진화함에 따라 우리 앞에 펼쳐질 많은 경이로움을 맞아들이는데 도움될 것이다.

한밤중에

밤은 에너지장에 균형을 잡아주고 새롭게 하는 마술적이고 특별한 시간이다. 우리가 이용하는 방식으로써 수면은, 매우 빨리 변화하는 영역이다. 밤의 에너지는 빛의 어두운 쪽이다. 지구상에 마술이 유행했을 때, 이 마술은 주로 밤에 행해졌다.

에너지 균형을 잡는 꿈의 몇 가지 예가 있다. 나는 고등학교 때부터 나의 아내이자 파트너인 바바라를 알고 지냈고, 그녀는 항상 생생한 꿈을 꾸었다. 그녀는 종종 크리스마스 때의 아이들처럼 흥분한 채 아침에 깨어나서 꿈의 세세한 부분을 나에게 자세히 이야기 하곤 한다. 그러나 그녀가 꿈꾸기를 멈춘 것 같다고 깨닫던 때도 있었다. 우리는 방금 세미나를 마쳤고 흥분으로 핑 돌 지경이었다. 만일 당신이 라이트워커Lightworker의 세미나에 한 번도 참여해 보지 못했다면, 이들을 묘사할 수 있는 가장 괜찮은 표현은 이틀 동안 '영혼의 본향Home'에 있게 된다고 말하는 것이다. 진정한 영적 가족과 만나면, 당신은 심장 차크라를 의지대로 뻗칠 수가 있고, 그래서 훨씬 더 멀리 뻗치는 방법을 찾는다. 2주마다 이 세미나를 하기 때문에, 우리가 같은 방식에 습관화되어 매우 싫증을 낼 거로 생각할지도 모른다. 그렇지 않다. 우리에게 각각의 세미나는 첫 번째 모임의 경험처럼 강력하다.

어느 세미나가 끝난 후 잠자리에 들었을 때, 바바라는 자신의 꿈들을 기억하기를 의식적으로 요청했다. 다음날 아침 그녀는 일어나기를 매우 힘들어 했다. 마침내 내가 그녀를 깨웠을 때, 그녀는 매우 시름에 잠겨있었다. 결국, 그녀는 아들 중 한 명이 오토바이 사고로 죽는 꿈을 꾸었다고 말했다. 그녀는 정말로 덜덜 떨고 있었다. 우리는 유럽에 있었기 때문에 집에 전화를 거는데 얼마간 지체됐다. 그날은 그녀에게 매우 힘들었다. 그러나 우리가 전화했을 때, 두 아들은 모두 무사했다. 그녀가 한숨 돌리고 나자, 막내아들 브렌트가 작은 오토바이 사고가 있었다고 말했다. 그는 아무 일이 없었다. 바바라는 신경과민이었다.

그녀가 그 꿈을 기억했기 때문에 바바라는 그 경험을 해석하고자 했다. 그녀는 이것이 무엇을 의미하는지 내게 물었다. 그녀는 항상 아이들과 연결되어 있었고, 보통 직감적으로 아이들에게 무슨 일이 있는지를 항상 알았다. 그녀는 자신이 왜 그런 꿈을 꾸었고, 왜 그렇게 벌벌 떨었는지를 이해할 수 없었다.

더 그룹은 바바라의 에너지가 오랫동안 너무 높게 있었기 때문에 균형이 깨져버렸다고 설명했다. 이 꿈은 그녀의 고귀한 자기가 그녀의 에너지를 균형 잡는 방식이었다. 그녀는 원래 그 꿈을 기억할 의도가 없었다. 그러나 자신의 **모든** 꿈을 기억하기를 요청했기 때문에 우주는 그렇게 반응한 것이다. 그리고 **그렇게 되었다.**

바바라가 꿈을 기억하기를 원할 때, 이제는 기분 좋은 꿈**만** 기억하기를 요청한다.

제 6 장
에너지 튜브 정화

감정을 통해 지상과 연결하기

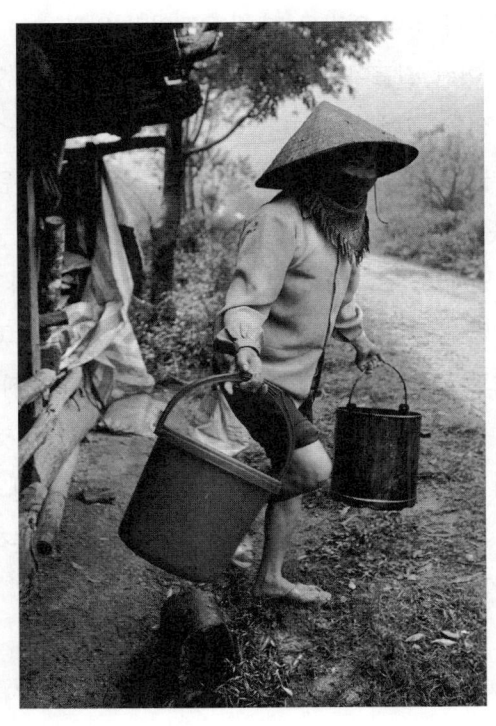

인 간의 경험은 무언가를 추구하면서 시작된다. 더 많은 돈을 벌려고 하거나, 삶의 질을 향상시키거나, 건강과 관계를 증진시키거나, 혹은 영적인 자각을 위해 분투하는 등 자신이 가진 것이나 자기 자신을 향상시키고자 하는 욕구를 우리는 모두 지니고 있다. 이것이 '길 위에 있다'(과정 중에 있다)고 얘기할 때의 의미이다. 사실 이것이 바로 삶의 대부분 영역에서 우리를 자극하여 '길 위에'(그 길이 무엇이든 간에) 있게 하는 욕구이다. (그러나 여기서 말하는 '길'은 결코 끝이 없다는 것이 흥미롭다.) 그러므로 에너지 자체가 그렇듯이 우리 인간은 항상 움직이고 있다.

대부분은 이런 길들이 우리를 위해 세밀하게 짜여 있다고 믿고 있고, 어느 정도 그렇기도 하다. 왜냐하면, 우리는 완수해야 하는 일정한 계약을 맺고 있기 때문이다. 이것은 우리가 꼭두각시이거나 어떤 더 높은 힘에 맞추어 춤을 춘다는 것을 의미하는 것은 아니다. 이와는 반대로 우리는 창조주이고, 항상 자유의지가 있다. 더 그룹에 따르면 우리는 모든 순간에 자신의 경험을 창조하고 있다. 우리가 실제로 그렇게 하고 있음을 발견할 수 있고, 자신의 길 위에 서 있을 수 있는 유일한 방법은 그것을 창조하는 것이며, 물론 항상 그렇게 하고 있다. 사실 이러한 창조행위는 근원으로 돌아가게 할 뿐만 아니라 여기에 존재하는 이유가 된다. 근본적으로 우리는 창조할 뭔가를 찾는 창조주이다.

그렇다면, 우리는 어떻게 창조하는가?

정수리에서 몸 전체를 관통해 발끝에 이르는 에너지 튜브가 있다고 상상해보자. (그림 1 참조) 지금 이 지상에서 당신의 고귀한

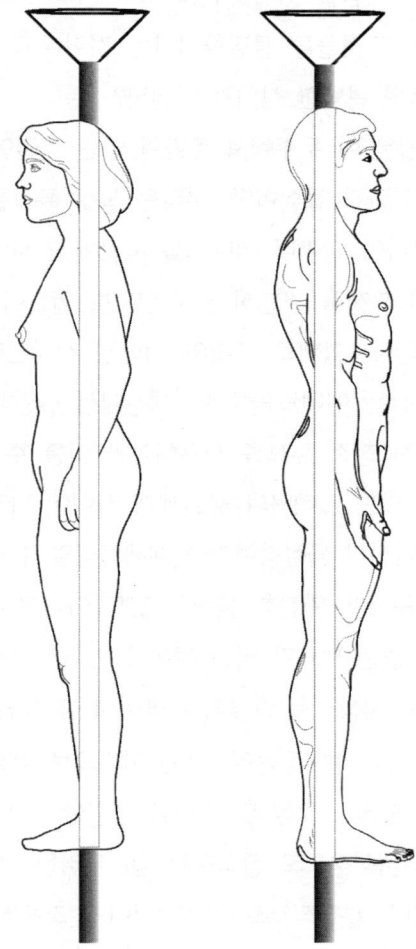

그림 1 : 에너지 튜브

  머리 꼭대기의 수집기는 고귀한 자기와 연결되어 있음을 나타낸다. 이것은 지금 훨씬 커지고 있으며 이 튜브를 통해 더 많은 에너지를 끌어들이고 있다. 이것은 증가하는 에너지를 수용하고자 확대되어 있다.

목적은 에테르 아이템을 취해 지상으로 가져오기 위해 튜브를 통해 흐르게 하고, 그것들을 물질화시키는 것이라고 말한다면 어떨까? 이것이 창조의 완벽한 정의가 아닐까?

에테르 아이템은 이 우주에서 질량이 없는 물질이다. 반면에 지구는 전적으로 질량과 물질이다. 우리는 모두 튜브를 가지고 있으며, 이것을 사용하여 날마다 에테르를 세상에 가져와 이것에 형체를 부여한다. 이 과정을 간단히 묘사한다면, 인간이 만든 모든 것은 우선 에테르 사고형태로 그것의 생명을 시작한다. 개념, 발상, 생각의 형태와 같은 에테르들을 이 세상에서 질량과 물질로 전환하는 것은 에너지 창조 튜브를 사용해야만 이룰 수 있다. 이 튜브는 서로 떨어져 있는 에테르와 물질세계 사이에 다리를 놓아 주기에 본질적으로 완전히 물질적이거나 에테르적일 수 없다. 에너지는 질량이 있지만 동시에 완전히 물질인 것도 아니므로, 튜브를 구성하는 더할 나위 없는 재료가 되는 것이다.

척추를 통해서 지상으로 연결되는 에너지 튜브라는 개념은 나에게 시각적 이미지로 주어졌는데, 나는 이것으로 삶을 창조하는 방법에 대한 아주 중요한 요점 몇 가지를 설명할 수 있었다. 이 에너지 튜브를 통해 의식적으로 창조하는 한, 우리는 자기의 인생길로 잘 나아가고 있다. 본질적으로, 모든 것이 순조롭게 술술 풀린다. 우리가 곤경을 겪는 것은 자신이 창조할 수 없다거나, 어떤 방식으로든 제한되어 있다고 믿을 때뿐이다.

에너지 튜브의 특성을 이해하고자 한다면, 우선은 실제로 이것을 사용하는 과정을 살펴봐야 한다.

우리는 사랑을 감정으로 여긴다. 그러나 나는 사랑을 실제로는

에너지라고 주장하고 싶다. 사랑은 한쪽에서 다른 쪽으로 움직일 때만 발생한다. 예를 들어 우리가 자신의 삶에서 사랑을 갖는 유일한 방법은 사랑을 조건 없이 나누어 주는 것이다. 왜냐하면, 우리가 사랑을 나누어 줄 때 그것은 순환해서 다시 돌아오기 때문이다. 나는 심지어 사랑은 모든 다른 에너지를 형성케 한, 근원 에너지라고 말하고 싶다. 노랫말들을 들어보면 가끔 이러한 진실을 말해준다. "사랑은 존재하는 모든 것." 더구나 우리가 진화의 새로운 차원으로 진전될 때, **오직** 사랑이라는 근원 에너지로 창조하는 게 가능할 것이다.

우리는 물리적 육체 이상의 존재이다. 더 그룹은 우리 자아의 가장 큰 부분은 육체의 바깥부분을 둘러싸고 있다고 말한다. 가끔 이것을 '고귀한 자기'라고 말한다. 많은 사람은 자신이 어떠한 방식으로든 고귀한 자기와 연결되어 있다는 것을 느끼지 못한다. 그러나 우리가 성장하고 진화를 향해 나아감에 따라, 고귀한 자기와의 연결성은 날마다 더욱더 강해진다. 직관을 포함한 우리의 고등한 감각의 토대는 고귀한 자기와의 연결에 근거하고 있다.

삼사십 년 전에 이런 고등한 감각의 유행어는 ESP였다. 이것은 모든 사람에게서 화제로 오른 것이었다. 만약 사람들이 이상한 능력을 갖추고 있거나 어떠한 정신적 능력을 보여줬다면 이것들을 초감각지각Extra Sensory Perception, 즉 ESP로 여겨졌다. 오늘날 ESP에 대해 특별하거나 마법적인 것은 없다는 것을 알고 있다. 사실 이것은 매우 일상적이다. 이것을 멋진 단어들로 설명하지 않아도 된다. 우리는 모두 그것들을 어떻게 알게 되었는지 모르면서도 사물들을 '아는' 경험을 지니고 있다. 우리는 이것을 단지 인간의 기본적 직관으로 알고 있다. 이것은 **고귀한 자기**와의 연결이 새로운 에너지에서 더욱 강화된 한 가지 실례이다.

고귀한 자기가 육체적 혹은 더 낮은 자아와 상호 작용하는 데는 두 가지 방식이 있다. 한 가지는 에너지 매트릭스라고 하는 에너지 매개체에 머무르는 것이다. 에너지 매트릭스와 이것의 특징은 태어나기 전인 기획단계에서 선택된다. 이것들은 우리 에너지체이다. 이 에너지 매트릭스는 우리가 연결된 방식이고, 이것이 인생을 경험하는 방식을 조절한다.

에너지 매트릭스는 처음으로 당신의 영역에 에너지가 들어올 때, 그것을 다루는 방법을 결정할 뿐만 아니라, 현생에서 당신이 수행하는 주요 인생 공부를 잘되게 한다. 일단 에너지 매트릭스가 결정되면 이것이 마스터 될 때까지 현생(그리고 미래의 생들)에서 당신과 함께하게 된다. 실제로 잘못된 것은 아무것도 없어서 에너지 매트릭스는 치료될 수 없다. 그것은 단지 마스터 될 뿐이다.

인생 공부를 잘되게 하는 또 하나의 방법은 에너지 스탬프를 통하는 것이다. 에너지 스탬프는 이번 생에서 (일반적으로 어릴 시절에) 일어난 특정 사건들이나 상황 혹은 우발적인 결과로서 우리에게 각인된다. 이들 경험은 우리에게 특정 에너지 패턴을 '각인'stamp 시키는데, 이런 행동 패턴을 변화시켜줄 무언가가 발생할 때까지, 계속해서 특정한 방식으로 행동하거나 반응하게 한다. 에너지 매트릭스와는 달리 에너지 스탬프는 평생 함께 있을 필요는 없다. 왜냐하면, 에너지 스탬프는 더 생산적이거나 적절한 행동과 반응패턴으로 치유되거나 대체될 수 있기 때문이다.

에너지 스탬프를 극복하는 것은 굉장히 엄청난 성취이다. 그리고 진정으로 힘 있게 되는 완벽한 실례이다. 이것은 우리가 스스로 힘 있게 되기self-empowerment라고 여기는 것을 훨씬 초월한다. 왜냐하면, 에너지 스탬프의 특성은 시간과 관계있기 때문이다. 에너지 매트릭스는 **무한한** 자기의 일부분이기에 시간이라는 인간 체험과는 무관하다. 이것이 바로 에너지 매트릭스는 결코 치유할 수 없고 오직 마스터 될 수밖에 없는 이유이다. 에너지 스탬프는 **유한한** 자아의 스케줄에 단단히 뿌리내리고 있기에, 우리가 에너지 스탬프를 변화시킬 때, 이것은 우리 인생길 앞뒤에서 바뀐다.

자신 안에 있는 에너지 스탬프를 치유할 때, 현실의 인생 스케줄에 접근하여 그것을 변경한다. 수평적 시간(과거, 현재 그리고 미래)은 단지 양극성의 환영이다. 우리는 자손들의 죄뿐만 아니라 '부모들의 죄'까지도 실제로 고칠 수 있다. 이것이 에너지 스탬프를 치유하는 것이 작은 성취가 아닌 이유이다. 왜냐하면, 우리가 안다고 여기는 것보다 실제로 훨씬 더 많은 영향을 미치고 있기 때문이다.

또한 이것은 과거에 자신을 학대했던 누군가를 용서한 사람이, 자신이 용서한 그가 미묘한 성격적 변화를 겪는 걸 보게 되는 이유를 설명한다. 순전히 용서했기 때문에 그가 변했다고 믿을지도 모른다. 그러나 실제로는 양쪽 모두의 인생길에 폭넓은 영향을 끼치는 에너지 스탬프 치유와 더 관련이 있다.

만약 에너지 스탬프가 우리가 수행하는 주요 인생 공부에서 촉매자의 역할을 한 사람과 관련이 있다면, 그 사람과의 관계 변화는 실제로 그 사람과의 계약을 변화시키는 것만큼 매우 극적이다. 근본적으로 발생하는 사건은, 에너지 스탬프를 치유함으로써 효과적으로 다른 사람들이 우리의 인생 공부를 돕기로 동의한 역할들로부터 자유롭게 해준다. 이것은 물론 우리가 그들과 함께 한 관계의 전체적 본질을 변화시켜 준다.

인생 스케줄이라는 개념을 이해하는데 있어서, 실제로 우리는 모두 하나일지라도 다른 사람과 분리되어 있다는 환상 속에 살고 있음을 기억하라. 이것은 우리가 행하는 각각의 모든 것들이 모든 사람들에게 모든 곳에서 영향을 미친다는 것을 의미한다. 연못 속에 던져진 조약돌이 수많은 동심원을 그리며 퍼져 나가 잔물결을 일으키며 서로 맞부딪히는 방식과 유사하게, 스스로 힘 있게 하는 모든 '작은' 행동 하나하나가 세상의 모든 사람들에게 영향을 미친다. 이것이 바로 우리가 의도적으로 에너지 스탬프를 변화시킬 때 일어나는 일이다.

에너지 튜브

에너지 튜브는 우리 에너지적 존재의 바로 중앙에 있다. 앞에서 언급했듯이 이 튜브는 정수리에서 시작해서 척추를 따라 흐르다가 발끝까지 내려간다. 우리는 이 튜브를 매우 자주 '느낀다'. 왜냐하면, 여기가 바로 감정이 자리한 곳이기 때문이다. 그래서 이 튜브에 대한 어떤 변경이라도 감정적 동요를 일으킨다. 그러나 동시에 이 튜브에 의식적 변화를 일으키는 가장 쉬운 방법은 우리의 감정을 사용하는 것이다.

에너지 튜브의 주요 목적은 우리 신체를 통해 에너지(특히 사랑의 에너지)를 옮겨 지구에 뿌리내리도록 하는 것이다. 인간으로서

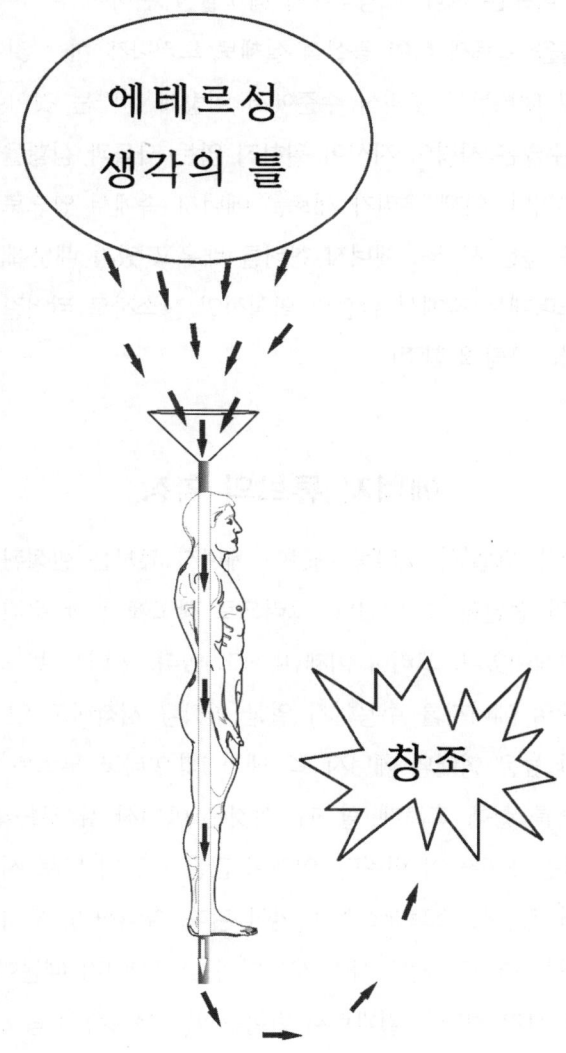

그림 2 : 창조과정
인간이 이룬 모든 것들은 먼저 생각의 형태로 시작한다.

자연스런 활동은 에테르 영역에서 창조물을 취하여, 이 튜브를 통해 그것들을 흐르게 하여 물질적 실체로 드러나게 하는 것이다. 문제는 우리 대부분이 무의식 수준에서 이렇게 한다는 것이다. 이것이 바로 수많은 사람이 자신이 원하지 않는 사물과 상황을 만들어 내는 이유이다. 이제 우리가 새로운 에너지 속에서 앞으로 나아가면서 더욱 높은 사랑의 에너지 형태를 배우고 있기 때문에, 무의식적으로 드러내는 자에서 완전히 의식적인 창조자로 되어갈 기회를 갖게 된다. (그림 2 참조)

에너지 튜브의 확장

지금까지 '베일'의 두터움 때문에 에너지 튜브는 한정된 범위의 에너지들만 전달할 수 있었다. 그러므로 창조에 관한 우리의 힘은 다소 제한적이었다. 그러나 이제 바뀌고 있다. 에너지 튜브는 더욱 높은 형태의 에너지를 수용하기 위한 확장을 시작하고 있다. 우리가 이러한 높은 형태의 에너지, 즉 내가 '빛'이라고 부르는 것을 에너지 튜브를 통해 흐르게 할 때, 이것은 에너지 튜브를 확장하고 그것의 속성을 바꾸어 버린다. 이것이 많은 사람이 바로 지금 느끼는 엄청난 감정적 스트레스의 원인이 된다. 왜냐하면, 우리의 감정들은 고귀한 자기와 낮은 자아 사이의 연결고리이기 때문이다.

우리가 자기 경험의 결과로서 받아들이는 에너지 스탬프는 튜브의 바깥쪽을 감싸며 움직인다. 에너지 튜브에 각인을 남기는 사건이 발생하면, 정원의 호스를 밟았을 때와 비슷한 효과를 일으켜, 호스에서 물이 자유롭게 흐르는 것을 방해한다. (그림 3 참조)

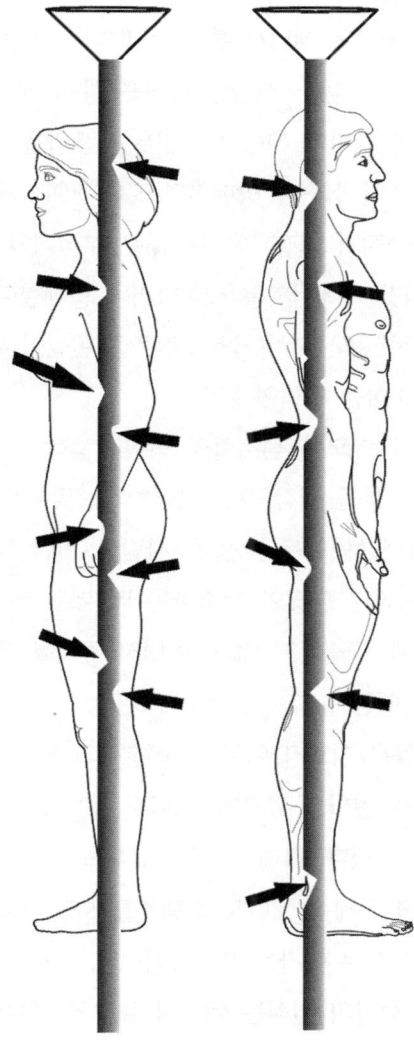

그림 3 : 에너지 스탬프는 에너지 튜브 상에 새겨진다. 움푹 파인 것처럼 보인다.

무언가가 당신을 의심하게 하거나 에너지를 제한하는 사건이나 감정을 경험할 때마다, 에너지 튜브에 미치는 영향은 정원의 호스를 짓누르는 것과 똑같다. 짓눌린 튜브를 통해 에테르에서 무언가를 가져오고자 할 때마다 에너지의 일부는 제약을 받게 된다. 이것은 차례대로 창조의 실현을 방해한다. 이뿐만이 아니라 짓눌린 튜브의 안쪽을 에너지가 스칠 때마다 많은 부정적인 감정과 두려움이 요동친다. 이것이 에너지를 제한하거나 방해한다. 또한, 이것은 실제로 당신이 지닌 모든 커다란 두려움을 현실이 되게 하는, 자기 성취 예언을 창조하는 원인이 된다.

오늘날 유행하는 모든 심리학적 방식과 요법은 당연히 짓눌린 에너지 튜브의 고통을 경감시키는 방향으로 맞춰져 있다. 이 방법들이 매우 인기 있는 이유는, 많은 사람이 이런 영역을 열어젖히고, 조사하고, 마침내 깨끗이 청소하는 데 매우 열심히 행한 덕택에 감정적 고통에 구속되지 않고, 에너지 튜브를 통해 의식적으로 창조할 수 있기 때문이다.

이러한 요법들은 치료가 아주 잘 진행되고 있고, 게다가 지금은 시대가 더욱 빨리 변하고 있기에, 에너지 튜브를 정화하는 것이 훨씬 더 중요해지고 있다. 그래야, 에너지 튜브는 더 많은 빛을 운반할 수 있다. 당면 과제는 에너지 스탬프를 제자리에 남겨둔 상태로 에너지 튜브의 확장은 불가능하다는 점이다.

진정한 영적 성장의 열쇠는 에너지 튜브의 충분한 확장을 촉진하기 위한 것이면 무엇이든 하는데 있다.

에너지 스탬프를 치유하는 것은 에너지 튜브를 확장하게 하여 영으로서 성장하도록 이끈다. 에너지 스탬프를 치유하는 것은 원상

회복이 어려운 상처를 치료하는 것과 같다. 따라서 에너지 튜브 안의 짓눌린 곳이 흉터로 드러나는 게 일반적이다. 이것은 겉보기만큼 나쁜 것은 아니다. 이러한 흉터는 우리가 결코 잃어버려서는 안 될 선물이기 때문이다. 이 흉터는 인간 존재로서 경험하며 용감하게 여행하였다는 지워지지 않는 기념비이다. 이것은 마스터했다는 배지badge이다. 실제 문제는 우리 대부분이 한 번 정도는 에너지 스탬프를 치유했으나 그것을 숨기려 하고, 일어났다는 사실조차 잊어버리려 한다는 점이다. 이것은 개인의 선택에 달렸지만 진화과정에서 다음 단계로 넘어가는 것을 더욱 어렵게 한다. 자긍심으로 체험을 마스터했다는 배지를 찰 수 있는 사람들은 보통 다음 단계로 뚫고 나가기가 훨씬 쉽다.

인류가 급속한 진화의 시간에 진입했다는 걸 의심하는 사람은 거의 없다. 우리 대부분을 위해 에너지 튜브는 급속한 진화를 더욱 쉽게 제공하고자 확장되고 있다. 이것이 확장함에 따라 튜브의 바깥쪽에 각인된 에너지 스탬프는 더욱 활성화될 것이다. 비록 그것들이 이미 치료되었고 단지 흉터만 남아 있다 하더라도, 이 중 일부는 우리가 앞 단계로 전진하는 직접적인 결과로 다시 떠오르게 될 수도 있다. 이것은 어린 시절 문제 대부분을 처리했다고 여기는 사람들이 매우 혼란스럽게 되거나 스스로 비판하게 되는 등의 여러 문제를 일으킬 수도 있다. 많은 사람이 다음 단계로 넘어가려고 의식적인 결단을 내리고 필요한 모든 노력을 했음에도, 그들은 오래된 어머니 이슈, 아버지 이슈 또는 학대 이슈 같은 곤란한 문제들이 얼굴을 불쑥 내밀어서 계속해서 자신을 곤경에 빠뜨리는 이유를 이해하지 못할 것이다.

물론 자신의 이런 핵심문제를 부정하거나 적절히 숨겼던 사람들은 맨 처음 맞닥뜨렸을 때 처리할 수 있었던 것보다 훨씬 더 심한 강도로 자연스럽게 문제가 다시 떠오르는 경우를 더 많이 겪는다.

당신이(혹은 내담자가) 이런 식으로 느낀다면 이것은 단지 에너지 튜브가 확장하고 있다는 걸 알길 바란다. 이러한 형태의 확장은 매우 자연스럽고, 어느 정도의 감정적 아픔을 경험할 것임을 이해하라. 반면에, 고통은 엄격히 말하면 선택적 경험이다.

이것을 피부에 난 흉터로 이것을 연상하는 것이 도움된다. 만약 상처 난 피부를 떼어다가 그것을 펴본다면, 흉터가 정상적이고 건강한 피부조직 같은 탄력이 없음을 알게 될 것이다. 그러므로 몇몇 불편함을 일으키는 것은 당연하다. 이것이 에너지 튜브에도 적용된다. 에너지 튜브가 확장하면서 흉터에 가려져 있던 부위에서 아픔이 있겠지만 처음의 치료와 비교해서 덜 아프다는 것을 염두에 두는 게 도움될 것이다. 이런 '그림자 스탬프'는 매우 빨리 다시 치유될 것이기 때문에 다시 떠오를지 모르는 어떤 부정적인 감정들을 조절하는 치료에 몇 년씩 걸리지는 않는다.

에너지 튜브는 고귀한 자기와 낮은 자아 사이의 중간지점이라는 것을 기억하길 바란다. 이를 달리 설명하면 이것은 무한하고 한계 없는 자기와 유한하고 제약된 자아의 중간지점이다. 감정들은 고귀한 자기와 낮은 자아 사이에 걸쳐있는 것이기에, 그것들은 에너지 튜브 자체를 따라서 매우 강렬하게 느껴질 수밖에 없다. 이것 때문에 에너지 튜브 그 자체가 감정의 자리이다. 그래서 정확히 감정을 통해서 이것이 느껴지는 것이다. (그림 4 참고)

또한, 이러한 전이 과정이 남자보다는 여자에게 더 쉽다는 것을

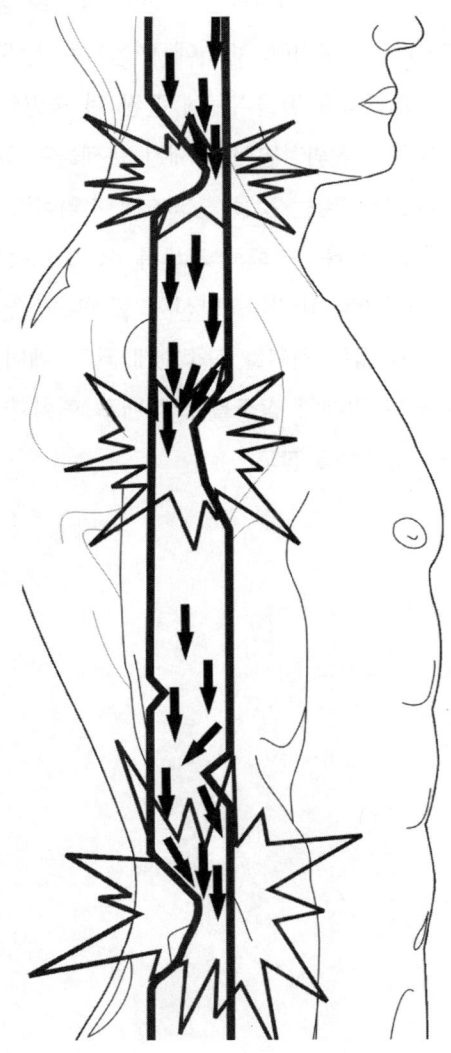

그림 4 : 창조 에너지가 튜브를 통해 흐를 때, 움푹 팬 자국 또는 제약들은 감정적 아픔을 일으킨다.

증명할 수 있다. 왜냐하면, 남자들은 자신의 감정을 숨기거나 억누르는 경향이 강하기 때문이다. 반면에 여성들은 남자들보다 이런 감정들을 곧바로 표면으로 떠올리는데 훨씬 더 숙련되고 잘한다.

당신이 성장하거나 진화하면서 오래된 문제들이 표면으로 다시 떠오르면 환멸감이 아니라는 것을 중요하게 기억하라. 대신에 이것을 길 위에 제대로 있다는 신호로 보도록 하고, 이것의 해소를 미리 축하하는데 집중하길 바란다. 당신이 풀려나면 날수록 에너지 튜브를 확장하는 더 많은 기회를 창조하게 되고, 에너지 튜브가 확장하면 할수록 모든 미래의 창조를 드러내고 현실화하는 더 많은 파워를 갖게 된다. (그림 5 참고)

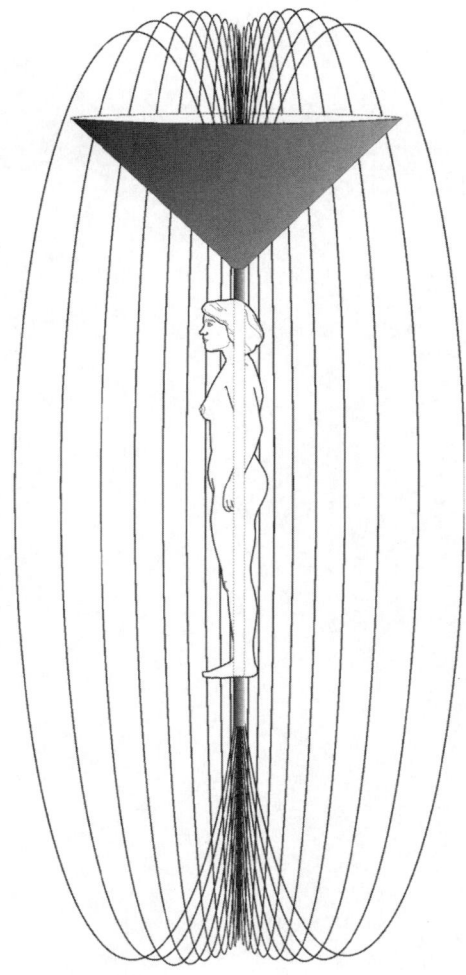

그림 5 : 고귀한 자기와의 연결이 지속적으로 증가함에 따라, 수집기와 튜브는 증가한 에너지를 운반하고자 확장한다. 이것은 이전에 치료된 에너지 스탬프에서 남은 흉터를 포함하여 많은 제약영역을 팽팽하게 당긴다. 이것이 영적인 존재로써 진화하기 시작할 때, 가끔 과거의 상처가 다시 떠오르는 이유이다.

제 7 장
에너지 매트릭스
에너지 스탬프

주요 인생 공부를 잘되게 하는
두 가지 방식

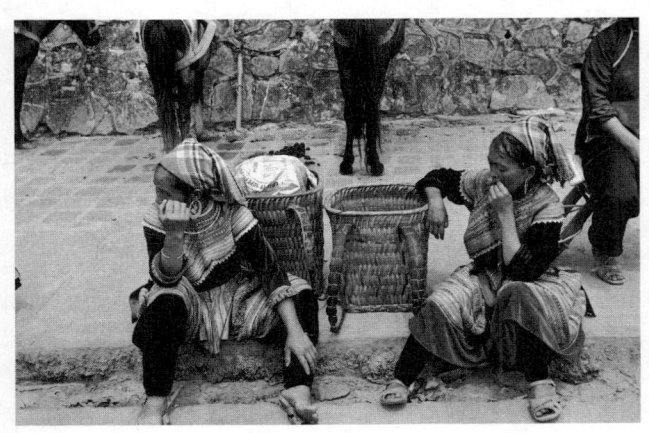

에너지

에·너·지 Energy

발음: 에너지

품사: 명사

1. a: (움직이는) 역동적인 성질 〈대화 에너지〉

    b: 활동 혹은 활동적인 능력 〈지적인 에너지〉
2. 힘의 원기 왕성한 발휘: 노력 〈시간과 정력을 사용하는 것〉
3. 일하는 능력
4. (열이나 전기처럼) 사용 가능한 동력; 또한, 그러한 동력을 만들어내는 자원

이 장은 단순히 에너지에 관한 장이 아니다. 이 장에서는 우리가 생명의 거품 (육체 상태) 안에 있을 때 영이 에너지를 조율하는 방법을 설명한다. 지구에 오기 전에 인생 공부를 설정하고서 육신을 가지고 무엇을 수행할 것인지를 결정한다. 우리의 목적은 인생 공부를 마스터하는 것이다. 어떤 때는 우리가 이런 공부를 잘되게 하는 계약을 맺기도 하고, 또 어떤 때는 인생 공부에 직접 맞부딪쳐 수행하는 상황을 설정하기도 한다. 일단 순수한 에너지 관점에서 자신을 보기 시작한다면, 우리가 어디에 있고 앞으로 나아가려면 무엇을 해야 하는지 쉽게 알 수 있다.

다음의 정보는 5년에 걸쳐 사람들과 개인 세션을 갖으면서 알아낸 것이다. 이 세션을 하면서 나는 에너지 관점에서 사람들을 볼 수 있었다. 즉, 내담자들의 드라마, 신념, 혹은 그들의 상황 논리에

개의치 않고, 나는 순수한 에너지 관점에서 모든 것을 바라보았다.

에너지의 세 가지 속성

1. 에너지는 역동적인 가능성이다. 이것은 존재하려면 움직여야만 한다. 메리엄 웹스터Merriam Webster 사전에는 역동적인 것을 "보통 지속적이고 생산적인 활동 혹은 변화"로 정의하는데, 달리 말하면 '움직임'이다.
2. 에너지는 존재한다. 에너지를 창조하거나 파괴하는 것은 불가능하다. 이것은 한 형태에서 다른 형태로 전환하는 것만 가능하다. 일시적으로는 에너지가 잠재력의 형태로 잠복해 있을 수 있지만 이것은 항상 온전한 삶의 완성을 모색한다.
3. 모든 것의 부재 상태에서는 우주 에너지로 알려진 근원 에너지가 드러난다. 이것이 모든 것을 묶어주는 에너지이다. 다른 모든 에너지를 파생시키는 우주 에너지는 우리가 조건 없는 사랑으로서 경험하는 것이다. 이것이 영계에서 신의 에너지로 알고 있는 에너지이다.

우리는 항구적인 에너지 바다 속에 살고 있다. 우리는 대부분이 에너지를 느끼고 있고, 여러 가지 미묘한 형태의 에너지에 아주 민감하다. 어떤 사람들은 이러한 에너지를 너무 강하게 느껴 심각한 영향을 받고 있다. 이전의 낮은 에너지 진동에서는 자기 자신의 에너지를 지원하지 못하는 지역에서 사는 게 가능했다. 그러나 높은 진동에서는 이것이 점차 개인의 생명력을 빼내어 불편함dis-ease

을— 즉 병을— 가져올 수도 있다. 새로운 지구에서 우리는 모두 자신을 부양하는 에너지 속에 살게 된다는 것을 회피할 수 없다.

우리의 진정한 본질은 에너지이기 때문에, 우리 에너지장은 참된 자기의 본질을 구성한다. 이것이 우리가 자신을 둘러싼 우주와 상호작용하는 이유이기 때문에, 자신의 에너지장을 바꿀 수 있는 것들을 자각하는 것이 매우 중요하다. 우리 에너지장으로 들어오는 모든 경험과 모든 것들은 어떤 식으로든 우리를 변화시켜준다. 사실 우리는 지금까지 자신의 모든 경험의 총합이다. 이것이 바로 개성personality이라고 부르는 것이다.

우리의 개성, 즉 에너지장은 이번 생에서 다음 생으로 우리를 따라 옮겨 간다. 이것이 의미하는 바를 이해하려면 에너지에 대한 기초적인 내용 몇 가지를 이해하는 것이 중요하다.

자기학(磁氣學)

자기(磁氣) 에너지는 우리 세계에서 거의 이해가 안 된 에너지 중의 하나이지만, 많은 사람들이 알고 있는 것보다 훨씬 많은 영향을 미치고 있다. 자기 에너지는 선을 따라 흐른다. 어떤 대상을 자기장 안에 놓으면, 그 장에 있는 자기 에너지 일부가 대상을 변화시킬 수 있다. 대상 자체의 성질은 에너지가 어떠한 형태를 띠느냐에 따라 결정된다.

우리가 기분 좋게 느끼는 특정한 에너지를 일정 장소에 제공해 주는 것이 바로 지구의 자기 에너지이다. 지구를 둘러싸는 자기력선, 즉 레이 라인ley line은 많은 동물에 의해 감지될 수 있다. 이것은 많은 종(種)의 신비스러운 방향감각을 설명한다. 날아가는 전서 비둘기의 머리에 작은 자석을 달아매어 정상적인 자기 에너지를 어지럽혀, 그 비둘기가 방향감각을 상실했다는 실험에서 이것이 증명되었다.

동물들은 이 자기력선을 따라가면 집으로 돌아갈 수 있다는 것을 안다. 진화함에 따라 우리의 신체는 이들과 똑같은 능력을 지니려고 조정하는 중이다. 이것이 우리 중 다수가 갑자기 이사하고 싶은 이해할 수 없는 끌림을 느끼는 이유이다. 심지어 우리 중 일부는 이전에 전혀 관심조차 두지 않았던 지역이나 어떤 나라에 마음이 끌리는 자신을 발견하기도 한다.

에너지와 '생체 거품'(육체)

우리는 모두 음식을 먹는 것이 에너지를 획득하는 한 가지 방법임을 알고 있다. 우리가 섭취한 음식이라는 에너지는 한 형태에서 다른 형태로 전환된다. 우리의 신체는 단순히 에너지의 일시적인 운반자일 뿐이다. 신체를 유지하는 것은 오직 이 운반자를 통해 에너지를 흐르게 할 때이다. 만약 우리의 신체를 통해 에너지가 흐르는 것이 중지된다면 우리는 존재할 수 없게 된다.

우리 '생체 거품'을 둘러싼 여러 에너지장이 우리에게 영향을 미치고 있다. 이들 에너지장이 실제로 에테르계에서 육체의 형상을 창조하므로, 우리는 이들 에너지장에서 자신이 창조하는 무엇이든 그대로 된다. 이런 현상을 바라보는 단순한 방법은 자신의 생각대로 이루어진다고 말하는 것이다. 보수적인 과학자들조차 의식이 물질을 변형시킨다는 것을 인정하기 시작했다.

인간의 경험은 에너지와 관련이 있기 때문에 지금도 변화하고 있다. 비록 우리가 '빛의 몸'Lightbody으로 옮겨 가더라도, 여전히 우리의 몸을 통해 에너지가 흐르게 할 필요가 있을 것이다. 우리 앞에 무엇이 놓여있는지를 이해하려면 우리 에너지 구조의 진정한 본질에 대한 이해가 도움될 것이다.

핵심 개성

개성personality은 베일의 양쪽에서 영혼과 함께 남아있는 본질에서 뽑아낸 것이다. 우리는 자주 개성과 에너지 스탬프를 혼동한다. 에너지 스탬프는 사건, 교훈 그리고 삶에서 얻은 경험의 결과이다. 이것들은 긍정적이거나 부정적일 수 있다. 핵심 개성은 자신의 핵심 개성으로 통합하기로 선택한 모든 경험의 완성이다. 우리는 미래의 모든 경험과 모든 생에서 이러한 영혼의 핵심 개성을 지니고 다닌다.

핵심 개성은 진정한 자기의 근본으로, 우리가 삶의 경험을 벗어난다 해도 남아있게 된다. 베일의 저편에 있는 영spirit들과 소통하는 사람들은 그들이 영혼의 본향에 갈 때조차도, 여전히 그들은 핵심 개성을 지니고 있다는 것을 알고 있다. 심지어 몇몇 사람들은 그들이 인생에서 지녔던 똑같은 유머 감각과 개성을 지닌다.

자기만의 냄새나 향기를 포함해서 진동의 모든 수준은 핵심 개성 안에 포함되어 있다. 이것은 그렇게 많은 사람이 세상을 떠난 애인이나 사랑한 사람이 좋아했던 향기를 맡는 이유를 설명해준다.

더 많은 사람이 의식적으로 그 향기를 알지는 못하지만 이것은 종종 사람들을 꿈에서 깨우거나 거리를 걷고 있을 때 불현듯 떠오르게 한다. 우리가 진화해서 앞으로 나아갈 때, 우리의 후각은 점점 더 민감해진다. (사실, 이미 많은 사람이 일상에서 익숙한 냄새들을 참기가 어려워져 간다고 말한다.) 이것은 훨씬 더 많은 새로운 형태의 커뮤니케이션을 허용하며, 우리가 모두 영적인 커뮤니케이션에 귀 기울이고, 또한 영spirit의 진정한 핵심 개성을 깨닫는데 도움을 줄 것이다.

핵심 개성은 각자의 내면에 존재하는 신의 특별한 향기로 가장 쉽게 이해될 수 있다. 그러나 우리가 삶에서 겪는 경험과 에너지 스탬프는 우리의 핵심 개성에 영향을 미치고 있고, 때로는 살아가는 동안 그것을 바꾸기도 한다.

각자의 생을 마감하자마자 영혼은 자기의 핵심본질에 어떤 에너지 스탬프를 통합할 것인지를 선택할 기회를 가진다. 살아가는 동안 받아들인 어떠한 부정적인 에너지 스탬프라도 영혼의 본향으로 돌아가면 해소된다. 영혼의 본향은 부정적이거나 긍정적인 에너지가 존재하지 않는 곳이기에, 자기의 개성 안에 의식적으로 통합하지 않은 모든 에너지 스탬프는 우리가 전이할 때 자동으로 해체된다.

핵심 개성은 에너지 매트릭스를 통해 마스터한 인생 공부를 포함하고 있을 뿐만 아니라, 각자가 마스터한 인생 공부를 더욱더 명백히 드러낸다. 일단 어떤 진동수준에 도달하면 더 낮은 층으로 돌아갈 수 없다. 에너지 스탬프가 풀려나고 에너지 매트릭스가 마스터되면, 우리 영혼의 진동은 원래의 '옴'의 진동으로 증진된다. 모든 인생 공부를 마스터할 때 우리의 영혼은 핵심 개성이 완전히 확대된 상태로 되돌아가게 된다. 이것이 신이 신을 볼 수 있는 방식이고, 이로써 이 게임의 원래 목적을 완수하게 되는 것이다.

한 가지 규칙

지구에서 삶이라고 부르는 게임판 위에 우리가 놓은 한 가지 규칙이 있다. 그것은 언제나 자유 선택이 가능하다는 것이며, 특히 이것은 인간 삶의 에너지 구조에 영향을 미친다. 우리가 태어나기 전에 선택한 에너지 매트릭스는 에너지를 다루는 방식을 결정한다. 우리는 마스터하는 것을 촉진하는 데 필요한 에너지를 우리에게 각인stamp시킬 경험을 하기로 계약을 한다. 그러나 이것이 결코 우리 각자의 게임에 대한 체험이나 결과까지 결정하지 않는다는 점을 주목해야 한다. 이러한 사건과 인생 공부들이 펼쳐질 때, 우리는 그것들과 함께 할 완전한 선택을 가진다. 이것이 게임의 본질이고 우리의 진정한 힘의 토대이다.

에너지 매트릭스

에너지 매트릭스는 우리가 생각하는 것보다 훨씬 더 강력하게 게임을 제어하고 있다. 우리 각자가 환생하여 게임 속으로 재진입할 때, 지구에서 경험하는 동안 자신이 놓일 에너지 매트릭스를 선택한다. 이 에너지 매트릭스는 우리가 자신의 삶을 경험할 수 있게 하는 에너지 매개체이다. 에너지 매트릭스는 자신의 에너지장으로 에너지가 처음 들어올 때 어떻게 조율할지 결정한다. 이것이 실제로 우리가 에너지와 연결wire된 방식이다. 이것은 우리 각자가 서로 다른 환경에서 서로 다르게 반응하는 주된 이유이다.

12가지 기본적인 에너지 매트릭스가 있다. 각각은 다른 속성들이 있고 서로 다른 인생 공부를 잘되게 할 수 있다. 우리가 인생 공부를 잘되게 하려고, 한 생애에서 다음 생으로 넘어가는 과정에서 성별을 결정하는 방식처럼, 그런 식으로 각각의 환생에 맞추어 에너지 매트릭스를 선택한다. 이것을 마스터할 때까지 연속적인 환생에서 인생 공부를 계속 해나간다.

에너지 스탬프와는 다르게 에너지 매트릭스의 속성들은 살아가는 동안에 절대 변하지 않는다. 인생 공부는 결코 에너지 매트릭스를 변화나 '치료'를 촉진할 수 없다. 에너지 매트릭스가 절대 치료될 수 없다는 사실은, 몇몇 사람들이 아무리 많은 세션을 가진다 하더라도 어떤 치료 방식에도 절대 반응을 보이지 않는 근본적인 이유이다. 에너지 매트릭스에 의한 공부는 매트릭스 그 자체를 마스터하는 것을 터득하는 것이고, 그것으로 유해한 손실을 유익한 속성으로 바꾼다.

과연 매트릭스를 어떻게 마스터해야 할까? 마스터에 대한 정의는 부정적인 속성들에서 긍정적인 쓰임새를 찾는 것이다. 에너지 매트릭스를 마스터하면 최악에 반하여 최적의 결과로서 그것의 속성을 이용하는 것을 터득한다. 일단 마스터한 뒤에는 그 생애의 남은 기간에 마스터한 매트릭스를 계속 사용하게 된다. 다음번의 생애에는 단순히 다른 매트릭스를 선택해서 다른 인생 공부에 집중할 뿐이다. 일단 마스터되고 나면 그것이 핵심 개성 일부가 되기 때문에 매트릭스는 절대 반복되지 않고, 그래서 이 생애이후 당신과 함께 남아있게 된다.

에너지 매트릭스를 통하여 인생 공부를 마스터한다는 것은 남은 인생을 '물위를 걸으며 산다는 것', 즉 기적을 행하며 산다는 것을 의미하지는 않는다. 이것은 단지 마스터하지 않았다면 부정적으로 보였을 속성들을 효과적으로 사용하는 방법을 찾아냈다는 것뿐이다. 마스터하는 것은 도달할 목표가 아니라 시간을 견디어 숙련되어가는 삶의 방식이다. 그러나 우리는 자유 선택의 행성에 살고 있으므로 여러 인생 공부를 마쳤다 하더라도, 마스터한 상태에서 언제라도 후퇴하기로 선택할 수 있다. 비록 드문 일이지만 개인의 부주의나 나태로 인하여 이런 일이 간혹 발생하기도 한다.

일단 특정 인생 공부를 한 번이라도 마스터하게 되면, 우리 삶의 초점은 현재 주요 인생 공부의 영역에서 마스터한 삶의 습관을 발달시키고자, 성공한 경험들을 반복하는 쪽으로 전환된다.

우리가 특정 인생 공부를 마쳤을 때에도, 여전히 같은 에너지 매트릭스를 가진다. 그러므로 우리는 항상 특정 부분에 맹점을 다소 가지고 있다. 예를 들어 만약 '신뢰' 인생 공부를 수행 중이라면, 자신을 신뢰치 못하거나, 배신할 잠재성을 가지거나, 좌절시킬 다른 사람을 우리의 영역으로 끌어들이는 자연스러운 경향을 지닐 것이다. 비록 우리가 인생 공부를 마스터했다 할지라도 여전히 그런 종류의 사람이 다가와도 모를 수 있다. 또 다른 예로 만약 우리가 '명확함' 인생 공부를 에너지 매트릭스로 수행하게 된다면, 항상 우리 삶 속에서 마스터하는 것을 도와줄 뛰어난 배후 조종자를 끌어 들이는 경향을 지닐 것이다. 마스터한다는 것은 에너지 매트릭스의 속성들을 변화시키는 것이 아니라, 단지 그것을 조율하는 방법을 변화시키는 것이다.

에너지 매트릭스에 대해 또 다른 중요한 것은 일단 이것들을 마스터하면, 종종 가르침의 단계로 이동한다. 이것은 필수불가결한 것은 아니고, 종종 의식조차도 되지 않는다. 단순히 이전과는 다른 파장을 내보내고 있어서 다른 사람들이 이에 반응하는 것이다. 대부분 학생이 곧바로 나타나기 시작한다. 흥미로운 부분은 우리 중 극소수만이 자기가 마스터 중인 주요 인생 공부에 대해 실제로 가르친다는 것이다. 대신에 우리 대부분은 자기 삶 속에서의 겪은 고난이 아닌 다른 분야에 대해 가르친다. 그러나 어쨌든 그 가르침 속에는 공부 내용이 미묘하게 전달된다.

노숙한 영혼

일단 몇몇 매트릭스가 마스터 되면 베일은 매우 얇아지기 시작한다. '노숙한 영혼'들은 에너지 매트릭스를 마스터하는데 능통한 사람들이다. 많은 경우 우리는 갓난아이들의 눈을 주시하면서 그들이 가져온 지혜와 마스터한 내용을 볼 수 있을 것이다. 부모로서 이러한 노숙한 영혼들에게 그들이 마스터한 것을 기억해내게 하는 것이 우리의 일이다. 이러한 경험이 많은 베테랑은 여러 생애에 걸쳐서 많은 에너지 스탬프를 자신의 핵심 개성 속에 통합했던 것이다. 그들은 잘 정립된 개성을 지니고 있고, 이것은 우리가 그들을 쉽게 알아보게 한다. 종종 그들을 대중의 이목으로부터 주목받게 하는 것은 이러한 '명확함'의 타고난 자질이다. 우리가 그들을 바라보기 좋아하는 것은 그들 속에서 자기 자신 일부를 볼 수 있기 때문이다.

마지막 환생자

일단 우리가 여덟 개에서 열 개 정도의 매트릭스를 마스터하게 되면 지구 위의 게임을 끝내고 다른 행성으로 갈 것인지를 선택할 수 있다. 비록 마스터해야 할 인생 공부들이 남아있지만, 마스터해 가는 과정에서 더해지는 노하우가 지상에서의 삶을 너무 쉽게 만들어서 종종 매력을 잃게 만든다.

아이들이 '인디고Indigo'와 '크리스털Crystal' 차일드처럼 더 고귀한 속성들을 가지고 태어나는 지금은, 마음이 떠났던 무리 중에 많은 존재가 인생 게임에 의욕을 되찾고, 지구의 삶에 매력을 느끼기 시작하면서 돌아오기를 선택하고 있다. 사실 많은 마지막 환생자들이 지금 펼쳐지는 흥미로운 진화과정에 참여하고자 특히 이때에 지구로 되돌아오기를 선택해 왔다.

에너지 스탬프

에너지 스탬프는 특정한 삶의 기간에 어떤 경험을 통하여 우리에게 각인된 특별한 에너지의 형태이다. 에너지 스탬프는 긍정적이거나 부정적일 수 있다. 에너지 매트릭스와 같이 자신의 인생 공부를 잘되게 하고자 에너지 스탬프를 가져오는데 동의한다. 이 스탬프는 우리의 몸을 통해 흐르는 에너지 튜브에 새겨진다. ('에너지 튜브 정화' 장 참조) 에너지 매트릭스와는 달리 에너지 스탬프는 치유하거나 풀어놓을 수 있다. 비록 많은 사람이 바로 부정적인 에너지 스탬프들을 가져오는 것을 선택하고 있지만, 생애 전반에 걸쳐서 그렇게 할 필요는 없다. 반면에 긍정적인 에너지 스탬프는 곧바로 핵심 개성에 통합된다. 일단 특정한 에너지 스탬프와 관련된 인생 공부가 완수되면 인생각본을 다시 쓰고 사건들에 대한 새로운 관점을 만들어내는 것은 간단한 일이 된다.

촉매자

에너지 매트릭스를 통하여 주요 인생 공부를 잘되게 하는 것을 선택하거나 아니면 에너지 스탬프 수용을 통해 선택하든지, 일반적으로 공부를 활성화 하는 데에는 촉매자가 필요하다. 촉매자들은 에너지 매트릭스보다 에너지 스탬프를 통해 작업할 때 훨씬 탁월하다. 왜냐하면, 첫 번째 에너지 스탬프로 강하게 각인시키는 게 보통 촉매자이기 때문이다. 그럼에도, 촉매자는 대체로 두 가지 방식 모두 드러낸다.

예를 들어 '적응' 인생 공부에서는, 어린 시절 아버지가 끊임없이 옮겨 다니는 직업을 가진 가정에 태어날 수 있다. 이 경우 인생 공부의 촉매자는 안정된 가정을 가지지 못하는 반복되는 체험을 당신에게 새기거나 각인시킬 책임이 있는 아버지일 것이다.

'신뢰' 인생 공부에서 자기 에너지가 자신의 영spirit을 돕는다고 확신하는 것을 터득하고자, 학대하거나 방임하는 어머니에게서 태어나기를 선택할 수도 있다.

'커뮤니케이션' 인생 공부에서 생각을 쉽게 말하고 표현하는 아버지를 선택할 수 있지만, 그렇다고 그가 당신을 사랑한다고 말할 수 있는 게 아니다.

각각의 경우 이런 가족 구성원들은 당신의 인생 공부를 활성화하는 중요한 촉매자로서 봉사할 것이며, 촉매자의 역할은 미리 합의한 것일 수도 있다. 왜냐하면, 삶의 기획 단계에서 관련된 다양한 사람들과 계약을 맺었기 때문이다.

비록 에너지 스탬프는 한 생에서 다음 생으로 가져갈 필요는 없지만, 특정 공부를 촉진하도록 몇 번의 생애를 걸쳐서 특정 에너지 스탬프를 가져가도록 유전적으로 미리 편성하는 것이 가능하다. (그러나 아주 일반적인 것은 아니다.) 예를 들어 만약 영혼이 한 생애에서 부정적인 에너지 스탬프를 치유하지 못했다면, 미래의 삶에서 치유될 에너지를 미리 편성함으로써 그것을 진척시킬 지도 모른다. 많은 경우 어떤 영혼은 유전적 라인과 매우 유사한 에너지 라인 상에 자신을 들여놓을 것이다. 비록 이 에너지 라인은 미리 결정된 것은 아니지만, 다음 생에 에너지 스탬프를 다시 설정할 수 있도록 도와주는 미리 편성은 있다.

아버지의 죄

우리가 에너지 스탬프를 치료하고 풀어놓을 때, 우리는 일련의 인생 스케줄에서 과거와 미래를 치유할 수 있다.

예를 들면 남편과 아내, 그리고 남자아이와 여자아이가 있는 네 명의 가족을 생각해보자. 남편이 어렸을 때, 그의 아버지는 가능한

한 아들이 최고가 되기를 원했기 때문에 그를 때리곤 했다. 우선 이런 폭행 속에서 남편의 아버지가 주었던 에너지 스탬프의 결과로써, 이 남편은 내면 깊은 곳에 숨겨진 분노를 지닌다. 이러한 분노가 자신을 집어삼키고, 이런 부정적인 에너지를 배출하는 적절한 방법이 없어서, 그는 가장 부적절한 시기에 분노를 분출한다는 것을 발견한다.

이제 남편이 가끔 부정적 에너지를 진정시키려고 술로 방향을 바꾸었다고 해보자. 그는 이것이 자신의 힘을 분출하고 가질 수 있게 해준다는 것을 곧 알게 되거나, 또한 그렇게 생각하게 된다. 곧 그는 자신의 행위에 대해 정당성을 느끼려고 더욱더 술을 마시게 된다. 머지않아 그는 해소의 형태로 술에 완전히 의존하게 된다. 어느 날 이 남자는 집에 돌아와 부인이 또다시 술에 취한 자신에 화가 난 것을 알게 된다. 이러한 계속되는 언쟁에서 그가 자기 삶에서 억눌러온 분노는 결국 분출되고, 아내를 신체적으로 학대한다. 이제 이 부정적 에너지는 움직인다.

비록 이 사건이 일어날 때 자녀들이 집에 없을지라도, 그리고 그것이 절대 언급된 적이 없어도, 자녀들은 이와 같은 에너지에 각인된다. 시간이 지남에 따라 아들도 매우 비슷하게 성장하여 분노의 문제를 겪게 된다. 자신의 아버지와 닮지 않기로 결심하는 만큼, 머지않아 자신도 똑같이 비슷한 상황 속에 있다는 것을 발견한다. 그 에너지 스탬프 탓에, 그 역시 유사한 선택을 할 가능성이 크다. 그러므로 알코올중독을 약물로 치료하는 자기 아버지의 패턴을 결국 되풀이할 뿐만 아니라, 그 아들 역시 아내를 학대할 가능성이 크다.

이와 마찬가지로 이 가족의 딸은 자신을 희생자의 역할에 놓게 하는 사람들을 자기 삶에 끌어들이려는 무의식적인 필요를 가지고 성장할 것이다. 그녀는 자신이 왜 학대 속에 빠져들었는지 이해하지 못할 수도 있다. 어쨌거나 그러한 행동은 계속해서 되풀이된다. 그리고 이것은 계속되어, 이 가족 중에 누군가가 이러한 연쇄 고리를 깨려고 의식적으로 선택하고, 이런 에너지 스탬프를 풀고자 필요한 내면의 작업을 할 때까지, '아버지의 죄'는 계속해서 다음 세대로 이어질 것이다. 이러한 일들이 발생하면 에너지 스탬프는 과거와 미래 양쪽 모두 곧 치유된다. 이것은 이러한 상황이 자녀의 치유뿐만 아니라 부모나 조부모에게도 적용된다는 것을 의미한다.

　다시 말하자면, 아버지의 행동을 되풀이하는 대신, 이 젊은이는 자신의 행동을 바꿀 수 있을 뿐만 아니라, 그가 온화해지기 시작한 것처럼 그 아버지의 행동 역시 마술처럼 변화할 것이다. 동시에 그 젊은이의 자녀가 다시는 무의식적으로 많은 세대를 거쳐 내려온 에너지 스탬프의 영향을 겪을 필요는 없다.

인생 공부 기획하기

　우리가 인생의 첫 단계에서 각각의 환생을 기획할 때, 인생 공부를 마스터하기 위해 필요한 경험들을 설정할 수 있는 많은 방법이 있다. 예를 들어 우리는 사랑의 관계, 촉매자, 자녀, 사업 관계 그리고 여러 가지 다른 잠재적인 관계에 대한 계약을 통해 자신의 경험을 선택할 수 있다. 비록 우리가 마스터할 기회를 갖고자 의도적으로 자신을 완벽한 상황에 놓는 계약을 설정하더라도, 모든 계약은 둘 중의 한 가지 방식으로 우리에게 다가온다. 그것들은 에너지 스탬프의 경험이거나 또는 에너지 매트릭스의 연결을 통하여 우리에게 일어난다.

더구나 어떤 상황에서는 에너지 스탬프나 에너지 매트릭스 양쪽을 통해 수행하는 것이 가능하지만, 왼손잡이나 오른손잡이처럼, 일반적으로 주요 인생 공부를 잘되게 하고자 어느 한 쪽만을 의지하기 쉽다. 비록 우리의 계약은 같은 것을 연출하지만, 인생 공부를 마스터하는 실제적인 방식은 우리가 공부를 잘되게 하려고 에너지 스탬프 또는 에너지 매트릭스 중 어느 것을 선택했느냐에 따라 달라진다.

삶의 어떤 주요 속성들은 영Spirit을 육체적 형태로 체험하게 한다. 일단 마스터 되면, 이 속성들은 핵심 개성 안에 자기self의 마스터를 고귀한 자기의 통합으로 이끈다. 진화에서 이 지점에 이르기까지 발달 속도는 우리의 기준으로 봤을 때 매우 느렸다. 영혼들이 인생 공부를 선택하고 어떠한 경험을 설정하긴 했지만, 약속된 시간이 됐을 때 그들이 다른 길에 들어서 있음을 알게 되는 것은 매우 일반적인 일이다. 사실 주요 인생 속성의 한 가지 측면을 수행하기로 해서 100번 정도 환생했는데도 마스터하지 못한 것은 극히 흔한 일이었다.

최근까지 마스터한 스승들은 상대적으로 아주 적었다. 그러나 과거 50년 동안 게임은 급속하게 변하고 있으며, 우리는 깨어나서 자기 자신의 파워를 손에 넣기 시작했다. 우리가 사는 더 높은 수준의 진동 때문에 우리가 자신의 인생 공부를 더욱 빨리 해결하고 마스터하는 것이 가능해졌다. 이에 따라 더 많은 사람이 12가지 인생 공부 모두를 마스터하는 것이 가능해졌다. 사실 많은 사람이 이전 몇 번의 생애에 걸쳐 성취했던 것보다 작년 한 해에 더 진보하였다. 우리는 자기 선택의 파워를 반영하기에 이러한 성장을 자랑스러워해야 한다. 이 책에 있는 정보를 지금 발표하도록 이끈 것도 더 높은 진동들의 집단적 성과이다.

카르마

카르마라는 점수 기록 체계는 지금 우리가 어디까지 진행했는지를 정확하게 보여줄 수 있다. 우리는 개개인의 성장 정도를 측정하고자 하는 명확한 목적으로 이러한 정교한 시스템을 디자인했다. 각기 다른 사람과 우리의 연결 때문에 이것은 가족의 카르마, 집단 카르마 그리고 장기간의 카르마를 성장촉진시켰고, 이 모두가 인류가 달성하는 새로운 단계에 도달하게 했다. 그러나 이제는 이러한 오래된 점수 기록 체계가 유효하거나 필요하지 않다.

인류는 놀라운 속도로 진보하고 있기 때문에 새로운 평가시스템이 요구된다. 한 생애에서 다음 생애로 진척시킬 수 있는 (희망적이게도 이제는 그렇지 않은) 지체 없는 새로운 인과(因果) 시스템이 지금 여기에 있다. 주요 차이점으로 지금은 그 반응이 매우 빠르다는 것이다. 그룹들 내의 카르마와 장기 카르마(세대를 통해 자주 후세에 남겼던 카르마)는 이러한 더 높은 상태에서 인간성의 촉진을 달성하는데 이제는 필요하지 않기에 해소되었다. 이렇듯 카르마가 해소되었음에도 많은 사람은 아직도 카르마에 묶여 있는 듯이 행동한다. 그래서 자신도 모르게 인과관계의 헛되고 불필요한 순환을 만들어 내고 있다.

작동하는 방법

  탄생 이전의 기획 모임에서 각자 자신이 수행할 인생 공부를 결정한다. 즉 자신의 인생 경험을 위해 역할을 할당하고 특정 계약을 맺는다. 많은 경우 이것들은 반복 작업이다. 예를 들어 바로 전생에서 배우자였던 존재가 지금 여기에 있고, 다시 연결하기로 했다고 해보자. 아마 지난 생애에서 엄청난 사랑을 경험했겠지만, 당신이 성취하길 바라는 커뮤니케이션의 수준에는 미치지 못했다. 그래서 당신은 연결을 완성하려고 관계를 예전으로 되돌리고 다시 시작하는데 동의했을 지도 모른다.

  대부분 우리는 여러 대체 가능성도 동시에 계획하기 때문에 이런 기획 모임은 매우 주도면밀하다. 이곳은 자유선택의 행성이기에, 우리가 자신의 인생 공부에서 매우 중대할지도 모르는 특정 계약이나 미리 계획된 방책을 선택하지 않을 때를 대비하여 많은 대체 계획을 수립해야 한다. 많은 계약은 선택되지 않는다. 이것은 옳고 그름의 문제가 아니다. 이것은 단지 선택이고 모든 선택은 존중받는다.

  일반적으로 우리가 완수하기로 선택할 수 있는 인생 공부에는 다양한 측면이 있다. 예를 들어 '창조' 공부를 터득하려고, 우리는 몇몇 다른 계약과 경험을 통해서 그 공부에 접근하기를 선택하여, 심지어 꼭 실현되게끔 동시다발적인 경험들을 계획할지도 모른다.

  특히 중요한 공부를 수행하고자 할 때, 자주 기획 단계에서 절대 무시할 수 없는 방식으로 우리의 행로에 특별한 경험을 배치하길 선택할 것이다. 심지어 이런 정교한 설정에도, 우리는 공부에 대한 책임을 완전히 벗어버리고 옆길로 빠져버리는 '희생자'로 전락할 가능성은 엄연히 존재한다. 우리가 이런 종류의 공부를 체험할 때, 그 에너지는 에너지 튜브에 매우 강력하게 각인되어, 자신이 이것을 치유 또는 통합하기를 선택할 때까지 남아있게 될 것이다. 후자의 경우(치유 또는 통합하기로 선택), 이러한 에너지 스탬프를 다음 생으로 가져가려고 인생의 마지막 단계(순응)에서 선택하는 것도 가능하다. 우리는 이러한 에너지 스탬프를 세포 속에 기억시키거나, 또는 다음 생에서 특정 에너지 스탬프가 다시 각인될 수 있는 체험을 창조하여 이것을 실행한다. 그러므로 비록 많은 에너지 스탬프의 근원이 전생에 있음에도, 이것은 그것을 치유하는 데 필요한 모든 것을 현생에서 우리가 지니고 있음을 확인해 준다.

자신의 경험을 기획하는 인생의 첫 번째 단계에 있을 때, 우리는 더욱더 큰 그림을 볼 수 있다. 사실, 과거에는 많은 생애를 걸쳐 일어나도록 디자인된 사건들의 시리즈 전체를 설정하는 것이 일반적이었다. 비록 일반적으로 주어진 기간에 집중할 단 한 가지 인생 공부를 선택하지만, 또한 전생에 마스터한 인생 공부들을 끊임없이 보강하고 있다.

에너지 스탬프의 시리즈를 통해 하나의 인생 공부를 수행하기로 시도하였고, 여러 번의 인생을 거쳐 이것을 마스터하는데 여전히 실패한 상황이라면, 종종 그 공부를 마스터하는 걸 도와주게끔 에너지 매트릭스로 전환할 것이다. 몇몇 인생 공부들은 자연적으로 다른 것들로 이어져 있기 때문에, 연속된 일련의 인생 공부를 마스터하는데 도움 되도록 디자인된 장기간의 과정을 설정하는 것도 일반적이다.

에너지 매트릭스는 새로운 지구 행성에서 현재 진행하는 진보된 게임을 촉진하려고 만들어졌기 때문에, 비교적 짧은 기간 동안 사용되어 왔다. 이것에 앞서 에너지 스탬프는 진화를 위한 유일한 수단이었다.

에너지 매트릭스는 현재의 기술로 아직 측정되지 않는 미묘한 에너지장이다. 우리 기술의 현 단계에서는, 미약하고 미묘한 에너지장보다 강한 에너지장이 더 많은 영향력을 지닌다고 믿고 있다. 이러한 기본적인 인간의 신념 때문에 미묘한 에너지장들에 대한 연구는 거의 이루어지지 않고 있다. 이러한 연구들이 시작될 때, 에너지 매트릭스의 구조에 대해 더 많이 이해할 것이라고 나는 믿고 있다.

제8장
12가지 주요 인생 공부

마스터로 가는 길

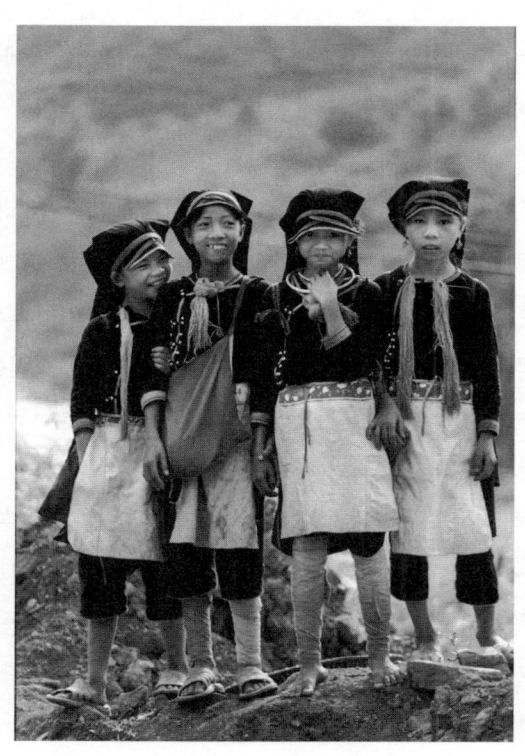

우리는 인간으로서 체험을 통해 12가지 주요 인생 속성을 마스터하려고 수행한다. 각각의 인생에서 수행해야 할 한 가지 주요 인생 공부를 선택하고, 한 속성을 마스터할 때까지 연속되는 삶 속에서 그 공부를 지속한다. 마스터 한 후에는 다음 생에서 수행할 다른 주요 인생 공부를 선택한다. 과거에는 일반적으로 한 번에 하나의 주요 인생 공부를 수행했다. 둘 또는 그 이상을 수행하는 때도 있었지만 대부분은 한 가지로 제한되었다. 예를 들어 사람들이 한 생을 마무리할 때 인생 공부를 완전히 마스터한 것은 아니지만 거의 마스터에 가까이 갔을 때에야, 그들은 다음 환생에서 그것을 계속 수행하려고 두 번째 인생 공부로 선택할 수 있다.

성장촉진자가 내담자를 도와 그들의 주요 인생 공부를 알게끔 도와줄 때, 중요한 점은 거기에는 반드시 지켜야할 규칙이 없다는 것이다. 예를 들어 어렸을 때 성적인 학대를 받고 자란 한 여성은, 비록 이러한 형태의 학대가 신뢰를 터득하는 완벽한 토대를 제공한다 할지라도, 항상 '신뢰' 인생 공부를 수행하는 것만은 아니다. 사실 그녀는 '받아들임' 혹은 '명확함' 심지어 '사랑' 인생 공부를 수행하고 있을 수도 있다.

이와 마찬가지로 한 개인의 페르소나와 행동은 자신의 인생 공부를 마스터해가는 각각의 단계에서 극적으로 변한다. 예를 들어 '자비' 인생 공부를 수행하는 사람은 일반적으로 매우 동정심이 풍부하나, 자신을 보호하려고 종종 무의식적으로 다른 사람들과의 관계를 단절한다. 이 때문에 그들은 마치 매우 이기적이고 오직 자신에게만 관심이 있는 듯이 보인다. 그러나 일단 마스터의 고귀한 단계에 도달하기 시작하면 더 편안하게 자신의 자비심을 보여 줄 것이다. 사람들은 그가 변했다고 생각할 테지만, 진실은 그들이 수행을 통해 성장했다는 것이다. 그런데 여기서 흥미로운 점은 그들은 자신이 변했다는 것을 알지 못한다는 것이다.

반드시 지켜야할 규칙은 없기 때문에, 나는 각각의 인생 공부와 관련된 패턴들이 얼마나 다양하게 펼쳐지는지 보여주는 템플릿 파일에 있던 여러 연구사례를 포함했다. 내담자들이 특정한 방식으로 '실수'를 되풀이하는 이유를 이해하도록 도와줄 때, 이 템플릿들이 매우 유용하다는 것을 알았다. 이것은 내담자들에게 인생 경험 전반에 대한 포괄적인 시야를 제공해줌으로써 더욱더 효과적인 선택을 할 수 있도록 도와준다. 일단 내담자들은 자신이 깨닫지 못한 맹점(인생 공부를 잘되게 하려고 준비해 놓은)이 있다는 걸 알게 되면, 미래에 비슷한 상황이 그들 앞에 나타나더라도 적절히 대처할 수 있다.

인류의 진화

인류가 놀라운 속도로 진화하고 있다는 것은 의심의 여지가 없다. 더 그룹은 우리 대부분이 지난 여섯 번의 전생보다 과거 6년 동안에 영혼으로서 더 많이 진화했다고 주장한다. 이들 진화의 수준들을 구별하려고 나는 더 높은 그리고 더 낮은 진동이라는 용어를 사용한다. 이런 진동은 육체 안에서 물리적으로 측정될 수 있는 것이 아니라, 오히려 마음의 상태라고 하는 것이 더욱더 적절한 표현일 것이다. 사람들이 인생에 대해 더 심오한 의미를 찾는데 관심을 갖게 될 때, 그들은 실제로 자신의 전반적인 자각 상태를 향상시키고 있다. 이것이 내가 '진동수준을 높이다'라는 말을 인용할 때 쓰는 의미이다. 그러나 여기서 다시 한 번 어떤 진동수준이 다른 것보다 더 나은 것은 아니라는 점을 명심하기 바란다. 이들은 단순히 다른 것일 뿐이다. 6학년이 3학년보다 더 나은 것은 아니라는 말과 마찬가지로 '높은 진동'이 '낮은 진동'보다 더 나은 것은 아니다.

만약 우리가 급속하게 성장하고 있다면 12가지 주요 인생 공부에는 어떤 영향이 있을까? 12가지 주요 인생 공부는 우리가 존재하는 동안 실제로 계속 존재해왔다. 과거에는 단 한 가지 인생 공부를 마스터하려고 60에서 100번의 생이 걸리곤 했지만, 이제는 급속한 진화 덕분에 한 번의 생애에서 마스터할 수 있게 되었다. 그러나 우리가 하고자 선택한 이 게임의 더 고귀한 목적을 알고 있을 때만 그렇게 할 수 있다.

경고

이런 것을 염두에 두고, 특히 정말 정떨어지고 지겹게 보이는 인생 공부조차도 궁극적으로 우리에게 모두 도움되는 목적이 있다는 것을 절대 잊지 않도록 하자. 길거리의 구석에서 구걸하는 사람, 음식을 찾아서 쓰레기통을 뒤지는 노숙자, 심지어 우리에게 혐오감을 주는 도둑과 살인자일지라도, 사실 그들은 우리가 알게 될 더 많은 인생 공부를 이미 마스터한 사람일 수 있다.

이런 게 우리의 제한된 비전으로는 전체적인 관점을 지닐 수 없고, 누구도 과정에 있는 다른 영혼을 판단할 수 없다는 기억을 돕는다. 우리가 혐오스럽게 바라보는 그 사람은 그들 자신의 마지막 인생 공부를 수행하기 시작한 마스터일 수도 있다. 실제로 당신에게 특히나 혐오감을 일으키는 무언가나 사람들을 본다면, 일반적으로 당신이 이미 마스터한 주요 인생 공부를 그들이 수행하고 있다는 것을 의미한다. 그래서 이들 속성에 대해 자연스레 참을 수 없거나 심지어 민감하게 반응하기도 한다.

젊은이들과 어린이들

나는 흥미로운 결과를 가지고 여러 차례 어린이들에게 이런 12가지 주요 인생 공부에 대한 정보를 적용하였다. 많은 부모는 자신의 아이들에 대해 더 큰 통찰력을 갖고자, 나와 개인 세션을 예약했다. 몇몇 부모들은 자녀들이 평범하게 반응하지 않는 이유를 이해할 수 없었다. 많은 경우 이런 정보가 역시 부모들에게도 도움될 것이라는 희망 속에서, 나는 그들의 자녀들과 세션을 가져 달라는 요청을 받아왔다. 재미있게도 나는 십대들이나 아이들과의 세션이 어른들과 가졌던 세션보다 실질적으로 짧다는 것을 발견했다.

45분의 세션이면 내가 한 사람의 인생 전체를 설명하고 필요한 씨앗을 심어주기에 충분했다. 그러나 젊은이는 대략 20분 정도면 가능하였다. 이러한 이유의 일부는 젊은이들 삶의 경험이 훨씬 짧아서, 자신의 인생 공부와 관련된 행동패턴에 젖어버릴 시간이 적었기 때문이다. 또한, 지난 30년 동안 태어난 어린이는 훨씬 진보된 존재이고, 그래서 이전의 세대들보다 전체적으로 다른 방향으로 그리고 다른 속도로 성장하고 있다. 이 아이들에게 인디고Indigo와 크리스털 차일드Crystal children라는 명칭이 붙어 있는데 대부분 어른보다 훨씬 빠르고 직선적이다. 그들의 주의를 끌기 위해, 정보를 깊이 연마하여 핵심에 매우 정통해야 한다.

최근에 ADD나 ADHD(주의력결핍 과다행동장애)와 같은 학습장애 문제를 가지고 태어난 아이들이 엄청나게 증가하는 것을 보아 왔다. 나의 경험에서 이런 상태는 대부분 단지 속성이 진화된 아이들이 준비되어있지 않은 사회에 태어난 결과다. 비록 이런 아이들이 학교에서는 어려움이 있는 것처럼 보일지라도 그들은 실제로 아주 총명하다. 사실 이러한 진보된 인간에게 가장 큰 도전은 지루함이다.

젊은이들은 대부분 내가 말하는 12가지 주요 인생 공부를 직관적으로 이해한다. 비록 그들이 아직 자신의 주요 행위에 대한 근원적인 패턴을 볼 기회가 없었음에도, 일반적으로 자신의 약점 혹은 맹점을 알아차리고 있다. 그들은 단순히 자신이 적응하지 못하는 이유를 이해시켜주는 사람을 필요로 할 뿐이다. 나는 그들의 패턴과 계약내용을 설명하는 데 많은 시간을 소비할 필요가 없다는 것을 알았다. 대신 나는 그들의 맹점에 대해서 더 많이 얘기하고 미래에 발생할지도 모르는 문제들에 대처하는 방법에 대한 의견들을 소개하는 경향이 있다.

책임에 대해서

여기에서 거론되지 않은 한 가지 인간 속성은 책임이다. 책임은 그 자체로 속성이라기보다는 실제로는 행위의 **결과**이기 때문이다. 책임은 인생 공부들을 마스터하고 있거나, 마스터하고 있지 않은 경우에 따른 결과로서 초래된 행위이다. 다시 말하면, 어떤 사람은 자신의 인생 공부를 수행하는데 책임을 가지고 있지만 다른 사람은 그렇지 않다. 책임의 행위는 일반적으로 '존재', '창조', '신뢰' 이 중에서 '진실' 인생 공부에서 가장 흔하게 나타난다.

집단 인생 공부

인생 공부는 항상 개인personal에게 초점이 맞추어져 있다는 면에서 개인적individual이다. 그러나 많은 인생 공부 역시 그 공부를 집단으로 마스터하기로 계약한 사람들의 그룹에 의해 성장촉진되어왔다. 예를 들어 어떤 사회 경제적인 또는 종교적인 그룹들은 특정 인생 공부를 잘되게 하려고 아주 특별한 조건을 만들어왔다. 예를 들어 당신이 '받아들임' 인생 공부를 수행하길 원한다고 해보자. 만약 당신이 미국에서 인종차별이 정점에 달한, 1960년대 앨라배마의 흑인사회에서 태어났다고 한다면 이것은 훨씬 더 쉬웠을 것이다. 이와 마찬가지로 가난한 어느 가정에서 태어나는 것은 '신뢰', '창조', '받아들임' 인생 공부를 위해 완벽한 조건을 제공할 것이다.

모든 경우에 우리는 각각 인생 공부를 잘되게 하려고 가장 유리한 환경을 선택할 뿐만 아니라, 가장 적절한 시기에 정확히 배치할 것이다. 자세히 설명하자면, 우리가 인생의 첫 번째 단계에서 삶의 계약과 설정내용을 기획할 때, 사건이 진행되는 방향을 알 수 있으므로, 자신을 정확히 특정 인생 공부를 수행하기에 가장 좋은 조건을 제공해줄 시대에 제대로 배치할 수 있다.

한 예로서 1920년대 초 인생 공부는 대부분 '자비'였다. 이것은 우리와 다른 사람의 관계에 대해서 배우는 것과 관련 있다. 우리 앞에 놓인 대공황이라는 어려운 시기는 우리에게 서로 도우면서 서로와의 소통을 강화할 가장 유리한 기회를 제공하기에, 그때 이런 공부를 수행하기로 했다. 1960년대에 미국은 집단적으로 '커뮤니케이션'과 '사랑' 인생 공부를 수행했다. 오늘날에는 다양한 인생 공부를 집단으로써 수행하는 다양한 그룹들이 있다.

진화하는 전형적인 방식은 한 끝에서 다른 끝으로 왔다 갔다 하는 시계추처럼 움직이는 것이기 때문에, 우리는 집단으로 '자비'에서 '명확함' 인생 공부의 수행으로 왔다 갔다 한다. 자비에 대한 배움은 우리에게 자신과 타인의 관계를 이해하도록 하고 존중하도록 할 뿐만 아니라, 자기 자신을 생각하기 전에 다른 사람을 먼저 고려하게 한다. 이제 시계추는 다른 방향으로 흔들리고 있다. 우리는 타인을 돌보는 일에 너무 휘둘려 있어서 자신을 돌보는 것을 잊어 버렸다는 걸 알아가고 있다. 그러므로 자기 자신을 맨 앞자리에 놓는 걸 배우는 데에는 '명확함' 집단 인생 공부가 바로 지금 필요한 것이다.

집안 혈통이 특정 인생 공부에 끌리는 것 역시 일반적이다. 당신은 몇몇 가족들이 세대를 통해 인생 공부를 전승하는 것을 마치 유전으로 볼 수도 있다. 이것을 혈통계획이라고 한다. 우리는 인생의 첫 번째 단계에서 많은 경우 자신을 특정한 혈연관계에 놓는다. 왜냐하면, 혈통계획은 우리가 수행하려는 공부의 성장촉진을 도와줄 것이기 때문이다.

'명확함'은 종종 혈통계획의 소산이고, 치유자들 사이에서 가장 일반적이다. 여러 가지 면에서 치유자 집안에 태어나는 것 같다. 치유자가 타인을 손쉽게 치유할 수 있는 것은 이 인생 공부의 속성인 엄청난 민감성이다. 그들이 치유 작업에 완전히 발을 들여놓을 수 있는 것은, 자신을 가장 우선시하는 것을 터득하고, 자신의 에너지가 어디서 끝나고 다른 사람의 에너지가 어디서 시작되는지를 명확히 함으로써 이 인생 공부를 마스터하기 시작할 때이다.

우리가 한 가지 인생 공부를 마스터하고자 60에서 100번의 인생을 보냈던 과거 패러다임에서는 12가지 주요 인생 공부에 대한 지식을 사용하지 못했다. 그러나 우리는 이제 매우 빠른 성장을 시작했기에 이러한 지식은 인간종의 진화에 엄청난 도움을 주고 있다.

관계와 12가지 주요 인생 공부

관계는 모든 인간 경험의 가장 큰 도전일 수 있다. 누군가와 밀접하게 관계를 맺어서 당신 자신의 투영된 모습을 상세하게 보는 것은 매우 어렵기도 하지만 엄청나게 가치 있는 일이기도 하다.

이 부분에서 나는 관계를 전반적으로 다루지는 않을 것이다. 왜냐하면, 이것은 앞으로 나올 책의 주제이기 때문이다. 대신에 우리는 12가지 주요 인생 공부가 우리의 관계 형성과 성장에 영향을 미치는 점들을 살펴보게 될 것이다.

앞서도 말했듯이, 한 사람의 겉모습은 주요 인생 공부를 마스터하는 과정에서 그 사람이 어느 지점에 있는지와 밀접한 관련이 있다. 예를 들어 '신뢰' 인생 공부를 수행하는 사람은 초기단계에서

부끄러움을 느끼고, 수줍어하는 것으로 보일 것이다. 그러나 일단 그들이 마스터하고 나면, 이 사람들의 태도는 매우 자신감 있게 보일 것이다. 같은 규칙이 관계에도 적용된다. 만일 같은 속도로 두 사람이 각자 인생 공부를 수행하고 있다면, 그들은 더불어 성장하는 경향을 보일 것이다. 그러나 만일 그들이 다른 속도로 주요 인생 공부를 수행하고 있다면 그들은 따로따로 성장할 것이다. 말하자면, 이러한 어려운 시기에 발생하는 차이는 만일 커플이 서로 마음을 열고 대화할 수 있다면 메워질 수 있다.

어떤 인생 공부는 대응되는 공부를 관계 속에 끌어들이는 경향을 보인다. 예를 들어, 나는 '명확함'과 '커뮤니케이션' 인생 공부가 여러 커플들에 의해 수행된 것을 보아왔다.

관계 속에서 가장 어려운 문제는 한쪽이 자신의 인생 공부에서 매우 빠르게 성장하기 시작하고 다른 쪽은 전혀 성장하지 못하거나 더 심하게는 파트너의 성장에 분개할 때 발생한다. 비록 그런 관계의 다른 모든 영역에서는 건강함에도 성장에서의 차이는 이 두 사람을 매우 다른 진동수준으로 놓을 것이다. 이것이 확실하게 대부분 관계에서 긴장을 일으켜서 매우 자주 관계가 깨져버리게까지 한다. 서로 관계를 유지할 만큼 양측의 협의가 아주 강력한 곳에서조차, 만일 그들이 오랫동안 다른 진동수준에 계속 남아 있다면 외부의 힘은 종종 그들을 헤어지게 한다. (이것이 '계약의 본질' 장에서 설명된 '충격 계약'의 원천이다.)

실제 모든 관계가 장기적인 관계일 필요는 없다. 이것은 단지 어려운 관계뿐 아니라 성공한 관계에도 적용된다. 나는 그들의 행로를 이제 막 시작한 그리고 흠잡을 데 없는 많은 관계를 보아 왔지만, 어느 쪽도 기꺼이 자신들에게 친숙한 것을 벗어나 생소한 미지의 것에 직면하려고 하지 않았다. 베라의 경우로 예를 들어보자.

베라가 나와 첫 번째 세션을 가졌을 때, 그녀는 41년 동안 결혼 생활을 해왔다고 말했다. "축하합니다." 내가 말했다.

"아니에요. 축하 받을 일이 아닙니다." 그녀가 말했다. "41년은 너무 길어요. 20년이라면 모를까!"

그녀에 따르면 섹스를 약 20여 년간 하지 않았다. 감정적인 친밀감은 베라가 첫딸을 낳기 훨씬 이전에 끊어져 버렸다. 그 딸은 지금 31세이다. 베라의 자녀는 베라가 나에게 세션을 받기로 하기 전, 얼마 동안만이라도 이런 관계에서 벗어나라고 어머니의 용기를 북돋았다.

베라는 '신뢰' 주요 인생 공부와 '명확함'의 두 번째 인생 공부를 수행하는 중이었다. 이것은 그녀가 가장 하기 어려운 것이 자신을 최우선시하는 것이고, 가장 하기 어려운 말이 "아니No"라는 것을 의미했다. 베라는 그녀가 어디로 가고 있고, 무엇을 해야 하고, 언제 거기에 도달할지도 알았다. 그럼에도, 그녀는 첫걸음을 내디뎌 남편과 맞서는 것은 상상할 수 없었다.

8개월간 두 번의 세션 후, 베라는 마침내 집과 남편을 떠났다. 처음에 그녀는 두려워했지만 주위로부터 받은 지원으로 말미암아 기뻐서 몹시 감격했다. 3주 뒤 남편은 그녀가 진실을 말한 것에 대해 축하한다고 전화했다. 그로부터 한 달 뒤 또 다른 재미있고 의미심장한 사건이 일어났다.

어느 날 베라의 남편이 사무실에 있을 시간에 그녀는 자신의 옷을 챙겨가려고 전에 살던 집으로 돌아왔다. 그런데 예고 없이 그녀는 남편과 맞닥뜨렸다. 몇 분간의 가벼운 이야기가 끝난 후 베라는 용기를 가지고 깊은숨을 들이쉰 다음, 가장 온화한 방식으로 자신이 이제는 얼마나 강하고 능력이 있는지와 마침내 자신의 두 발로 일어설 수 있다는 것, 그리고 그녀는 자신의 욕구를 우선시한다고 말했다. 그녀는 인생에서 처음으로 완전히 자기의 진실에 서고 가슴에서 우러나온 말을 했다. 베라는 더는 다른 사람이 생각하는 것에 개의치 않았다. 이것이 그녀의 인생이고, 그녀가 알고 있었던 최상의 그리고 가장 생산적인 방식으로 살아가고 있었다. 흥미롭게도 자기 자신의 파워를 가지고 새로운 자기의식으로 확고하게 섬으로써, 베라는 갑자기 전남편에게 매우 끌리게 되었고 그들은 그날 사랑을 나누었다. 이것은 그들이 이전에 알았던 섹스와는 달랐다. 오랜만에 처음으로 그들의 영혼은 아무런 방해 없이 완전히 연결되었다.

베라는 결코 남편에게 돌아가지 않았다. 그녀에 대해서 말하자면, 그들의 계약은 완수되었고 이제 옮겨갈 때이다. 지금도 사람들이 베라에게 자신의 전남편에 대해 물으면 그녀는 신비롭게 웃는다.

12가지 주요 인생 공부

1. 받아들임 – 자기존중, 자기수용, 은혜롭게 수용하는 기술
2. 적응 – 변화
3. 존재 – 완전함
4. 자비 – 조화
5. 커뮤니케이션 – 가슴으로부터 교감
6. 창조 – 셀프 파워 드러내기
7. 명확함 – 경계를 통하여 개체성을 표현하는 것
8. 정직 (성실)[6] – 자기와 조화를 이루기
9. 사랑 – 자기에 대한 사랑
10. 신뢰 – 자기를 신뢰하기
11. 진실 – 자기, 책임
12. 은혜 – 존재하는 모든 것과 조화이루기

위의 리스트를 읽으면서 당신은 여기에 기록된 속성 중에 한두 가지에 끌린다는 것을 느꼈을 것이다. 이러한 끌림은 일반적으로 당신이 이 생애 동안 수행하는 분야를 가리킨다. 최근까지 한 생애에서 한 가지 주요 인생 공부를 수행해 왔고, 때때로 이것을 마스터하지 못한 채 100번 이상의 생애 동안 그 공부를 수행해왔다. 그

---

[6] Integrity : 성실(誠實)이라는 우리말로 옮기는 것이 마땅하지만 언행일치(言行一致)의 성실을 근면으로 혼동하는 일반의 오해를 감안하여 행언일치의 '정직'으로 표현하였다.

러나 최근 우리의 진화 덕분에, 한 번의 삶에서 한 가지 주요 인생 공부를 마스터할 수 있는 것이 가능해졌다. 사실 우리가 인생 공부를 조합하여 한 번의 인생에 두 가지 혹은 그 이상의 주요 인생 공부를 수행하는 것은 완전히 일반적이 되어가고 있다. 이것은 한 과목을 자신의 전공으로 선택하여 학위를 받고 경력을 쌓는데 공을 들이면서, 또한 부전공으로서 다른 과목을 선택하는 대학생과 비슷하다. 인생 공부에서 우리 중 많은 사람이 에너지 대부분을 한 가지 주요 인생 공부를 마스터하는데 집중하기로 선택하고 있고, 한편으로는 동시에 더 적은 에너지로 두 번째 인생 공부를 수행하는데 집중한다. 그러나 대부분은 두 번째, 즉 부전공 인생 공부가 한 번의 생애에서 완전히 이루어지는 경우는 극히 드물다.

당신은 아래에 서술된 속성들을 읽어 나가면서 몇몇에 대해 깊은 친근감이나 공감을 느낄지 모른다. 이러한 것들은 당신이 이번 생애나 전생에서 마스터해 왔던 인생 공부이다. 12가지 인생 공부를 모두 마스터한 느낌이 드는 경우는 거의 없다. 게다가 우리는 모든 문제에서 완전한 자유 선택을 하고 있기에, 그전에 마스터했던 몇 가지 공부에 대해서도 때때로 퇴보할 가능성이 있다. 이러면 그 특정 속성을 다시 마스터할 필요가 있을 것이다. 그러나 이것은 두 번째 인생 공부로 이루어질 것이기 때문에 처음 다루어졌을 때보다 더욱더 빨리 성장촉진될 것이다.

이 지점에서 나는 대부분 사람들이 몇몇이나 어쩌면 모든 인생 공부에서 자기 자신을 보게 될 것이라고 미리 알려둔다. 이 인생 공부를 수행할 때, 이것은 당연히 개인적이기에 사실상 자신의 경험에 대하여 객관적이 될 수 없다는 점을 마음에 새겨 두는 게 중요하다. 우리는 내재적으로 타고난 맹점을 가지고 인생 공부에 임한다. 이러한 이유 때문에 대부분 객관적인 외부인이나 성장촉진자를 찾아서 자신의 주요 인생 공부를 확인하는 것이 도움된다. 일단 확인되면 인생에서 모든 중요 사건들이 어떻게 한두 가지 맹점들로 되돌아가는지 더 쉽게 알아차릴 수 있다.

다음은 12가지 인생 공부에 대한 설명으로 각각에 대해 몇몇 사례들이 곁들여져 있다. 이들 사례는 내담자들의 실제 경험을 기록한 파일[7]에서 뽑아낸 것으로, 이 인생 공부들이 연출할 수 있는 다양한 방법들의 실례를 제공한다.

만일 이들 12가지 속성 중의 어느 것이 당신의 인생에서 되풀이하여 발생하는 문제처럼 보인다면, 이것은 당신이 현재 마스터하는 인생 공부일 가능성이 충분히 있음을 깨닫길 바란다.

12가지 인생 속성을 각각 마스터하는 열쇠는 더 높은 목적을 발견하는 데 있다. 각각 인생 공부를 읽어나갈 때, 먼저 이것이 에너지 매트릭스 혹은 에너지 스탬프 중 어느 것으로 느껴지는지 결정하라. 만일 이것이 에너지 스탬프라면 이것을 치료하고 없앨 열쇠는 스탬프를 만들었던 인생 경험 안에서 찾아질 것이다. 만일 이것이 에너지 매트릭스라면 이것은 결코 치료될 수 없다는 것을 명심하라. 이것은 단지 마스터 될 뿐이다.

아래에 묘사된 전체 내용에서, 나는 양극성을 보여 주고자 성별을 대조하여 뚜렷이 드러내려고 했다.

우리는 남성, 여성 양측의 역할을 모두 수행해왔다. 우리가 각각

---

[7] 내담자의 비밀보장과 관계된 사람들의 신원을 보호하려고 익명을 사용했다.

의 환생에서 선택한 성별은 수많은 요인에 의해 결정된 것으로, 이들 중 어느 하나라도 마스터하려는 인생 속성이 아닌 것이 없다. 남성 대부분보다 더 강한 남성 에너지를 가지고 있는 여성들이 많고, 혹은 그 반대도 많다. 미래에는 이러한 에너지들의 뒤섞임을 더욱더 자주 보게 될 것이다. 우리가 통합의식으로 나아가면 갈수록 이성 간의 에너지 격차는 줄어들기 시작할 것이다.

주요 인생 공부 1

받아들임 Acceptance

자기존중, 자기수용, 은혜롭게 받아들이는 기술

꼭 그렇다고 할 수는 없지만 이 인생 공부는 대체로 여성성의 형태로 경험된다.

만일 이 인생 공부에 부정적 촉매자가 있다면, 사람들은 스스로 희생자로 보는데 익숙해져서 그런 드라마에 사로잡힐 수 있다.

이 상황에서 에너지 블록들은 자기학대로 모습을 드러내며, 이에 따라 '올바르게 모든 것을 처리한다지만 제대로 되는 일이 없는 것'처럼 보이게 될 것이다. 그 사람들은 무언가를 창조하는 것은 매우 잘 터득할 수 있지만, 그들이 내보낸 에너지가 다시 돌아오기 시작할 때, 그 보답을 받아들이는데 어려움을 겪는다.

겉으로 보기에 이런 사람들은 보통 자신감 결여의 고통을 겪는 것처럼 보일 수도 있지만, 근원적인 원인은 자신이 가치 없는 존재라는 신념체계 때문이다. 만일 이 신념체계가 에너지 스탬프에서 생겨난 것이라면, 그 근원을 드러냄으로써 다시 쓰이고 변화될 수 있으며 의식적으로 각본을 바꿔나갈 수 있다. 만일 이것이 에너지 매트릭스 일부분이라면, 오직 은혜롭게 받아들이는 기술을 터득하고 에너지는 목적이 아니라 하나의 흐름임을 이해함으로써 마스터 될 수 있다.

받아들임은 에너지가 당신을 통해 흐르도록 허용하는 기술이다. 명확한 것은 에너지가 움직이지 않는다면 존재하지 못한다. 에너지는 움직일 때까지 순수하게 잠재된 상태로 남아 있다. 삶의 경험 속에서 '생명의 거품'을 편안하게 느끼는 영의 능력은 당신을 통해 흐르는 에너지의 양과 직접적으로 관계가 있을 것이다. 이것이 은혜롭게 받아들이는 기술이다.

당신의 인생에서 에너지가 막혀있는 영역을 주의 깊게 살펴본다면, 빠진 조각이 '받아들임'이라는 것을 알아챌 수 있다. 주요 인생 공부로서 '받아들임'을 선택한 사랑스러운 영혼은 자기 자신의 현실을 책임지는데 어려움을 겪을 수도 있다. 그들은 자신이 2차원, 즉 평면에 있다고 믿으면서 사물들을 인식한다. 이러한 에너지 매트릭스는 종종 여성적 에너지에 가장 잘 성장촉진되기 때문에, 이런 온순한 사람들은 희생자가 되는 계약을 설정하는 것이 일반적이다. 그들은 종종 사건과 경험을 알아차리는데 어려움을 가지고 있고, 잠재적으로 다른 사람에 대한 매우 깊은 분노를 숨길 수도 있다. 받아들임은 마스터하기 어려운 속성이 될 수 있다. 왜냐하면, 한번 인생 패턴이 설정되면 바꾸기 어렵기 때문이다. 심지어 사람들이 그들 자신의 현실을 창조한 것에 대한 전적인 책임을 주장할 때에도, 그들은 여전히 이런저런 방식으로 자신을 희생시키려는 사람들에게 지속적으로 제공하기 위하여 꾸며내는 특정 패턴에 갇힐 수 있다.

그러나 이것은 단지 희생자인 사람들에 대한 것만은 아니다. '받아들임'의 공부는 다양한 방식과 영역에서 나타날 수 있다. 예를 들어 돈 문제가 되풀이되는 패턴은 사람들이 어떻게 받아들일지를 아직 터득하지 못했다는 것을 가리킨다. 그들은 자신 쪽으로 흐르는데 필요한 모든 에너지를 밖으로 내보내는데 익숙할 수 있지만,

이 에너지가 완전히 순환하여 되돌아올 때, 그들은 이것이 가져오는 풍족함을 받아들이기 어려워한다.

만일 당신이 다른 사람을 성장촉진하거나 주요 에너지 매트릭스로서 '받아들임'을 수행하고 있다면, 가능한 모든 방법으로 에너지가 자신을 통해 흐를 수 있도록 하는 것이 중요하다. 에너지가 갇혀 있는 영역을 찾아서 그것을 해방하라. 은혜롭게 받아들이는 기술을 연습하라. 받아들이는 데 익숙해져라. (이에 대해서는 Welcome Home ~ The New Planet Earth 있는 '다섯 가지 풍족함의 전통'을 참조하라. 근간에 한글판 출간 예정.)

이 인생 공부에서 또 다른 중요한 측면은 책임에 대한 받아들임이다. 책임은 퍼스널 파워와의 균형이다. 이 방정식은 간단하다. 만일 당신이 개인적인 생활에서 성공을 창출하기를 바란다면, 자신의 행복을 위해 더 많은 개인적인 책임을 받아들여야 한다. 이와 마찬가지로 당신이 관계에서 더 많은 성공을 창출하기를 바란다면, 관계를 돈독히 하는데 더 많은 책임을 가져야 한다. 예를 들어 항상 영혼의 짝과 완벽한 결혼상대를 구하는 사람들은, 오히려 완벽하지 못한 것으로 보여도 그들에게 맞도록 의식적으로 개선하고 돌보는 사람들보다 관계에서 거의 성공하지 못할 것이다.

```
         개인 기록 No. 1
                이름 : 셜리
                나이 : 42
                혼인 : 이혼
                직업 : 마사지 치료사 / 치유자
           인생 공부 : 받아들임
             촉매자 : 어머니
                유형 : 에너지 매트릭스
```

 셜리는 42세 때 리딩 때문에 처음으로 나를 만났다. 그녀는 이혼녀로, 다 자란 아들이 하나 있는데 완전히 관계가 끊어진 것처럼 보였다. 셜리는 매우 행복한 여자는 아니었다. 그녀는 자신이 어떤 장소에 정착하려 할 때마다 불운한 일들이 항상 발생하여 이사해야만 했던 이유를 이해할 수 없었다. 그녀는 이혼 후 3년간 서로 다른 도시와 마을로 15번이나 이사를 했다. 어떤 집주인은 그녀가 세 든 집을 팔기로 했고, 또 다른 집은 화재가 나서 다 타버렸고, 완벽하게 좋아 보였던 세 번째 집은 이사할 때 그 건물에 갑자기 확장공사를 해야 했다. 몇 번이나 그녀는 좌절했다. 어떤 때는 일정한 거처 없이 살아야만 했다. 그녀를 재워 줄만한 친구들이 없지는 않았다. 그녀가 또다시 좌절에서 일어서는 동안 머물 장소는 많이 있었다. 그러나 그녀는 다른 사람에게 부탁하거나, 보호를 받거나, 의존하는 것을 싫어하는 자존심이 센 여자였다. 그녀의 삶에서 다른 부분은 상대적으로 정상적이었지만 셜리는 집이라고 부를 만한 거처를 가지고 있지 않았다.

언뜻 보아서는 셜리가 무의식적으로 자신을 망치는 것처럼 생각할 수도 있다. 그러나 이것은 그러한 경우가 아니다. 최소한 직접적으로 자신을 망치는 경우는 아니다. 셜리와의 전화 세션에서 나는 그녀가 '받아들임' 인생 공부를 진행하고 있다고 설명해주었다. 이 인생 공부를 잘되게 하려면, 셜리는 자신의 주변에서 발생하는 일들의 목적을 알고서 이것을 변화시키는데 필요한 기회를 끌어들이는 것이 보장될 수 있는 몇몇 특정한 계약과 경험들을 미리 설정해야 했다.

셜리는 이 상황에서 촉매자로서의 역할을 하기로 동의했던, 셜리의 어머니는 사람이 삶에서 성취할 수 있는 가장 위대한 성공은 집을 갖는 것이라고 믿고 있었다. 그녀의 어머니는 어린 시절부터 이것을 셜리에게 주입하였다. 비록 이것이 에너지 스탬프처럼 보일지 모르지만, 실제 셜리는 에너지 매트릭스를 진행하고 있었고 단지 이 인생 공부와 연결되어 있었을 뿐이었다. 그녀의 어머니는 단순히 셜리가 선택한 인생 공부를 위해 촉매자로서 행동하기로 한 계약의 일부로서 어릴 때부터 셜리에게 각인시켜 주었던 것이다. 이것은 셜리가 자신의 삶 속에서 어머니의 역할을 바꾸어 보려고 시도할 때 분명해졌다. 그녀는 그렇게 했지만 그럼에도 여전히 같은 문제가 지속됐다. 에너지 매트릭스를 수행할 때는 우리가 이미 가진 속성들을 마스터하는 것만 가능하다.

셜리는 이렇게 각인된 신념체계에 열중했지만, 오히려 그녀의 도전은 완전히 다른 면을 받아들여서 터득하는 것이었다. 다시 말해, 그녀의 '성공'은 어머니의 기준과 전혀 관계가 없었다는 것이다. 그래서 그녀는 항상 무의식적으로 자기수용을 진행할 방법들을 찾고 있었다. 그녀가 다른 사람들의 정의에 묶이지 않는 존재라는 점을 받아들여 터득하는 것은, 셜리 자신이 원하는 삶을 스스로 창조할 수 있음을 아는데 필요한 자부심을 개발시키는 데 중요한 요소였다. 변화에 편안해지는 것이 이러한 방면에서 중요한 조치이다. 왜냐하면, 그렇게 함으로써 셜리는 결국 자신에 대해 편안하게 대할 수 있는 것을 배우며, 물론 이것이 자기수용의 본질이기 때문이다. 일단 셜리가 이것을 성취하게 되면 결국 한 장소에 정착할 것이다.

내가 셜리에게 마지막으로 소식을 들었을 때, 그녀는 아직 이 인생 공부를 마스터하지 못했다. 그녀는 이전보다 점점 더 고통스러워지고 더 절박해지고 있는 상황들이 매번 계속되는 가운데, 여러 도시와 마을에서 여러 집과 아파트를 전전하면서 살고 있다.

여기에 있는 패턴들에 주목하길 바란다. 그리고 이 패턴들 모두는 무엇에서 기원하여 무엇으로 이끌리는지를 주목하기 바란다. 셜리의 주요 인생 공부는 '받아들임'이다. 특히 자기를 받아들이는 것이다. 이것을 잘되게 하고자, 자기존중 결여를 강화하려고 꾸며낼 수밖에 없는 신념체계를 자신에게 활성화할 촉매자 (그녀의 어머니)가 있어야만 했다. 그녀는 자기 자신을 받아들일 수 없었기에 다른 사람들이 사랑스럽다고 해도 받아들일 수 없었다. 그러므로 그녀는 지속적으로 (비록 무의식적이지만) 남편과 아이들을 거부했던 것이다. 그 결과 결국 전 남편과 이혼하게 되었고, 두 번째 남편과도 멀어지게 되었다. 이 두 사건은 다음 단계를 위한 방아쇠가 되어서, 셜리가 결코 뿌리를 내리지 못하거나 그녀 자신의 안정성을 수립하지 못하도록 일련의 이상한 재난들을 나타나게 했던 것이다.

만약 셜리가 언젠가 스스로 갇혀 있는 그러한 순환에서 빠져나와서 자기수용을 개발하기 시작한다면, 삶에서 변화의 흐름을 받아들이고 터득할 뿐만 아니라, 자신감도 아주 강력해질 것이다. 그리고 그녀의 안전은 자기 **내면**에 있기 때문에 어디에 살든 중요치 않다는 것을 이해할 것이다. 그러면 그녀는 성공적으로 이 어려운 인생 공부를 마스터할 것이다. 아이러니한 것은, 일단 그녀가 이 단계에 도달하면, 아마도 그녀의 어머니가 가장 중요하게 여겼던 것, 즉 자기 소유의 집이 드러남으로써 마무리될 것이다. 두 번째 아이러니는, 셜리가 자신의 집을 가졌을 때 엄마와는 달리, 자신의 집을 그렇게나 소중하게 여기지는 않을 것이라는 점이다.

개인 기록 No. 2

이름 : 제인
나이 : 33
혼인 : 사별
직업 : 음반 가수
인생 공부 : 받아들임
촉매자 : 아버지
유형 : 에너지 스탬프

제인은 뭇 남성들을 설레게 하는 아름답고 젊은 여성으로서 부족함이 없어 보였다. 그녀를 아주 사랑하는 사람과 행복한 결혼을

했을 뿐만 아니라 그녀와 어린 아들이 원하는 것이면 무엇이든지 가질 수 있는 충분한 돈도 벌었다. 그런데 뜻밖의 비극이 그녀를 강타했다. 제인의 남편과 어린 아들이 교통사고로 사망했다. 제인은 그때 그들과 함께 차에 있지 않았다.

이런 일은 지금 당신에게도 일어날 수 있는 최악의 사건들 중 하나임이 틀림없다. 당신이라면 이것을 어떻게 받아들일 것인가? 세상에서 가장 사랑하는 두 사람을 잃고, 그들과 함께 계획한 미래가 사라져버린 이 끔찍한 슬픔을 어떻게 극복할 것인가? 심지어 이러한 상황에서 그 속에 있는 선물을 어떻게 발견한단 말인가? 이 지점에서 제인은 몇 가지 선택사항이 있다. 그녀는 처신이 편하게, 희생자라고 여기면서 피난처를 찾을 수도 있었다. 아니면 완전히 이해받을 수 있게, 깊은 우울증 속으로 빠져들 수도 있다. 아니면 그녀는 매우 분노하는 것을 선택할 수도 있다. 사실 제인은 (많은 사람이 그렇듯이) 슬픔의 열 단계 중에서 한 가지 혹은 몇몇 단계에 빠져 있을 수도 있었다.

마스터한다는 것은 부정적인 상황— 즉 자신의 표준 이하인 상황— 을 받아들이고, 긍정적인 어떤 것으로 이끌려고 그것을 반전시키는 방법을 찾는 기술이다. 현재, 이 젊은 여성은 직업 가수가 되어 인기 있는 CD 두 장을 발표했다. 제인은 자신의 슬픔을 표현하려고 깊은 상실감을 승화시킴으로써 어떤 아름다움을 창조해냈다. 이것은 제인에게 쉬운 일은 아니었다. 그녀는 남편, 아들 그리고 그녀의 장래에다가, 재정적인 안정도 잃어버렸었다. 인생에서 처음으로 완전히 자신에게 의지해야 하는 상황으로 던져진 것이다. 자신을 어떻게 돌보고 어떻게 지탱해야 할지 배워야만 했다. 취미로 노래 부르기를 항상 즐겼지만, 이것이 자신의 직업이 되리라고는 절대 생각하지 못했다. 어떤 식으로든지 자신을 부양해야 했기 때문에, 제인은 직업을 구하였다. 그리고 아픔을 읊조리고 슬픔의 과정을 처리하는 방편으로 여가 시간에 곡을 쓰고 노래를 부르기 시작했다. 얼마간의 시간이 흐르고, 제인은 자신의 첫 번째 CD 녹음에 집중하려고 직업을 포기하는 매우 위험하고 용기 있는 걸음을 내디뎠다.

어떤 사람이 인생 공부를 잘되게 하려고, 스스로 그런 비극적인 상황을 설정하고 싶었다는 것을 믿기가 어렵지만, 틀림없이 그것은 제인이 설정했던 것이다. 이 인생 공부에서 원래 촉매자는 그녀의 아버지이다. 비록 의식하지는 못했지만 아버지는 그녀의 신념 부족의 원인이었다. 아버지는 그녀를 끔찍이도 사랑했기에 그녀에게 실망이라는 고통을 안겨주고 싶지 않았다. 비록 아버지는 제인의 노래하는 목소리를 사랑하고 칭찬했지만, 그녀가 듣기에 충분한 것이 아닌 것처럼 여겨지도록 말했다. 그는 말했다. "좋아, 얘야 네가 노래하고 싶다면 계속 노래해도 된단다. 그러나 너무 잘한다고 생각하지 마라. 왜냐하면, 너보다 훨씬 잘하는 사람들이 많이 있단다." 그녀를 보호하려고 아버지는 실제로 그녀의 능력을 거의 믿지 못하도록 하는 신념을 지니고 성장하도록 에너지 스탬프를 그녀에게 각인시켰다. 그리하여 제인은 고질적인 자기수용과 자기존중의 부족을 지니게 되었다.

남편과 아들의 비극적 죽음은 제인이 인생 공부를 마스터하기 위해 극복해야 할 도전에 뛰어들게 한 방아쇠로 작용했다.

주요 인생 공부 2
적응 Adaptation
변화

우리의 자연적 생리 기능physiology은 매우 짧은 기간에 많은 변화를 일으킬 수 있다. 그러나 육체physical form는 빈번히 변화에 저항한다. 그러므로 우리는 변화에 잘 대처하지 못한다.

'적응' 인생 공부는 변화에 순응하고 편안해지는 것을 터득하는 것이다. 변화는 미지의 것을 나타내기에 편안해하는 사람은 거의 없다. 만약 무슨 일이 일어날지 모른다면 그 상황을 통제할 수 없으리라고 느낀다. 우리는 통제를 포기하는 것과 힘을 잃는 것을 동일시한다. 변화에 직면하여 내면에서 두려움이 저절로 일어날 때, **변화 없이는** 더 높은 진동 상태에 도달하는 것이 불가능하다는 사실을 상기하는 것이 도움될 수 있다.

이 분야를 마스터하기로 선택한 영혼들은 일반적으로 삶의 모든 것들을 안전하게 유지하려고 가능한 방법을 모두 동원한다. 그들은 목적을 달성하려면 모든 것들을 단지 변함없는 방식으로, 자신의 통제 하에 두는 것이 필요하다고 믿는다. 그들은 자주 자신의 방식대로 행하는 선생들에게 이끌리는 경향이 있다. 이들은 자신의 가슴과 머리의 균형을 맞추려는 어려운 시기를 보내는 사람들이다. 그들은 어떠한 결정을 내리기 전에 그 정보의 이것저것을 따져가면서, **느끼는** 대신 **생각하는** 경향이 있다. 사실 그들은 적어도 어떤 결정을 내려야 하는 매우 어려운 때를 자주 갖는다. 이 특별한 속성은 항상 장애로 인식되지 않기 때문에 매우 자기기만일 수 있다. 아주 빈번히 이런 사람들은 격렬한 변화에 직면할 때까지 자신이 전혀 준비되어있지 않고 아무것도 갖추지 못했다는 것을 깨닫지 못한다. 역설은 그들이 추구하는 편안함이란 변화 자체의 과정에 편안해짐으로써 가장 잘 이루어진다는 것이다.

```
          개인 기록 No. 3
                   이름 : 짐
                   나이 : 42
                   혼인 : 결혼
                   직업 : 헬스클럽 매니저
              인생 공부 : 적응
                  촉매자 : 친아버지
                   유형 : 에너지 매트릭스
```

짐은 해군 집안에서 성장했는데 그의 가족은 항상 이사를 해야만 했다. 그가 14세 때 부모는 이혼했고, 어머니는 친아버지보다 상급자인 해군장교와 재혼했다. 군인이기 때문에 짐의 친아버지와 계부는 모두 엄격한 규율가였다. 짐은 친아버지로부터는 이러한 규율을 받아들였지만 계부에게서는 이것을 받아들이지 않았다. 이것은 꽤 불행한 일이었는데, 짐의 친아버지보다 상급자였던 짐의 계부는 명령에 무조건 복종하게 하는데 익숙했기 때문이다.

대개의 사춘기 청소년처럼 짐은 반항하기 시작했다. 어쨌든 그의 경우는 이해할만했다. 요컨대, 한 군사기지에서 다른 군사기지로 옮겨 다니느라 어린 시절 전체를 보낸 한 소년이 여기 있다. 그가 새로운 학교, 새로운 지역, 새로운 친구들을 편하게 여기기 시작할 때마다, 어쩔 수 없이 이사를 가야 했고 모든 것을 처음부터 다시 시작해야 했다. 이것은 부모의 이혼에서 오는 감정적 심리적 상처와 결부되어, 짐이 사람들을 신뢰하고 자신을 허용하여 다른 사람에게 마음을 여는 것을 매우 어렵게 했다. 나이가 들면 들수록 그는 약속하는 것이 두려워졌고, 이것이 여자들과의 관계에도 영향을 미쳤다. 짐은 16살이 될 무렵, 다른 사람과의 관계를 차단하고 외롭게 홀로 지냈고, 불량배들과 어울리기 시작했으며, 어린 나이에도 술을 마시기 시작했다. 곧이어 부모와의 관계뿐만 아니라 법적인 문제까지 일으키게 되었다.

짐이 19세에 보디빌딩을 할 때 비로소 변화가 일어나기 시작했다. 생애 처음으로 그는 자신이 잘하는 무언가를 발견했다. 곧 보디빌딩 시합에서 우승하기 시작했고, 이것은 그에게 자기신뢰와 자기존중을 개발하도록 도와주었다.

짐은 헬스클럽에서 일을 구했다. 비록 자신의 일을 좋아하긴 했지만, 여전히 사람들과의 관계에서는 문제가 있었다. 이것이 짐의 맹점이었고, 그것은 직장에서 동료뿐 아니라 윗사람과도 실제로 문제를 일으키기 시작했다. 이런 때에 짐은 처음으로 나에게 리딩을 요청했다. 그가 나에게 처음으로 말한 것 중 하나는, 어떤 것이든 시작은 잘하지만 끝까지 완수하지 못한다는 것이었다. 쉽게 지루해하거나 자주 마음이 산만해졌다. 이것은 그의 직업적인 전망에 영향을 미치기 시작했고, 그는 이것을 어떻게 해야 할지 몰랐다. 그는 전체맥락을 볼 수 없었기 때문에 무슨 일이 진행되고 있는지 이해하지 못했다.

다행히 나는 짐에게 에너지 스탬프와 에너지 매트릭스를 중심으로 설명할 수 있었고, 그의 전 생애를 통하여 적응의 공부를 어떻게 처리하는지와 그 흐름과 함께 나아가는 것을 어떻게 배워왔는지를 보여줬다. 이것은 그의 인생에서 확실하거나 안전한 것을 전혀 지닌 적이 없었다는 점에서 나에게 매우 분명하였다. 이 집에서 저 집으로, 이 학교에서 저 학교로, 심지어 이 아버지에서 다른 아버지로, 끊임없이 움직인 것 모두가 변화에 편안하게 적응하는 것을 터득하는 데 있었다.

일단 내가 짐의 인생에서 진행되고 있는 패턴들을 볼 수 있게끔 도와주자, 그는 에너지 매트릭스에 저항하는 것보다 수용하는 방법을 찾아냄으로써 자신에게 이롭게 전환할 수 있다는 것을 알게 되었고, 이런 식으로 마스터하는 것을 터득했다.

짐은 자신에게 완벽한 직업을 구했다. 그는 지금 대형 헬스클럽 체인점의 새로운 지점을 설립하는 프로젝트 매니저로 일한다. 일단 각각의 새로운 클럽이 신설되고 운영되기 시작하면 다른 곳으로 이동한다. 그래서 그는 지루해하지 않고 반복적이고 재미없는 부분들을 조율해가고 있다.

정신이상은 일이 달라질 것을 기대하면서도 반복적으로 똑같은 일을 시도하는 것으로 정의된다. '적응' 공부를 수행하는 사람들은 지적 차원에서 이 개념을 이해하고 있을지 모르지만, 이것을 자신에게 적용할 힘이 없다. 그래서 우리 대부분이 이상하게 보이는 만큼이나, 그들 중 다수가 자신의 머리를 같은 벽에 계속해서 부딪히는 식으로 예전의 실수를 똑같이 반복하면서도 다른 결과를 기대하고 있다.

모든 인간은 변화에 저항한다. 우리는 편안하기를 원한다. 그리고 본질적으로 변화는 단지 변화일 뿐이다. 변화가 우리 대부분에게 어려운 것처럼 적응과 변화의 인생 공부를 수행하는 사람에게는 열 배 이상 어렵다. 왜냐하면, 그들은 전형적으로 자신의 인생에서 진행되고 있는 것이 불편할 때 그것을 알아챌 수 없는 매우 강력한 맹점을 가지고 있기 때문이다. 그래서 이것이 그들을 더욱 더 저항적이게 한다.

짐은 '적응' 인생 공부를 마스터하는 것을 터득하고 있다는 면에서 보통이 넘는다. 상황을 바꾸려고 하는 대신— 이것은 사실 불가능 하지만— 그는 에너지 스탬프가 아니라 에너지 매트릭스이기 때문에 짐은 계속 저항하거나 반항하는 것보다, 오히려 '적응' 인생 공부에 선물임을 알아차리고서 자신에게 도움되게 하는 법을 터득하고 있다.

만약 이것이 에너지 스탬프였다면, 어렸을 때와 청년기에 짐이 겪어 왔던 지속적인 장애에서 생긴 행동의 패턴들 일부를 극복하는 데 짐이 시도해 볼만한 몇 가지 치료법이 있다. NLP(신경 언어 프로그램)가 그 중 하나이고, 최면요법 역시 하나의 방법이다. 그러나 짐은 에너지 매트릭스이기 에 이것들 중 어느 것도 효과가 없었을 것이다. 왜냐하면, 에너지 매트릭스는 변화될 수 없고 단지 마스터 될 뿐이기 때문이다.

개인 기록 No. 4

이름 : 마리앤
나이 : 35
혼인 : 최근 약혼
직업 : 사무원
인생 공부 : 적응
촉매자 : 아버지
유형 : 에너지 스탬프

마리앤은 내 책 중 한 권을 읽은 후 처음으로 나를 찾아왔다. 그녀는 현재 사는 것과는 다른 더욱 개방된 삶에 대한 가능성을 보았다. 비록 정말로 책 속에 있는 원리들 중 몇 가지를 삶에 적용해보려 했지만 실행에 옮길 수가 없었다. 자신이 싫어하는 직업을 가지고 있었지만, 그녀의 34년 인생 중 10년 동안을 참아왔다. 나에게 세션을 요청한 실제 이유는 처음 두 개의 질문에 잘 드러나 있다. "내가 변화하는 것이 얼마나 어려울까요?", "내가 나의 삶을 변화시킬 수 있는지 없는지를 평가하도록 하는 단계적인 방법들을 저에게 제공해줄 수 있나요?" 그녀는 이런 것들을 알기를 원했다.

그녀가 질문했을 때, 나는 분명히 그녀의 아버지에 대한 관련을 보았다. 내가 아버지와의 어린 시절 삶에 대해 물었을 때, 아빠에 대해 별로 기억이 없다고 했다. 이것은 종종 어린 시절의 학대문제를 나타내는 것이기 때문에, 그녀의 어린 시절 또 다른 기억에 대해 물었다. 그녀는 4세 때까지 거슬러 올라가 다른 사건들에 대해서는 완벽한 기억을 하고 있다는 것을 보여줬다. 나는 여전히 감정적이고 신체적인 학대의 징후를 감지하고 있었기에, 그녀와 아버지의 관계에 대해 물었다. 그녀는 자신이 '적응' 인생 공부를 수행하고 있다는 것을 내가 어렴풋이 느낄 수 있도록 아빠에 대한 관계를 생생하게 표현하기 시작했다.

마리앤의 엄마는 결혼 생활 전부를 남편이 화나지 않게 하면서 보냈다. 그녀는 이러한 속성들을 자기 아이들에게 전달했고, 아이들은 어떠한 경우라도 평온을 유지하는 성공적인 가정생활을 만들어야 한다는 생각을 지닌 채 성장했다. 마리앤의 엄마는 분명히 '명확함' 인생 공부를 받고 있었고 뛰어난 배후 조종자인 그녀의 어머니(마리앤의 외할머니)를 다른 사람, 즉 남편으로 대체하였다. 그녀는 자신의 아이들은, 자기 삶에서는 없었던 아이들을 기르면서 사랑해주고 보호해주기를 원했다. 그러나 마리앤의 엄마는 남편이 두려움과 협박으로 가정을 통제할 수 있도록 쉽게 허용했다.

마리앤의 어머니는 마리앤의 인생에서 주요한 역할을 했지만, 명백히 아버지가 그녀의 촉매자였다. 우리가 대화하는 동안 마리앤은 갑자기 다섯 살 때 발생한 아빠와 관련된 기억을 떠올렸다. 그녀는 이 기억이 지금에야 떠오르게 된 것에 대해 매우 이상하게 생각했지만, 사실 이런 일은 나의 개인 세션에서 항상 일어나는 일이다. 마리앤은 세 살 난 동생에게 노래를 가르쳤다. 그녀의 부모에게는 이것이 비명 시합을 하는 것처럼 들렸다. 엄마는 부엌에서 아빠를 화나게 하면 안 되니까, 아이들에게 목소리를 낮추라고 말했다. 마리앤은 아빠가 부엌으로 들어가며 내는 무거운 발걸음 소리를 들은 걸 떠올렸다. 그녀의 목소리는 무시무시한 소리를 들은 것을 기억해냈을 때 떨렸다. 엄마는 조용히 침대 속으로 미끄러지

듯이 들어갔다. 마리앤도 따라 들어갔고, 엄마의 피 묻은 입을 보자마자 즉각 아빠가 엄마의 눈물과 고통에 책임이 있다는 것을 알았다. 침실에 들어가자마자 아빠가 씩씩거리는 것을 보았다. 마리앤의 아빠는 분명히 분노 문제를 가지고는 있었지만, 결코 이번과 같은 방식으로 분출하지는 않았다. 이후에, 다시는 폭력으로 분출되는 일은 없었다. 하지만, 이것이 마리앤의 에너지 스탬프에 각인되기에는 충분했다. 그 이후 마리앤은 아빠와의 관계에서 폭력적 반응을 막기 위한 침묵 유지를 관계의 근간으로 삼았다.

마리앤이 결혼과 아이를 원했던 것만큼이나, 가정불화를 일으키지 않으려고 애썼고, 살얼음을 걷듯이 자신의 인생을 보내왔다는 사실이, 그녀의 꿈을 이루지 못하도록 방해했다.

한편, 마리앤의 아버지는 '신뢰' 주요 인생 공부를 수행하고 있어서, 자신의 분노를 다루는 것을 터득하도록 동기부여 되었다. 비극은 '커뮤니케이션'이라는 두 번째 인생 공부 때문에 그 누구도 마리앤의 아버지가 자신의 분노를 처리했다는 것을 몰랐고, 그래서 가족들은 이전과 같은 방식으로 계속 행동했다는 것이다. 여기서 흥미로운 것은 비록 마리앤이 실제로 학대를 받지는 않았지만, 학대와 똑같은 에너지 스탬프를 가지고 있었던 것이다. 이것이 내가 전이된 에너지 스탬프라고 부르는 완벽한 예이다. 실제적인 체험을 하지 않고도 단지 에너지장에 있음으로써, 이 에너지 스탬프는 한 사람에게서 다른 사람에게 전이되는 것이다.

여기서 나는 매우 효과적인 기법을 사용했다. 나는 단순히 마리앤에게 자기 인생의 중립적 관찰자로서 자신을 상상해보라고 요청했다. 이것은 이들 사건의 감정적인 집착을 제거하게 하고, 모든 판단을 풀어놓고, 단순히 상황을 누군가에게 발생하는 것처럼 보게 하였다. 그다음에 나는 인생 공부를 잘되게 하고자 그녀가 맺었던 계약으로써 내가 보았던 더 넓은 전망을 그녀에게 보여주었다. 비록 그녀가 이것에 관심을 보이긴 했지만, 이것을 자신의 상황과 연관 지을 수는 없었다. 그럼에도, 그 씨앗은 심어졌다.

약 4개월 뒤 그녀는 또 다른 세션을 요청했다. 이번에는 이전 세션에서 무슨 일이 일어났는지 많은 질문을 했다. 비록 나는 이전 대화를 거의 기억하지는 못했지만, 곧 바로 내가 이전에 언급했던 정확히 똑같은 시나리오를 볼 수 있었다. 갑자기 마리앤이 더욱 큰 그림을 얼핏 보더니 여기서 어디로 가야 하는지를 알고 싶어 했다. 이제 마리앤은 자신이 '적응' 인생 공부를 하고 있다는 것을 알고 마음을 열었다. 그녀가 이제는 아버지를 두려워하지 않았기에, 나는 그녀에게 아버지와 외출하여 점심을 함께하면서 다섯 살 때 일어났던 사건과 관련된 에너지 스탬프를 치유할 수 있다고 제안했다.

3주 뒤 자동응답기에 매우 길고 흥분된 메시지를 받았다. 마리앤은 아버지와 관련된 모든 일들을 공개하였으며, 그렇게 생생하게 기억하는 그 사건이 두 가지 명확히 상반되는 효과가 있다는 것을 알게 되었다. 일단 그녀에게는 촉매자인 아버지가 그러한 현상을 유지하는 것이 안전했었다. 반면에 아버지에게는 그 공부가 현상을 유지하는 것이 위험했으며, 따라서 그에게 변할 수 있는 동기를 제공해왔다. 물론 마리앤의 아버지는 두 번째 인생 공부로서 '커뮤니케이션'이 있었기에, 자신이 변했다는 걸 누군가가 알아차릴 만한 것을 전혀 말하지 않았다.

마리앤의 아버지는 자신의 딸이 너무 어려서 기억하지 못할 거로 생각했고, 이러한 사건이 딸의 인생에 엄청난 충격이었다는 것을 알고는 매우 놀라워했다. 마리앤이 정말 놀라워했던 점은 아버지가 이 사건에 대해, 그리고 그녀가 성장함에 있어서 정서적이지 못했음을 사과했다는 것이다. 그날 두 사람이 흘린 눈물은 둘 다 치유했다. 그들은 커뮤니케이션에 기초하여 새로운 관계를 시작했을 뿐만 아니라, 마리앤은 변화를 시작할 자신감이 생겼다.

마지막으로 마리앤에 대해 한마디 더 하자면, 지금 교제 중이며, 두 번 이사했고, 직업도 바꾸었다. 그녀는 이제 자녀들과 함께 일하고 있으며, 자기 일을 사랑한다. 자신의 상황을 같은 상태로 철저히 유지하려는 방식으로 마리앤의 삶에 영향을 끼친 한 존재 덕택에, 그녀는 지금 자신이 상상했던 것보다 더 모험적인 일들을 하고 있으며, 그 과정 속에서 가능하다고 꿈꾸었던 것 이상으로 삶을 즐기는 중이었다.

주요 인생 공부 3

존 재 Be-ing

완전함

우리가 이 게임을 처음 시작하고 나서, 합일의 첫 번째 차원을 떠나 두 번째 차원을 따라 여행하고, 세 번째 차원에 착륙하는 것이 필요했다. 두 번째 차원을 통과하였을 때 양극성의 영역을 얻게 된다. 이것이 우리 스스로 양성으로 분리시켰던 곳이고, 하나에서 또 다른 것을 분리하여 사물들을 보기 시작한 때이다. 사실 존재하는 모든 개별자들은 다른 모든 것과 나눌 수 없는 부분이다.

우리가 사는 양극성 영역의 환상들은 우리가 완전하지 않다고 꾸며댄다. '존재' 인생 공부를 선택한 사람들은 이 점에 대해 특히나 힘든 시간을 보낸다.

모든 인생 공부와 마찬가지로 이것은 에너지 매트릭스나 에너지 스탬프 중 하나에 의해 성장촉진된다. 이 인생 공부를 잘되게 하고자 에너지 매트릭스를 선택한 사람들은 스스로 완전하게 느끼고자, 그들 자신이나 자신의 삶에 덧붙일 외부의 것들을 찾는데 많은 시간을 들인다.

몇 가지 예로써 그들은 기분을 고양하기 위해, 어떤 방식으로든 자신이 뭔가를 찾아야만 하고, 취해야만 하고, 더해야만 한다고 느끼는 사람들이다. 이런 상태에 있는 몇몇 사람들은 음식을 먹으면서 자신에게 안정감을 준다. 또 다른 사람들은 자기 향상에 사로잡혀 있을 수도 있다. 즉, 어떤 면에서는 자신을 보다 예쁘게 또는

'보다' 좋게 보이려고 한다. 일부 다른 사람들은 자격증을 따는 것이 그들이 바라는 전부를 이루어줄 것이라는 신념으로 '공부벌레'가 된다.

그들이 무엇을 선택하든 그것은 쉽고 빈번하게 강박관념이나 중독으로 변할 수 있다. 강박관념, 중독 그리고 강요적 행동은 일반적으로 이 인생 공부의 속성을 마스터하기 위한 완벽한 기회를 제공한다.

중독

많은 경우 '존재' 주요 인생 공부는 중독으로 이끈다. 중독성 행위의 경우, 이것이 에너지 매트릭스 혹은 에너지 스탬프에 의해 성장촉진되고 있는 인생 공부인지 먼저 확인하는 것이 많은 도움이 될 수 있다. 그런데 종종 치료자는 그것을 마스터하는 길을 찾기보다 에너지 매트릭스를 치료하려고 시도한다. ('에너지 매트릭스 - 에너지 스탬프' 장 참조) 이것이 치료자나 고객 모두를 실망시킬 수 있다.

'존재' 인생 공부는 아주 중독이 되기 쉽다. 이 인생 공부의 중요한 패턴은 사람들이 그들을 완전하게 해줄 무언가를 자신의 밖에서 찾는 것이므로, 이 속성이 그들 자신을 완전하게 만들어 준다고 여기는 것들에 대해 쉽게 의존하고 중독으로까지 변할 수 있는지 간단히 알 수 있다. 이것은 모든 중독자들이 '존재' 주요 인생 공부를 수행한다는 것을 의미하지는 않지만, 중독의 행위는 자주 이 인생 공부에 의해 급격히 촉진 된다.

관계에 의존하기

상대와의 관계를 통해 지속적으로 완전함을 추구하는 사람들에 관해서, 이것은 종종 '의존적 관계'를 낳는다. 의존적 관계는 양쪽 모두 그들 중 누구도 혼자서는 완전하지 않으며, 자신을 완성하려면 상대가 필요하다고 믿으면서 서로 의존하는 것이다. 문제는 두 사람이 똑같은 비율로 정확하게 성장하는 것은 사실상 불가능하다는 것이고, 한 사람이 성장하고 다른 사람이 필연적으로 뒤처지는 것은 단지 시간문제일 뿐이다.

뛰어난 배후조종자

사람들이 심하게 상처를 받아 자기방어 상태로 인생 대부분을 낭비하는 상황이 있다. 한 번의 체험으로 몇 개의 공부를 겸하기로 선택한 사람들은, 자신이 아주 어린 나이에 감정적으로 호되게 상처 입었던 것을 발견할지도 모른다. 때때로 이 사랑스러운 영혼들은 자신의 마음 주위에 장벽을 쌓고, 이 장벽 뒤에서 다른 사람들을 조정하면서 많은 에너지를 소비한다. 그들이 어른으로 성장해감에 따라, 그들은 내가 이름 붙인 '뛰어난 배후 조종자'가 될 수 있다. 물론 이것은 계획적이거나 의식적으로는 매우 드물다. 문제는 그들이 이 분야에 탁월한 능력을 지녔고, 심지어 이것을 하고 있다는 것조차 알아차리지 못한다는 점이다. 빈번히 자신의 삶 속에 잠재의식적으로 '배후조종'을 끌어들이는 경향의 사람들은 불분명한 경계를 지니고 있다.

체중 문제

당신은 뚱뚱한가? 이상한 질문처럼 들릴지도 모르지만, 나는 체중문제와 싸우는 덩치가 크고 사랑스러운 마음을 가진 사람들을 자주 만난다. 많은 경우 이들은 자신을 아름답게 보기가 거의 불가능하다. 만일 당신이 이런 사람이라면 다른 각도로 상황을 바라볼 완벽한 기회가 있다. 우선 자신에게 물어보라. "나의 과체중은 에너지 스탬프의 결과인가 아니면 에너지 매트릭스의 결과인가?" 만약 이것이 에너지 스탬프, 즉 인생 경험을 통해 배우고 습득된 것들이라면, 이들 경험은 치유될 수 있고, 또 그렇게 할 때 당신의 체중은 자동으로 변한다는 것을 기억하라.

그러나 만약 당신의 체중문제가 에너지 매트릭스의 문제라면, 당신은 먹는 것을 멈출 수는 있으나 체중은 여전히 늘어난다. 에너지 매트릭스는 변화시킬 수 없고, 그것은 단지 마스터 될 수밖에 없기 때문이다. 여기서 공부는 먼저 자신을 완전히 다른 각도로 보기를 터득하는 것이다. 즉 지금 이 순간 있는 그대로 완전하며, 완전한 채로 존재하는 방법과 자신의 몸을 축복하고, 사랑하는 것을 터득하는 것이다.

만일 당신이 마스터를 위한 열쇠를 찾고서 에너지 매트릭스가 제공하는 모든 선물을 알아낸다면, 그러면 당신은 이 선물들을 최대한으로 사용하는 법을 터득하고, 나는 당신이 어떤 변화가 있을 것이라고 확신한다. 당신이 겪게 될 맨 처음의 변화는 체중이 자기에게 그렇게 중요하지 않게 된다는 점이다. 그런 일이 일어나면, 당신 몸은 마침내 자유롭게 적응할 것이다.

나는 그들이 항상 자신이 아닌 어떤 것이나 어떤 사람이 되고자 애쓰는 대신에, 그들 자신으로 단순히 존재할 수 있는 곳인, 내면의 신성한 공간을 찾을 것을 고무함으로써 이 인생 공부에 있는 사람들을 성장촉진한다. 당신은 이미 그것**이고** 그것과 함께 **있음**을 인정할 수 있는 공간을 찾아라. 단순히 존재하는 것이 우리에게는 낯설지만, 그들은 실천을 통하여 먼저 그들의 에너지장에서, 그다음 그들의 삶 속에서 실제적인 변화를 보게 될 것이다.

존재에서 진실로

'존재' 인생 공부는 종종 '진실' 인생 공부에 선행한다. '존재' 인생 공부를 마스터하고자 삶 속에서 쌓은 경험들은 다음에 오는 '진실' 인생 공부를 위한 무대를 쉽게 마련해 준다. '진실' 인생 공부를 수행하는 사람들은 항상 누군가의 진실이나 최근의 혹은 가장 위대한 진리 혹은 최신의 개념 등을 찾는다. 그러나 그것은 '존재' 공부와 약간의 차이가 난다. 왜냐하면, '진실' 인생 공부는 **본질적으로** 진리와 관계가 있는 반면에 '존재' 인생 공부는 완전한 존재와 관계가 있기 때문이다. 따라서 당신이 잃어버렸다고 생각하는 것을 항상 자기 내면에서 찾는 것이다.

> **개인 기록 No. 5**
> 이름 : 조지
> 나이 : 46
> 혼인 : 홀아비
> 직업 : 교도소 수감 중
> 인생 공부 : 존재
> 촉매자 : 아버지
> 유형 : 에너지 스탬프

조지는 성장하면서, 아버지인 앨버트가 자신을 자랑스럽다고 인정하는 것 이상을 원하지 않았다. 조지는 필사적으로 아버지에게 "나는 네가 누군지 알아. 아들아, 너를 사랑한단다."라는 말을 듣고 싶었다. 그러나 이런 일은 결코 일어나지 않았다. 사실 앨버트는 조지를 자랑스러워했고 사랑했다. 즉 이것은 앨버트가 '커뮤니케이션' 인생 공부를 수행하고 있음을 의미한다. 그래서 앨버트는 조지가 듣고 싶어 하는 그 말들을 할 수가 없었다. 그래서 앨버트는 조지에게 자신이 느낀 것을 말하는 대신, "만약 네가 **이런** 방식이었다면, 더 좋았을 텐데..." 또는 "네가 학교에서 더 공부했어야 하는데... 아니, 더 예절 바르게 행동했으면..." 등과 같은 말들을 하곤 했다. 또한, 자신을 말로 표현하기가 곤란했기 때문에 앨버트는 자신을 온전히 설명할 수 없었다. 그 결과로 조지는 자신은 '충분치 못하다'는 믿음을 에너지 스탬프로 각인시키게 되었고, 그래서 항상 그는 자신을 지금보다 더 낫게 만들고자 '다른 무엇인가'를 필요로 했다.

어떤 면에서 조지는 아버지가 정말로 자신을 사랑하고 보살핀다는 것을 알았다. 그러나 이점은 조지에게 유익했다기보다는 오히려 그를 더욱 악화시켰다. 왜냐하면, 아버지가 왜 자신에게 그런 말을 할 수 없는지 이해할 수 없었기 때문이다. 조지의 바람은 자신이 가슴속에서 믿고 있는 것을 아버지가 확인해주는 것이었다. 조지는 만약 아버지가 자신을 조건 없이, 단지 있는 그대로를 받아들이고, 사랑한다고 확인한다면, 자신을 부적절하거나 완전하지 못하다고 느끼는 대신, 자신에 대해 좋게 느끼게 되리라는 신념을 지니고 있었다. 불행히도 그러한 인정은 결코 있을 수 없었기에, 조지는 자기 외부에서 완전함을 느끼게 하는 것을 찾으면서 인생 전체를 허비했다.

조지가 성장하여 어른이 되어감에 따라, 그는 관심을 받고자 매우 온당치 않은 일을 하는 사람이라는 명성을 얻게 되었다. 그는 마약에 손을 댔고, 자신을 여러 가지 곤란 속에 빠뜨린 여러 가지 어리석은 지름길을 택하기 시작했다. 그가 한 행위들은 이루 말로 형언할 수 없을 정도여서, 이를 보는 사람에게는 마치 조지가 붙들려가길 원했던 것처럼 보였다. 결국, 어느 날 밤 조지는 흥분하여, 아내와 언쟁을 시작했고, 사건은 갑자기 폭력으로 변하여, 조지는 결국 아내를 살해하고서 시체를 내버렸다. 대수롭지 않다는 듯 자신의 행위가 찍히는 카메라가 설치된 장소를 택하여 사건을 저질렀다. 물론 모든 사건이 카메라에 찍혔고, 조지는 결국 살인죄로 종신형을 살게 되었다.

이제 조지가 직관적으로 아는 것을 받아들이거나 최소한 자신의 감정을 아버지와 직접적으로 공유함으로써 에너지 스탬프를 치료할 수 있었다면, 사건들은 다르게 변했을 것이다. 하지만 그는 그것을 내면에 쌓아두고 원한을 키워갔던 것이다. 그 결과 그는 사랑하는 아내를 살해했을 뿐만 아니라 자기 자신의 인생도 망쳐버렸다. 내가 알기로 그는 여전히 아버지에게 화를 내고 있다.

이 특별한 경우를 매우 신랄할 뿐만 아니라, 흥미롭게 만드는 점은 앨버트도 나의 내담자였다는 것이다. 그래서 나는 이 이야기를 완전히 다른 각도에서 보게 되었고, 또한 여러분도 '커뮤니케이션' 인생 공부를 다루는 장을 보게 되면 알게 될 것이다.

개인 기록 No. 6

- 이름 : 스티브 로더
- 나이 : 54
- 혼인 : 기혼
- 직업 : 작가
- 인생 공부 : 존재
- 촉매자 : 아버지
- 유형 : 에너지 매트릭스

이 책에서 제시된 것들이 실제생활에 어떻게 응용되는지를 보여주는 개인적인 이야기와 개별 기록이 없었다면 이 책은 완전해지지 않았을 것이다. 내가 다른 사람의 자료들을 자유롭게 공유하고 있기에 나의 주요 인생 공부를 공유하는 것도 적절하다고 생각한다. 더 그룹이 이런 정보를 보여주었을 때, 자연스럽게 내 인생 경

험에 우선으로 적용하려고 시도했다. 이전에 설명했던 것처럼 처음에는 나도 주요 인생 공부들 모두에서 작은 조각들을 보았다. 그러나 사실 나의 삶에서 물러나서 객관적인 시각으로 바라보았을 때, 특정 인생 공부를 가리키는 패턴들을 보게 되었다. 나의 주요 인생 공부는 '존재'이다. 돌이켜 보건대 내 인생에서 겪었던 긍정적이고 부정적인 많은 경험이 모두 동일한 방향을 가리키고 있었다.

내가 수행해야 했던 가장 큰 도전은 알코올중독이었다. 나는 20년 이상 걸리는 12단계 프로그램을 통해 회복되기 시작했다. 이 프로그램에 대해 나의 삶을 구한 가장 좋은 방법이라고 말할 수밖에 없다. 나는 지난 몇 년에 걸쳐 이 모임에서 어느 정도 이상적인 아버지상으로 존경 받았다. 나는 새로운 그룹을 결성하여 몇 년에 걸쳐 수많은 사람을 자문해주었다. 이것이 내 인생에서 대단한 성공 중의 하나라고 여기고 있다. 돌이켜보면 이것이 나 자신을 치유자로 보게 하는 최초의 기회였다고 믿는다. 여전히 기회 있을 때마다 사람들에게 이 프로그램을 추천한다. 그러나 내가 비록 다른 사람을 돕고자 알코올중독이라는 부정적 문제를 이용했고, 그래서 마스터할 수 있었다 해도, 여전히 거기에는 뭔가 빠진 것이 있었다.

나는 이것을 몇 가지 이유 때문에 언급한다. 한 가지는 내가 후원했던 많은 친구와 사람이 절주의 상태에 머물지 못할 때마다, 왜 이러한 일을 해야 하는지 항상 의문스러웠던 것이다. 그들이 어떻게 하더라도, 반드시 나락으로 떨어졌다. 특히 나에게 각별한 네 사람이 있었는데, 그 프로그램을 진행하는 동안 그들 중 세 명이 알코올중독으로 사망했다.

혼란스럽게 여기는 또 하나의 수수께끼가 있다. 이러는 동안 나는 어떠한 프로그램— 12단계 혹은 이외 다른 것— 의 도움 없이 음주를 그만두는 데 성공한 많은 사람을 볼 수 있었다. 그들은 스스로 완전히 절주했다. 그 프로그램에서 내가 아는 어떤 사람들은 오랫동안 절주의 상태에 있다가, 다시 술을 적당하게 마시기 시작하더라도 어떤 특별한 문제없이 억제할 수 있었다는 것이다. 12단계의 프로그램에 따르면 이제까지 이런 것은 한 번도 일어날 수 없었다. 그러나 이 증거는 분명히 다른 방식이 있다는 것을 제시해 주었다. 이런 변칙성이 나를 괴롭혔는데 이것에 대한 참고자료가 없었기 때문이다.

더 그룹이 나와 더불어 일을 시작하였을 때 나는 완전히 거기에 빠져들기 시작했다. 나는 한마디로 효과가 있었기 때문에 여전히 에너지를 전환하는 수단으로서 AA와 12단계의 프로그램을 믿었다. 그러나 더 그룹이 몇 년 전에 나와 커뮤니케이션을 시작하였을 때, 나는 개인적인 무력함을 이러한 시스템이 향상시킨다는 일반적인 관념에 의문을 가지기 시작했다.

몇 주 뒤, 나는 같은 사람들이 모여서 전과 다름없는 줄거리로 이야기하는 것을 보았다. 음주를 포기한 것을 넘어서, 어떤 방식으로든 자기 삶을 향상시키거나 진전시키려는 사람은 거의 없어 보였다. 모든 일이 '익숙해졌고' 개인적인 열정이나 즐거움을 추구하려는 생각을 실현하려는 사람이 거의 없는 것으로 보였다. 나에게는 대단한 의미가 있었던 '개인을 힘 있게'라는 메시지가, 내가 참석하였던 모임에서는 폭넓게 받아들여지지는 않았기에, 나에게 문제가 되기 시작했다.

이 무렵 나는 내가 지녔던 더 큰 의문들, 즉 왜 12단계 프로그램이 어떤 사람에게는 효과가 있고, 어떤 사람에게는 도움 되지 않는지, 그리고 어떤 사람들은 왜 외부의 도움 없이 스스로 술 중독을 끊을 수 있는지에 대한 답들을 더 그룹에서 구하기 시작했다. 그때 더 그룹은 나에게 에너지 매트릭스와 에너지 스탬프의 작용들을 보여주기 시작했다.

당신이 기억한다면 에너지 매트릭스는 우리와 함께 태어나는 어떤 것이다. 이처럼 이것은 우리의 시스템에 '확고하게 연결된' 것으로 치료되거나 변화할 수가 없고 단지 마스터 될 뿐이다. 이와 반대로 에너지 스탬프는 일어났던 경험 또는 사건의 결과이거나, 지속적으로 다른 사람의 에너지에 함께하는 결과로서 우리에게 '각인된' 것이다.

이러한 새로운 시각으로 알코올중독이라는 질병(dis-ease :편안함에서 벗어남)을 주의 깊게 바라보았다. 스스로 음주를 그만둔 사람들뿐만 아니라, 한 때 중독에 빠졌다가 알코올 중독자가 되는 명백한 위험에 빠지지 않을 정도로 적절히 음주를 즐기는 사람들도, 에너지 스탬프의 수단을 통해서 이 인생 공부를 잘되게 하려고 선택했음을 보기 시작했다. 일단 이 스탬프가 치유되면 그들의 현실도 바뀌어 버린다.

이제 왜 전통적인 치료의 파워와 다른 방식이 항상 작동하지 않는 이유를 이해했다. 에너지 매트릭스는 어떤 식으로도 잘못된 것이 없으므로, 그래서 치료될 것도 없다. 이것은 나를 포함하여 몇몇 사람들이 연결되어있는 단순한 방식이다. 즉 중독된 연결을 지니고 있다.

'존재' 인생 공부에서는 자신이 전체가 아니라는 타고난 신념을 지니고 있다. 그러므로 전체가 되기 위해 자기 자신에게 무언가를 덧붙일 필요가 있다. 여기서 열쇠는 파워가 없어지는 게 아니라, 오히려 중독이 전환될 수 있음을 이해하는 데 있다. 사실 12단계 프로그램이 나에게 매우 도움되었던 이유는, 단순히 알코올에 대한 나의 중독을 프로그램 그 자체로 전환했기 때문이다.

현재 나는 단지 내게 해가 되지 않는 것들에 스스로 중독되게 한다. 알코올에 대해 지녔던 과도한 끌림은 이제 라이트워크 Lightwork로 집중되어 있다. 이따금 아침에 일어나는 것을 기다릴 수가 없다. 왜냐하면, 내가 하는 일을 매우 좋아하기 때문이다. 영적 패밀리와 연결하고, 가슴깊이 포옹하려고 전 세계를 여행한다. 그리고 나 자신을 포옹 전문가로 자랑스럽게 부른다.

오늘날 나는 술을 마시지 않기로 선택한다. 이제 술은 나에게 커다란 문제가 아니다. 지나간 20년 이상의 강화요법과 금주 덕택에 솔직히 이제는 알코올에 관심이 없다고 말할 수 있다. 나는 단지 일에 너무나 많은 열정을 쏟고 있고, 술을 마실 일도 매우 많다. 음주와 관련된 에너지는 단순히 어떠한 '이익도' 없다.

그 이후에 흥미롭게도 나는 새로운 에너지 속에서 몇몇 스승들을 포함하여 아주 의미심장한 사람들을 만났고, 그들은 내게 이제 치료가 되었으니 정상적으로 술을 마실 수 있다고 말했다. 그들의 호의를 알지만, 나 자신이 치유자로서 술의 힘을 '빌리는' 식으로 다른 사람의 힘을 '빼앗는' 것이 이제는 적절하지 않다는 것을 굳게 믿는다.

성장촉진의 새로운 패러다임에서는 내담자들만이 이러한 결정을 내릴 수 있다. 치유자는 단지 그들에게 그렇게 하도록 공간을 만들어 준다. 진실은 이제 나는 중독성을 지닌 것이 에너지 매트릭스임을 알고 있고, 이것에 대항하여 싸우거나 이 현상을 바꾸는 대신, 나는 이것을 마스터하기로 선택하고 있다.

주요 인생 공부 4

자비 Charity

조화

우리가 개인으로서 진화함에 따라, 어떤 방식으로든 각자에게 관련된 공부를 할 때 여러 단계를 밟는다. 우리 역시 집단적으로 다른 단계를 밟고 있기 때문에, 어떤 특정 인생 공부가 각기 다른 시기에 때맞춰서 유행하는 것은 일반적이다. 현재 우리 사회에서 '자비' 인생 속성은 인기가 없다. 그러나 이것은 자비가 중요하지 않다는 것을 의미하는 것은 아니다. 오히려 반대로 '자비' 인생 공부는 우리가 '인간 천사'로 성장하려 할 때, 진화의 다음 단계로 들어가는 열쇠가 된다.

'명확함' 즉, '자신의 에너지에 집중하는' 공부는 '자비' 인생 공부와 다소 대조적으로 보일 수 있다. 그러나 자신의 에너지를 잘 활용할 수 있을 정도로 충분히 집중하고 나서야, 비로소 에너지가 다른 사람에게 도달할 수 있는 바탕이 마련된다. 그러므로 이들 '자비'와 '명확함'이라는 두 속성은 공존할 수 있으며 한 생애에서 동시에 발현될 수 있다.

우리가 진화함에 따라 더욱 통합된 의식이 되고 있다. 외계 생명체(ET)를 찾는 것에 매혹되는 것은 우리의 가슴이 이 우주에서 우리만이 홀로 존재하지 않는다는 근본적인 진실을 인식하고 있음을 보여준다. 우리는 모두 서로 간에 불가분한 부분이어서 각자가 행하는 것은 지구의 모든 사람뿐만 아니라 외계에도 영향을 미치고 있다.

'자비'라는 말은 세상에서 '주는 것'과 동의어가 되어가고 있다. 그러나 비록 이것이 자비의 한 가지 표현일 수는 있지만, 진정한 자비는 베푸는 손길만을 의미하는 것은 아니다. 정부는 매우 신속하게 주는 기술을 터득하였고, 이것은 단지 자신들을 부양하는 의존성을 만들어내는 데 불과했고, 이 때문에 정부에 대한 의존성을 점점 더 심화한다. 삶의 속성이라는 견지에서 '진정한 자비'는 모든 사람과의 소통을 축복하여, 모든 행위 속에서 이것을 실천하는 것을 의미한다. 사회가 모든 사람을 존중할 때 함께 성장하는 것이다. 그러나 일반적으로 자비를 실천하려면 먼저 자기 자신의 에너지에 집중하는 것을 터득해야 한다.

이 속성들을 어디에 집중하느냐에 따라 이 공부는 매우 다르게 나타날 수 있다. 안쪽으로 집중된 속성들을 가지고 '자비' 인생 공부를 수행하는 사람들은 이기적이거나 자기 잇속만 차리는 사람처럼 보인다. 외부와는 소통 없이 안으로만 집중하기 때문에, 그들은 아무리 노력을 해도 필요를 충족시킬 수 없다. 마스터해가는 초기 단계에서는 그들 자신의 필요와 느낌이 가장 앞선다. 왜냐하면, 그들은 주위 사람들과의 단절을 단순히 별것 아니라고 느끼기 때문이다. 이 탓에 다른 사람들은 그들을 사려 깊지 못하다고 여길 수 있다.

이분법은 우리가 다른 사람과 소통할 때에야 완전함을 느낄 수 있음에도, 그들은 소통을 대단히 어렵거나 거북해 한다는 것이다. 이 상황에서 많은 사람이 이미 '명확함'의 속성('명확함' 주요 인생 공부 참조)은 마스터 했지만, 아직 이것을 다른 사람들에게 실천하는 것은 터득하지 못했다. 왜냐하면, 이런 단절 탓에 그들은 다른 사람과 관계하는 것을 터득하지 못했기 때문이다. 비록 그들은 생계 수단으로 이런 길을 택한 것으로 보일지라도, 그들의 과업은 자신의 주변 사람들과 진정한 소통에 대한 이해를 터득하는 것이다.

반면에 만약 이들 속성이 밖으로 집중되었다면, 마스터해가는 초기 단계에서 이것은 관계 속에서 과도한 보상을 요구하는 사람으로 나타날 것이다. 그들은 당신에게 관심의 집중을 요구하는 것처럼 보일 것이다. 종종 지나치게 호감을 얻으려고 애쓰는 사람으로 보이기도 한다. 또한, 주위의 사람에게서 피드백을 받지 못해서 언제 멈추어야 할지 모른다. 그들은 만약 모든 사람들이 그들을 좋아한다면 필요로 하는 걸 가지게 된다는 내면의 믿음이 있다. 여기에서 그들은 과잉보상하거나 매우 자주 무심코 자신을 고립시키는 것이다. 이들은 자신 주위에 사람들이 없어지게 하는 능력을 갖추고 있다. 그들이 이 인생 공부를 마스터함에 따라 모두가 그들을 사랑하게 하는 것이 아니라, 느낌으로 소통하는 것을 터득함으로써, 그들 자신이 이러한 소통을 귀중하게 여기게 되는 것이다.

내가 마스터하는 것의 초기 단계에 대한 실례를 위에서 설명했을 때, 가장 까다로운 상태에서 이 속성들을 알아보기 훨씬 더 쉽다는 단순한 이유로 의도적으로 그렇게 했다는 것을 유념해야 한다. 어떤 사람이 이 인생 공부를 수행할 때, 여러 단계에서 이것을 마스터해 나아간다. 그러므로 당신은 이 속성의 다양한 단계들을 볼 것이다. '자비'의 속성을 마스터하는 것은 이미 우리 주위의 모든 사람들 사이에 존재하는 소통을 강화하는 데 있다.

```
개인 기록 No. 7
        이름: 필립
        나이: 56
        혼인: 독신
        직업: 엔지니어
    인생 공부: 자비
      촉매자: 어머니
        유형: 에너지 스탬프
```

필립은 '자비' 인생 공부를 수행하는 프랑스의 전기기술자이다. 그는 혼자 살면서 주위 사람들과 거의 소통하지 않고 있다. '명확함' 인생 공부를 수행하는 사람들은 보통 매우 예민하고 자신의 말들이 이끌어낼 반응 때문에 다른 사람에게 무언가를 말하는 것을 거의 두려워하는 반면, 필립은 완전히 다른 사람의 감정과 반응에 둔감하고 오직 자신의 감정에만 관심이 있었다. 결국, 필립을 알고 있거나 만나는 대부분 사람은 그가 완전히 우둔하고, 자기중심적이거나, 이기적이고, 그리고 이 세 가지를 모두 가진 사람이라고 여기고 그와 상종하지 않는다.

나는 필립과 같은 사람을 상담할 때 분명하게 주의를 기울여야만 한다. 나는 단지 그들의 행동이 이기적이고 사려가 깊지 않다고 공공연하게 말할 수는 없다. 나는 그들의 느낌을 잘 다루어야 하고 섬세해야 한다. 그들은 어떤 준거 틀을 가지고 있지 않기에 다른 사람들과 관계가 단절되었다고 말하는 대신, 나는 일반적으로 더 민감하게 그 주제에 접근한다. 이런 특별한 경우에, 나는 단순히 필립에게 "내가 여기서 보는 것은 다른 사람들이 당신을 이기적으로 보고 있다는 것입니다. 맞나요?"라고 말했다.

그는 정말로 놀란 듯이 내가 너무도 '정확하게 핵심을 찌르자' 곧바로 "당신이 정말 옳아요. 도대체 그것을 어떻게 알았나요?"라고 말하면서 응답했다.

필립에게 내가 본 그의 정체성에 대해 매우 명확하게 보여주면서, 나는 그의 맹점에 대해 부드럽게 말할 수 있었다. 즉 다시 말해, 그는 다른 사람과 소통할 수 없는 상태이다.

내가 말했다. "내게 보이는 것은 당신이 매우 예민한 어린이였다는 거예요. 그러나 이것이 당신의 어머니에게 너무나 걱정을 끼쳐주어, 당신의 감정이 짓밟히거나 상처를 입을까 염려되어, 당신이 참고 견딜 수 있게 덜 예민하도록 모든 일을 했었지요."

이것은 어느 정도 이해될 수 있었다. 필립의 어머니는 2차 세계대전 동안 어려운 시기를 겪었다. 그녀의 주된 동기는 아들을 보호하여 자신에게 무슨 일이 발생한다면 아들 스스로 자신을 돌볼 능력이 있도록 확실히 하려는 것이었다. 그래서 그녀는 신중하게 필립을 '남자답게 만들기' 시작했다.

필립의 어린 시절 내내, 그녀는 항상 아들에게 '강하고' '자신을 책임지는 남자'가 되기를 충고했다. 자신도 모르게 아들을 이기적이고 항상 자신을 최우선시 하도록 가르쳤다.

필립은 그가 사는 복합빌딩에 함께하는 이웃들을 별로 좋아 하지 않았다. 그가 아는 바로는, 그들은 시끄럽고 사려 깊지가 못했다. 왜냐하면, 그들은 신발을 신은 채로 자신들의 집에서 걸어 다니기 때문이다. 몇 차례나 필립은 불쑥 그들의 문을 두드려서 집안에 있을 때는 좀 더 주의를 기울여 신발을 벗고 다니라고 퉁명스럽게 말했다. 물론 이웃들이 아는 바로는, 필립은 자기밖에 생각하지 않는 무례하고 까다로운 노인네였다. 당연히 그들도 옳았다. 그러나 이것이 실제로 필립의 잘못은 아니다. 필립의 어머니가 그에게 강한 이기심의 메시지를 각인시킴으로써 이전의 민감성에 의한 모든 흔적에 어느 정도 겹쳐졌다.

한번은 우리가 필립의 어머니가 겪은 무시무시한 것— 즉 그녀 어머니(필립의 외할머니)의 살해 장면을 강제로 목격하게 된 것과 같은— 에 대해 이야기하자 필립은 왜 자신이 그렇게 되었는지, 그리고 왜 자신의 어머니가 그녀가 겪었던 것처럼 행동해 왔는지를 이해하기 시작했다. 그녀가 겪은 일들로 그렇게 두려워하는 것은 어쩌면 당연하였다.

필립에게 나의 관점을 제공함으로써 어머니의 행동에 대하여 좋고 나쁨의 판단을 없앨 수 있었다. 동시에 나는 이것이 그의 어머니가 필립을 위하여 설정한 '자비' 인생 공부를 위한 촉매자였다는 것을 보여 주도록 했다.

45분의 세션이 끝날 무렵, 나는 필립을 도와 그가 결코 이해할 수 없었던 많은 것을 근원적 관점에서 추적할 수 있도록 도왔다. 처음에 그는 자신의 문제는 이웃과의 문제인데, 내가 필립의 어머니와 어린 시절에 대해 말하는 것을 이해하는데 어려움을 겪었다. 그러나 한번 말미를 풀어나가기 시작하자 검토해야 할 패턴이 있다는 것을 그에게 상기시켜 주었다. 실제 나는 더욱 공공연하게 다음 질문을 던졌다. "이것이 당신의 인생에서 되풀이되는 테마인 것처럼 보입니까?" 그렇다고 인정했을 때 나는 그에게 말했다. "이것이 바로 우리가 맹점이라고 부르는 것입니다."

나는 그에게 인생 공부를 중심으로 설명한 후, 이러한 에너지 스탬프를 치유하는 열쇠는 자신의 욕구를 고집하는 것과 다른 사람의 욕구를 배려하는 것 사이의 건전한 균형을 찾는 데 있다고 말했다. 우리는 너무나 배려하게 되는 것을 원하지 않지만 동시에 자기 주위의 사람들과, 이것이 통합의식의 시작인 것처럼 결합을 느끼는 것은 중요하다.

일단 필립이 내가 말하는 것을 파악하기 시작하자, 이웃의 행위에 대해 불평을 할 때 그들이 어떻게 느끼는지를 생각해봤느냐고 물었다.

"그들은 아마 나를 세상 물정에 어두운 어리석은 사람으로 생각하겠지요." 필립은 다소 후회하는 듯이 말했다.

"그러면 당신에 대한 그들의 인상을 바꾸고, 다른 이와 교류하는 다리를 세우려면 무엇을 할 수 있을까요?"라고 나는 재촉했다.

"음, 내 생각으로는 약간 다르게 표현하는 것을 배울 수 있을 것 같아요"라고 그는 말했다.

"이제까지 이웃을 초대해서 차 한 잔을 한다거나 이웃에게 꽃 한 바구니를 보내는 것에 대해서 생각해봤나요?"

"아뇨, 나는 단지 이사 갈까 생각했어요." 그는 솔직하게 인정했다.

일반적인 인생 공부와 특별한 맹점에 대해 조금 더 이야기하고 나서, 나는 필립을 격려하여 더 높은 단계의 자각상태로 유도하여 이러한 패턴들이 그의 인생 동안 얼마나 그리고 왜 지속하는지 보게 할 수 있었다. 그때 필립은 모든 것들이 자신을 위해 매우 완벽하게 설정되어 있었다는 것을 알 수 있었다. 그는 직업을 선택했고 이것이 사람들과 관계를 단절하는데 도움을 주었다. 왜냐하면, 그는 종종 모진 결정을 해야만 했기 때문이다. 만약 필립이 더욱더 민감한 사람이었다면 이것은 그에게 매우 어려웠을 것이다. 이처럼 그의 각인은 다른 사람이 꺼려하는 직업에 종사하는 것을 더 쉽도록 했다.

반면에 대체로 필립의 직업이 인생 공부를 마스터할 수 있도록 도와주었다고 말할 수도 있지만, 개인적으로 나는 이것이 그를 방해하고 있었다고 생각한다.

일 년이 지나갈 무렵 필립에게서 또다시 소식을 들었다. 그는 내 세미나 중 하나에 참석했다. 그를 본 순간 많은 것이 바뀐 것을 알았다. 그는 청중 속에서 만면에 미소를 지으며 앉아 있었다. 세미나가 끝나는 순간 그는 자신의 인생에 관한 전체적인 인식이 점차 변화하고 있다는 것을 나에게 자랑하고 싶어 안달이 났었다. 언제나 그에게는 쉬운 게 아니지만 다르게 처신하기로 했다.

그도 인정했지만, 이해를 하는데 가장 중요한 열쇠는 내가 그에게 되풀이되는 패턴들을 바라보라고 요청하고 '맹점'이라는 말을 사용했을 때에 있었다. 그는 여전히 할 일이 많았지만 서서히 자리를 잡아가고 있었다. 마침내 자신이 먼저 말하기 전에, 일단 멈추어서 잠시 여유를 가지고, 다른 사람의 처지에서 자신의 느낌과 연결하면서 노력하는 법을 터득했다. 비록 그 이웃의 아줌마들이 여전히 그를 싫어했지만, 그들의 딸과 친구가 되었으며 그녀가 집 주위를 신발을 신고 돌아다닐 때라도 이제는 그를 괴롭히지 않았다.

내가 사람들과 세션을 가질 때 일하는 방식은 그들이 의문을 가지고 직관을 사용해서 자기 자신과 연결을 이루도록 격려하는 것이다. 나는 결코 그들로부터 파워를 취하려고 하지 않는다. 대신에 자주 "이야기 하나를 들려줄게요. 왜냐하면, 이것이 내가 본 것이고, 당신에게 적합한지를 알고 싶어 하기 때문입니다. 그리고 나는 정말로 피드백을 소중히 여기기 때문에 당신이 자유롭게 이야기를 가로막아도 됩니다."라고 말한다. 나는 "당신의 어머니는 이런 타입의 사람이었습니까?"와 같은 말을 하면서 나에게 보이는 것을 묘사한다. 곧 그들은 입을 열기 시작하고 자신의 어머니와 아버지 그리고 어린 시절에 대해 말하기 시작한다. 그러면 나는 그들의 직업에 대해 말하도록 권유함으로써 이야기 주제를 바꾸게 될 것이고, 돌연 나는 모든 패턴들을 정말로 명확히 알 수 있다. 갑자기 그들은 "예, 예 지금 들으니 그렇기도 하군요"라고 말한다. 이것은 사람들이 내게서 개인 세션을 받을 때 전형적으로 발생하는 일이다.

> # 개인 기록 No. 8
> 이름 : 그레타
> 나이 : 68
> 혼인 : 이혼
> 직업 : 은퇴
> 인생 공부 : 자비
> 촉매자 : 어머니
> 유형 : 에너지 매트릭스

　그레타는 마음이 넓은 너그러운 여성이다. 지금은 미장원을 경영하다가 그만두었는데, 그녀는 자신의 열린 마음과 모두를 사랑한다는 사실에 자부하고 있으며, 또 모든 사람도 자신을 사랑한다고 생각한다. 사회적인 환경에서 그녀는 항상 화제의 중심에 있었고 누구에게나 말을 거는 사람이다. 그녀는 상당히 큰 에고를 가지고 있는데, 이런 것을 잘 알기 때문에 그것은 괜찮다. 그러나 그녀 역시 더러 예리한 측면이 있는데, 사람들은 그 예리한 성격을 바라볼 뿐이다. 왜냐하면, 그녀는 다른 사람들이 자신에 대해 느끼려고 다가올 때 당연히 에너지 매트릭스로서 '자비'의 맹점을 지니고 있기 때문이다.

　그레타는 이렇게 태어났고, 이것은 그녀가 이러한 개성의 타입을 지니고 왔다고 말하는 것이다. 그녀의 어머니는 지구에서 가장 사랑받는 사람 중의 한사람이었다. 그레타가 23세 때 그녀의 어머니는 돌아가셨고 말 그대로 수백 명의 사람이 어머니의 장례식에 참석했다. 그레타의 어머니는 다른 사람들에게 조건 없는 사랑을 줄 수 있었던 사람이었다. 그래서 다른 사람들도 그녀와 함께 사랑을 나누기 시작했다. 그녀는 매우 드물고 특별한 여인이었다. 그러나 이것은 그레타가 엄마의 그늘 속에서 자라났다는 것을 의미했다. 그레타는 항상 얼마나 많은 친구가 있는지, 사람들이 자신에 대해서 어떻게 느끼는 지로 자신을 평가했다.

어머니가 돌아가시자 그레타는 어머니의 방법을 따르려 했다. 그러나 그녀는 '자비' 에너지 매트릭스를 가지고 태어났기 때문에, 실제적으로 다른 사람과 조화를 이루는데 많은 어려움을 겪었다.

그레타의 어머니는 그레타가 사람들을 왜 짜증나게 하는지를 결코 이해할 수 없었다. 그녀는 자신의 딸이 너무도 지나치게 다른 사람을 대접하여 결국은 다른 사람들을 쫓아 버린다는 것을 알아차렸다. 그레타의 어머니는 딸과 너무 가까이 있었기에 객관적으로 될 수 없어서 자신의 딸을 실질적으로 많이 도울 수 없었다. 실제로, 그녀가 쉽게 다른 사람과 관계를 맺는 것이 그레타를 매우 어렵게 만들고 있다는 것을 알아차렸다. 왜냐하면, 그레타는 어머니와 반대로 자신을 평가했기 때문이다. 동시에 그레타는 다른 사람들과 관계되었던 곳에 이 맹점을 가지고 있었기 때문에, 자신의 어머니를 흉내 내고 역할 모델로 삼은 시도가 자신의 삶에 완전히 같은 결과를 만들어내지 못하는 이유를 이해할 수 없었다. 어쨌든 그레타가 노력하건 하지 않건 어떤 것도 들어맞지는 않았다.

그레타가 어린 소녀였을 때, 그녀가 할 수 있는 한 여러 사회단체에 참여했고 멋지다고 하는 것은 모두 다했다. 비록 그녀는 자신의 인기에 대해 자랑스러워했지만, 그녀가 알지 못했던 것은 그녀가 등을 돌릴 때면, 다른 아이들이 자신을 놀리며 'OG'라고 불렀을 때였다. OG는 '밉살스러운 그레타Obnoxious Greta'라는 비참한 이니셜이었다.

그녀는 특별히 노력하여 모든 사람들을 사랑할 거라고 즐겨 말하곤 하지만, 당신이 그녀와 이야기 나눌 때 실제로는 그녀는 혼잣말을 하고, 의미심장한 수준에서는 진실로 다른 사람과 연결되어 있지 않다는 느낌을 떨칠 수 없게 된다. 그래서 그렇지 않다는 그녀의 모든 장황한 표현들과 이야기들에도, 그레타의 행동과 신체언어는 서로 일치하지 않았다. 사람들은 그녀의 약간 거칠면서 모난 에너지를 찾아낸다. 왜냐하면, 그녀의 행동은 자신의 말과 어울리지 않아서, 사람들은 그레타를 완전히 신뢰하기 어렵다는 것을 알았기 때문이다.

그레타는 한번 결혼했다. 아무도 무슨 일이 생겼는지는 모른다. 그녀가 결혼에 대해 말한 모든 것은 "불쾌한 경험을 던져버렸다"라고 말하는 것뿐이다. 무슨 일이 일어났던지 이것이 그녀에게 매우 심한 상처를 주었고 자기방어에 기여했음은 틀림없다. 비록 그녀는 몇 년에 걸쳐 열심히 일해서 다른 사람과 관련된 자신의 어려움을 극복하였지만, 여전히 자신의 삶에서 진정으로 원하는 영원한 파트너를 맞아들이려고 하지는 않았다. 문제는 그녀의 외향적인 행동과 태도가 남자로 하여금 가면 뒤에 숨겨진 그레타의 '진정한 모습'을 보는 것을 방해한다는 것이다. 그러므로 남자들은 그녀가 너무나 재치가 없고, 너무 직접적이고, 너무 융통성이 없다고 그녀를 차버리는 경향이 있다. 그리고 그녀가 최근에 다소 부드러워지기는 했지만, 불행하게도 그레타는 여전히 이 점에서 맹점을 가진 쪽이 상대가 아니라 자신임을 깨닫지 못하고 있다.

대개 인생 공부와 마찬가지로, 이와 같은 에너지 매트릭스를 마스터하는 가장 간단한 방법은 그레타가 자신의 약점을 글로 써서 공개하고 사람들에게 자신의 약점을 솔직하게 말하는 것이다. 자신의 인생 공부를 인식하고 그녀에게 그러한 속성들을 설명한 후에, 그녀는 이것이 적합하다는데 동의했다. 그러고 나서 나는 그녀가 정말로 이것을 바꾸기를 원하는지를 물었고 그레타는 이것에 정말로 싫증이 나서 어떤 짓이라도 할 것이라고 말했다. 이때 나는 그녀에게 자신의 가장 친하고 가장 신뢰하는 친구와 함께 시작해보라고 제안했다. 그녀가 표현하도록 유도한다면 다음과 같다, "나는 내가 사람들에게 이렇게 영향을 미쳤고, 나는 정말로 이것을 바꾸고 싶지만, 당신의 도움이 필요합니다. 나는 다른 사람에게 보이는 내 모습에 대해 맹점을 가지고 있고, 당신이 이러한 상태에서 나를 볼 때 당신의 정직한 피드백을 듣고 싶습니다."

한 일 년 뒤에 나는 그레타로부터 소식을 들었다. 비록 그녀는 여전히 이 인생 공부와 씨름하고 있지만, 이것을 하기로 한 결정은 그녀의 인생에서 가장 큰 변화를 일으킨 사건 중의 하나였다. 흥미로운 부분은 그녀의 어머니를 알았던 사람들이 최초로 그레타에게 어머니와 아주 닮았다고 말하기 시작했다는 것이다.

주요 인생 공부 5

커뮤니케이션 Communication

가슴으로부터 교감

가슴으로부터 커뮤니케이션 공부는 관계의 범위에서 정의된다. 비록 이것이 모든 종류의 관계에 적용될 수는 있지만 사랑의 관계들이야말로 우리가 이 인생 공부를 수행하기로 선택한 첫 번째 주요 영역이다. 그러나 이 특별한 인생 공부의 마스터는 많은 사람을 교묘히 피해왔다고 말할 수밖에 없다. 왜냐하면, 많은 사람이 믿고 있듯이 관계의 목적은 **다른 사람**을 통해 자기 자신을 완전하게 하는데 있는 것이 아니라, 오히려 다른 사람과 **나란히** 걷는 것을 터득하고, **서로 상대에게 지나치게 의존하지 않고** 삶을 함께 나누는 데 있기 때문이다.

진실을 공유하는 것이 유익한 관계를 유지하는 본질이다. 그러나 사실 새로운 에너지 속에서는 오직 하나의 관계 즉, 그것은 자기 자신과의 관계만 있다는 것이다.

이 인생 공부는 남성에게 더 널리 수행되고 있다. 아주 빈번히 '커뮤니케이션' 인생 공부를 수행하는 사람들은 말 배우는 아이처럼, 말하는데 곤란을 겪게 될 것이다. 이들은 언어장애를 가지고 있거나 말하는 것을 늦게 배울 수도 있다. 이러한 초기의 도전을 극복한 후에 많은 수가 생계를 위해 커뮤니케이션을 해야만 하는 상황에 놓이게 될 것이다. 만일 그들이 이 인생 공부를 마스터하는 데 유익한 과정을 거친다면, 일반적으로 커뮤니케이션에 아주 능숙해질 것이다. 비록 그렇다 해도 그들에게 자신의 가슴속에 있는 것을 말하는 것은 항상 어렵고도 험난한 도전일 수 있다. 왜냐하면, 자신의 느낌을 정직하게 말하고, 자신의 욕구를 알리기는 쉽지 않기 때문이다. 만일 이 인생 공부가 에너지 매트릭스를 통해 성장촉진되고 있다면, 그들은 피곤하거나 스트레스를 받고 있을 때마다 침묵의 벽 뒤로 쉽게 물러서는 경향이 있을 수도 있다. 이들은 기회가 있을 때마다 현실에서 도피하려는 사람들이다.

심지어 몇 번의 전생을 함께 살았던 두 연인이 재회한 때에도, 이러한 속성을 마스터하는 비결은 그들의 느낌을 표현하는데 말이 도움된다고 더욱 확신하는 데 있다.

이러한 속성을 수행하기로 한 영혼들 대부분은 남성으로 환생하기로 선택한 이유는 남자들이 일반적으로 자신의 느낌을 표현하는 데 가장 많은 어려움을 겪고 있기 때문이다. 수천 년 동안 우리 사회에서 남자는 자신의 감정을 마비시켜왔다. 감사하게도 이것은 새로운 에너지가 스며들고 있어 꽤 급속하게 변화하고 있다.

감정들은 에너지 매트릭스와 에너지 튜브 사이의 가교이다. ('에너지 튜브 정화' 장 참조) 그래서 우리가 수행하는 모든 주요 인생 속성들은 우리 내면에 강한 감정을 촉발시키게 될 것이다. 인생 공부를 잘되게 하고자 선택된 것이 에너지 매트릭스 또는 에너지 스탬프이든지 양쪽 다 우리의 감정을 통해서 밖으로 작용할 것이다. 이 때문에 가슴으로부터 커뮤니케이션의 속성을 마스터하는 것은 모든 다른 사람을 성장촉진시킬 수 있도록 도와주는 주요 인생 속성들 중 하나이다.

느끼는 것을 항상 말하는 기술을 마스터함으로써, 가슴으로부터 커뮤니케이션 속성이 모든 관계의 기반이 될 것이다.

개인 기록 No. 9

이름 : 앨버트
나이 : 83
혼인 : 사별
직업 : 은퇴
인생 공부 : 커뮤니케이션
촉매자 : 아버지
유형 : 에너지 매트릭스

앨버트는 조지의 아버지이다. 조지는 당신도 기억하듯이 '존재' 인생 공부에서 이미 소개했던 사례 연구 중 하나의 주제였다.

앨버트는 심각한 언어장애를 가지고 성장했다. 그래서 앨버트는 태어나면서부터 자신의 생각과 말들을 표현하는데 어려움을 겪었다. 그의 아버지가 "내뱉어 애야." 또는 "자, 말해봐, 네가 의미하는 것을 말해봐."와 같은 것들을 말하면서 그에게 참을성 있게 시도했던 일들도 소용이 없었다.

앨버트의 집은 사랑이 넘치는 가정이었고, 그의 부모는 선한 사람들이었다. 비록 그렇다 해도, 이러한 가족 간 상호 작용들과 역동성은 대부분 무의식에 남아있게 되는데, 앨버트에게 자신의 인생 공부를 위한 완벽한 설정을 제공해 주는데 필수적이었다.

여기서 우리는 그의 느낌을 분명히 말하는 데에 실제로 육체적 어려움이 있기 때문에, 글자 그대로 느끼는 것을 말할 수 없는 '커뮤니케이션' 인생 공부를 수행하는 한 사람을 본다. 무슨 일이 일어나면 우리는 항상 사물들에 적응하고 조정하는 것을 배우게 되는데, 앨버트는 모든 것을 말로 하기 전에 머리를 통해 생각함으로써 자신의 장애를 회피하는 것을 배웠다. 그 과정에서 그는 모든 감정을 억누르는 것을 배웠고, 그의 입에서 나오는 것은 아주 구체적이고, 매우 정확하고, 물론 잘 조절되어 있다. 결과적으로 앨버트가 세상에서 가장 하기 어려운 것은 **생각했던** 것이 아니라 **느꼈던** 것을 말하는 것이었다.

물론 자신의 가슴속에 있는 것을 말하지 못하는 앨버트의 무능함이 아들 조지에게 비극적 영향을 끼쳤다는 것을 알고 있다. 그러나 순수하게 아버지 앨버트의 관점에서만 바라볼 때, 앨버트는 실제로 이 인생 공부를 마스터함에 있어서 대단한 성장을 이루었다. 그가 터득한 것은 의식적으로 에너지를 멈추고 저항 없이 자신을 통해 흐르도록 두는 것이다. 앨버트는 말문을 닫고 머릿속에서만 생각하는 대신, 조지와의 경험을 통해 조지에게 말을 하고 싶지만, 그렇게 하지 못하는 데 대한 자신의 좌절감을 표현하는 방법을 터득했고 한편, 그와 동시에 자신의 가슴 속에서 감정을 느끼는 한, 그것을 말로 꼭 표현하지 않아도 된다는 생각도 배웠다.

앨버트의 관점에서 이 관계를 보면, 어떤 점에서 앨버트의 감정을 표현할 수 없는 무능력에 무의식적으로 자극을 받았던 조지의 행동은, 아버지가 이 인생 공부를 마스터하는 것을 터득할 수 있는 완벽한 상황을 창조했다. 그러나 조지의 관점에서 이 상황을 바라볼 때 전혀 다르게 보인다.

아이러니하게도 앨버트는 나이가 들어갈수록 전에는 전혀 표현할 수 없었던 생각과 느낌들을 표현하는데 익숙해져 갔다. 내가 그를 마지막으로 보았을 때, 자신을 돌봐주는 사람들에게 필요한 것을 말하거나 느끼는 것을 표현하는데 어떠한 문제도 없는 것처럼 보였다. 그러나 종종 작동하는 방식이 이러하다. 우리는 때때로 마지막 순간까지도 성취하지 못한다. 그러나 우리가 이루어 냈을 때, 우리는 얻게 된다. 이것이 바로 마스터이다.

이런 특별한 개인기록에 대해 또 다른 흥미로운 것은 앨버트는 자신의 전 생애를 통신회사에 근무하면서 보냈다는 점이다. 이런 점에서 다시 한 번 언급한다면, 뜻밖에도 우리의 인생 공부는 그렇게 특이한 게 아니다.

개인 기록 No. 10

이름 : 토니
나이 : 36
혼인 : 기혼
직업 : 자동차 판매 중역
인생 공부 : 커뮤니케이션
촉매자: 할머니
유형 : 에너지 매트릭스

토니는 지적인 청년이다. 자동차 딜러 판매담당 간부인 토니는 생계수단으로 자신의 능숙한 말재주를 잘 활용할 수 있는 직업을

선택했다.

토니는 자신의 '말재주'뿐만 아니라 고객이 무엇을 생각하는지 간파하는 능력에 우쭐해 한다. 그래서 당연하게 자신을 완벽한 능변가로 여기고 있다. 그러나 하루 일과를 마치고 아내와 두 자녀가 있는 집으로 돌아오면, 가족 중 누구도 토니가 진정 누구인지를 알지 못한다. 왜냐하면, 결코 자신을 열어 보이지 않아서 가장 가까운 사람마저도 그의 심중에 무엇이 들어 있는지 알지 못했다.

앨버트가 젊은 시절에 했었던 것처럼, 토니는 오로지 자신의 지능으로 커뮤니케이션했다. 직장에서 놀랄만한 성공과 고객에게 신뢰를 주는 놀라운 능력이 있음에도, 사람들이 그가 가슴으로 진정으로 누구인지를 알고자 다가올 때, 토니는 그 과정을 철저하게 **생각하기**만 하고, 자신의 머리를 대신하여 그 과정을 진행하게 하는 느낌을 부정했다. 이것은 '커뮤니케이션' 인생 공부가 에너지 매트릭스를 통하여 가속할 때 발생할 수 있다.

나와의 몇 번의 개인 세션을 가진 후, 토니는 '커뮤니케이션' 인생 공부를 수행할 수 있게 되었다. 그는 나의 책 **리-멤버**를 읽고, 자신의 모습을 보고서 나를 찾아왔다. 토니의 결혼은 다소 평탄치만은 않았고 아내와는 두 번이나 파경을 맞았다. 그가 내 책을 읽기 시작하였을 때, 그에게 많은 의미가 있는 것처럼 보였다. 또한, 나와 같은 속성을 지니고 있다고 인지했기에, 나와 사적으로 이어져 있다고 여겼을 뿐만 아니라 내 이야기가 자기 삶을 이해하게 한다고 했다.

토니가 개인 세션을 예약하려고 전화했을 때, 확실히 내가 자신을 위하여 약간의 행운을 주술적으로 기원해주길 기대했다. 바로 그 시작부터 그가 '커뮤니케이션' 인생 공부를 한다는 것이 나에게는 매우 분명해졌다. 그는 이전에 이처럼 행한 적이 없다며, 몇 가지 일들에 대해 자신이 생각하는 것을 나에게 즉시 말하기 시작했다. 내가 느끼는 바를 말하라고 요청했을 때, 그가 할 수 있는 말은 "음, 내 생각에는 x처럼 느껴요." 그리고 "나는 y를 생각하는 것처럼 느껴요. 내가 당신 책을 읽고 나서 지금은 어떻게 생각하는지를 모르겠어요."라고만 했다.

나는 "왜 당신은 자신이 느끼는 것을 말하지 않죠."라고 물었다. 그는 이렇게 대답했다. "나는 내가 느끼는 것이 무엇인지를 몰라요. 단지 혼란스러울 뿐이에요."

"그러면 당신의 아버지에 대해 말씀해 보세요." 그를 격려했다. 과거로 돌아가서 자신의 어린 시절에 대해 무언가를 말할 수 있다면, 우리는 앞으로 나아갈 길을 찾을 수 있음을 알고 있었다.

토니는 나에게 그의 아버지는 가족의 생계를 책임지는 좋은 아버지였고 항상 주위에 있으면서 자녀들을 사랑했다고 말했다.

"아버지가 당신을 사랑한다고 말한 적은 있나요?" 내가 물었다.

"아니오." 토니가 대답했다. 내가 파고 들어가면 갈수록 토니의 아버지도 '커뮤니케이션' 인생 공부를 수행하고 있다는 것이 자명해졌다. 고등학교 시절 내내 토니는 사람들이 자신을 오해했다는 것을 이미 알고 있었다. 그는 자신의 가슴속 깊은 곳에서 나오는 것을 말하는 데 문제가 있었기 때문에, 사람들은 토니가 말했던 것과 반응하는 방식을 거드름 피우거나 냉담하게 구는 것으로 오해하기 쉬웠다. 그가 대학에 들어가고 나서, 자신의 커뮤니케이션의 결점을 감추려고 많은 전략을 개발하기 시작했다. 그래서 이것은 사람들이 그를 알아차리는 것을 힘들게 했다.

    토니는 자동차를 사랑했고, 졸업을 하고 자동차 세일즈맨으로서 직업을 갖게 되었다. 직업은 그에게 중요했기 때문에 자신의 커뮤니케이션 기법들을 향상시키려고 많은 책과 안내서를 읽기 시작했다. 그 결과 그는 대단히 성공한 사람이 되었다. 이제 당신은 토니가 개발한 모든 도구들이 그를 훌륭한 커뮤니케이터로 만들었다는 것을 믿어 의심치 않을 것이다. 또 그는 그렇게 되었지만, 단지 직장에서만 그러했었다. 이것은 그의 모든 커뮤니케이션이 고객에 맞추어져 있었기에 자신에 대해 무언가를 드러내는 것은 불필요했다.

    그럼에도, 토니는 사랑스러운 젊은 여성을 만났고 결혼을 해서 아이를 갖게 되었다. 그때 그의 삶의 패턴이 드러나게 되었다. 비록 그 당시는 알지 못했지만, 토니의 자녀들은 그가 겪었던 것과 같은 공허함 속에서 성장했다. 토니의 아버지가 했던 것처럼 토니는 아주 훌륭한 아버지였다. 그러나 아이들과 관계하는 동안 그는 단지 그곳에 있던 누군가에 불과했다. 그가 집에서 거의 말하지 않았기에 자녀들은 자신의 아버지에 대해서 결코 알지 못했다.

    토니가 나의 책을 읽었을 때, 그것이 그의 내면에 깊이 숨어있는 무언가를 촉발했다. 우리가 대화를 하면 할수록 토니는 더욱더 편안해지고 마음을 열기 시작했다. 결국, 토니는 자신의 아내와 자신의 결혼생활에 몇 가지 어려움을 겪고 있다는 것을 나에게 털어놓았다. 내가 이들 문제에 대해 아내와 상의해보는 것이 어떠냐고 물었을 때, 그는 "아뇨. 나는 무슨 말을 해야 하고, 어디서부터 시작해야 하고, 심지어 그녀가 이것을 어떻게 받아들일지 모르겠어요."라고 대답했다.

내가 토니에게 자신의 부모와의 관계에 대해 몇 가지 더 질문을 했을 때 커뮤니케이션의 내력이 계속 반복되고 있다는 것이 자명해졌다. 따라서 토니는 '커뮤니케이션' 인생 공부에 직면하고 있었던 것이다. 자라면서 토니는 자신의 부모들 사이에서 이루어지는 소통이나 사랑의 표현을 결코 보지 못했다. 그리고 그 이후에 비록 그는 자신의 고객을 상대할 때 훌륭한 능변가가 되는데 도움이 된 많은 도구를 개발하긴 했지만, 자신의 아내와 아이들에게 마음을 여는 방법과 자신의 느낌과 감정을 표현하는 법을 배우지 못했다.

"당신이 마지막으로 아내에게 겁이 난다고 말했던 것이 언제인가요?" 내가 물었다. "정말로 당신을 흥분시키는 것에 대해 그녀에게 마지막으로 말한 적은 언제인가요?"

"으-으-음, 우리는 정말로 말을 많이 하지 않아요." 그가 인정했다.

"그러면 당신이 시작할 때입니다." 나는 제안했다. "왜냐하면, 이러한 것이 관계를 이루어가는 친밀한 커뮤니케이션이기 때문입니다. 이제 나는 당신이 완전히 난폭해져서 그녀의 삶을 두렵게 하는 것을 원치 않습니다. 그래서 나의 제안은 당신이 생각하는 것이 아니라 느껴지는 어떤 것에 대해 매일 한 가지씩 대화하면서 천천히 시작하라는 것입니다. 작은 것부터 시작하세요. '나는 오늘 이렇게 느껴요.'라고 그녀에게 말하세요. 이렇게 하면서 슬그머니 대화를 시작하세요. 편안한 단어를 사용하도록 하세요. 만일 매일 그녀에게 자신의 **생각**보다 자기 **느낌** 속에서 약간의 통찰을 줄 수 있도록 말하기를 조절할 수 있다면, 곧 전혀 새로운 수준에서 커뮤니케이션하는 자신을 발견할 것입니다. 내용이 얼마나 사소하고 의미

없어 보이는 건 상관없습니다. 요점은 상대를 신뢰하고 나눈다는 마음으로 편안하게 시작하는 것입니다. 이렇게 될 때 부부간의 친밀함이 시작되지요. 우리는 독심술사가 아닙니다. 만일 함께 나누지 않는다면, 다른 사람의 마음과 가슴 속에서 무엇이 진행되고 있는지 알 수 없습니다. 당신이 마음을 열어서 무엇을 어떻게 느끼는지 아내와 공유하면 할수록, 그녀는 훨씬 더 편안하게 공감할 것이고, 훨씬 더 가까워질 것입니다."

토니는 그 당시 별로 말하지 않았다. 그러나 우리의 대화가 그에게 충격을 줬다는 것은 알 수 있었다. 6개월 뒤 그는 두 번째 세션을 위해 전화했고 약속 날짜를 잡았다. 많은 것이 점차 변해가고 있었다. 그에게는 쉬운 일이 아니었지만 자신이 할 수 있는 최선을 다했다. 작지만 의미 있는 진보를 하고 있었다. 그와의 세 번째 세션 무렵에, 그는 나에게 아내와 아이들과의 관계가 완전히 변했다고 말했다. 결국, 토니는 진정한 가족의 일원이 된 것을 느꼈다. 더욱 중요한 것은, 이제는 자신이 혼자란 느낌이 들지 않았다.

'커뮤니케이션' 인생 공부는 반드시 아주 친밀한 일대일 사랑 관계 속에서 모습을 드러낸다. 만일 이것이 사랑하는 사람 혹은 남편이나 아내가 아니라면, 두 명의 가장 친한 친구 사이일 수도 있다. 이러한 새로운 에너지 안에서 남성과 여성의 에너지가 더욱 많이 섞이게 된다는 것을 발견할 것이다. 이것은 남성적 측면에 너무 빠져서 균형을 이루지 못한 남자는 여성적 에너지와 자기 본성의 여성적 측면들과 더 편안해지기 위한 상황들을 만들 것이다. 반면에 여성적 에너지가 너무나 견고한 여성들은, 완벽한 균형을 위해서 자기 본성의 남성적 측면 쪽으로 더욱더 가깝게 움직이게 된다. 이것이 칼 융이 말한 '아니마'(남성 안의 여성적 요소) 혹은 '아니무스'(여성 속의 남성적 요소)이다. 이것이 음과 양이다. 우리 중 누구도 완전히 남성적이거나 여성적이지는 않다. 우리는 모두 자기 안에 양쪽 다를 지니고 있고, 표현의 완벽한 균형을 찾는 것을 터득하는 것이 비결이다.

흥미롭게도, '커뮤니케이션' 인생 공부를 수행하는 사람은 종종 '명확함' 혹은 '자비' 인생 공부를 수행하는 사람에게 이끌린다. 이러한 상황에서 종종 발생하는 일은 만일 한 사람은 변하고 다른 사람은 변하기를 거부한다면 그 관계는 멀어진다는 것이다. 그러나 둘 다 자신의 개인적인 인생 공부를 하고 있다면, 전형적으로 발생하는 일은 그들이 얼마간 떨어져 있다 해도 서로 합쳐서 또다시 같은 구조 안에서 새로운 관계를 수립한다는 것이다.

우리가 지상에서 여러 단계를 거쳐 성장하다시피 마찬가지로 다른 성별을 가지고 다양한 삶을 경험한다. '커뮤니케이션' 인생 공부는 일반적으로 여성보다 남성으로서 더 많이 겪는다. 왜냐하면, 우리 사회가 현재 설정된 방식으로는 남성이 '커뮤니케이션'에 어려움을 촉진하는 조건들을 경험할 가능성이 더 높기 때문이다.

주요 인생 공부 6

창조 Creation

셀프 파워 드러내기

  양극성 영역 안에 사는 우리는 자신이 창조자임을 알지 못하기에, 이것을 체험하지 못하고 단지 생각들 안에서만 창조력을 머물게 한다. 우리는 모두 많건 적건 간에 이러한 맹점이 있다. 그러나 '창조' 인생 공부를 마스터하려고 수행 중인 사람들에게는 훨씬 더 심하다. 그들은 자신의 창조를 알아차리지 못할 뿐만 아니라 창조하는 능력도 까맣게 모른다. 비록 이들은 굉장한 창조력이 있다 해도, 이것을 자신의 인생에서 현실적 창조로 이어지게 하는데 커다란 어려움을 겪고 있다.

  그들이 설정한 방식에 따라, 이 인생 공부를 수행 중인 사람들은 몇몇 상황들에서 자기 자신을 발견할 수 있다. 예를 들어, 그들은 몇 달이고 몇 년이고 특출한 작품에 매달리는 예술가일지 모른다. 그리고 자신의 첫 번째 전시회 때, 누군가가 실제로 자신의 작품을 사기를 원하는 것을 보고 매우 충격을 받고, 그들이 받은 바로 그 첫 번째 제안을 받아들인다. 또는 프로젝트에서 모든 중요한 일을 처리하고 모든 영예를 사장에게 돌리는 총명한 비서나 보좌진일 수도 있다. 또한, 모두가 엄청난 창조력을 지닌 사람으로 알고 있고, 그들이 만지는 모든 것은 아무 노력도 기울이지 않고 걸작이 되지만, 지속적인 수입원을 만들어 먹고살아갈 수 없는 사람일지도 모른다. 그들의 맹점은 항상 자신의 창조와 창조력을 보지 못하게 한다. 설령 그렇더라도 그들은 자주 그들 자신이 성공적으로 창조 기술을 가르치는 것을 알 수 있다.

우리 사회에서 남성은 전통적으로 물심양면으로 지원받고 있어서, 이 인생 공부를 수행하는 많은 영혼은 여성으로 환생하기를 선택한다. 그리고 많은 여성이 지닌 것으로 보이는 자신감 부족까지 더해지면, 종종 이르게 되는 결론은 그들 짝에게 자신의 창조력을 숨기는 부인들이다. 또한, 배우자를 통해서 창조하는 부인들은, 이 모두를 창조하는 사람이 배우자라는 환상을 만들어낸다. 이러한 상황에서 남편은 종종 대단히 성공한 것으로 보이는 반면, 부인은 그녀 자신을 후원하거나 창조할 수 없는 것처럼 보이게 된다. 그러나 이 관계가 사라진다면 남편의 '성공적인' 사업 혹은 프로젝트는 빈번히 어떤 특정한 이유 없이 내리막으로 접어드는 것으로 분명히 드러난다. 이것은 어려운 '창조' 인생 공부를 마스터하기 위한 유명한 여러 시나리오 중 하나다.

부족에 대한 믿음, 그리고 때로는 완벽주의가 이런 사람들이 스스로 창조하는 시도조차 않으려는 완벽한 핑계를 제공하곤 한다.

이 인생 공부를 마스터하는 비결은 **책임과** 퍼스널 파워의 균형을 이루는 것이다. 더 많은 개인 책임을 지는 방법을 발견하는 것은 퍼스널 파워의 개별적 감각을 증가시켜 주게 되어, '창조' 인생 공부를 마스터하는 것을 도울 수 있게 된다.

육체 상태에서 '창조력' 유지를 체득하는 것은 마스터하기 가장 어려운 인생 공부인 '은혜' 다음으로 어렵다. 양극성 영역 안에서 살아간다는 환상은 매순간 자신의 현실을 실제로 창조하고 있다는 것을 알기 매우 어렵게 만든다. 게다가 많은 사람이 겪는 이 자기

가치의 부족 때문에 우주의 위대한 비밀에 대해 전혀 알지 못한다. 이것은 바로 :

'나도 신이다.'

일단 우리가 이 두 가지 마술적인 단어를 이해하게 되면, 자신의 파워와 책임의 균형을 맞추기 시작할 것이다. 이렇게 될 때 우리는 '창조'의 기술을 더 빨리 마스터하는 것을 터득할 것이다.

인생길을 가는 도중 어딘가에서, 우리는 창조자로서 자기 파워를 갖는 것이 '실수할 수 없다'는 것을 의미한다는 믿음을 갖게 된다. 진실로 우리는 실수할 **능력이 없다**. 왜냐하면, 만일 우리가 창조한 현실에 만족하지 않는다면, 해야 할 일은 자신의 창조에 대한 책임을 공표하고, 원상태로 돌린 후 또다시 시작한다는 단순한 이유 때문이다. 그러나 우리는 너무나 자주 '완벽한' 선택을 하려는 욕구에 사로잡혀서, 오히려 많은 기회는 우리 곁을 완전히 지나치게 된다.

이 인생 공부를 잘되게 하는 에너지 매트릭스를 가진 사람들은 심지어 자신의 창조력을 사용하기조차 힘들다는 것을 발견할 것이다. 종종 그들은 모든 일을 정확하게 처리해야 한다는데 너무 압도되어 있어, 결국 무엇이든 끝내 행하지 않는다. 문제는 창조력이 이러한 방식으로 방해를 받을 때, 심각한 압력을 가중시키게 된다는 것이다. 이것이 에너지의 역류를 일으키며, 신체를 크나큰 스트레스 상태로 몰아가 결국 그 사람은 유전적 성향일 수 있는 다수의 만성 질병에 취약해진다.

부족의 심리는 이 인생 공부를 경험하는 사람들이 종종 스스로 이 인생 속성을 마스터하는 도우미로 '설정한' 것이다. 사실 천국의 원래 상태는 풍요로움이다. 우리가 영혼의 본향에 있을 때 경험하는 것보다 더 큰 풍요로움은 없다. 풍요로움은 어떤 주어진 상태에서의 잉여 에너지이다. 이것은 부족의 반대말이다. 실제로는 무한한 에너지임에도, 망각의 베일에 있을 때만 우리가 제한된 형상과 에너지 속에 있다는 것을 믿게 한다. 무한한 에너지라는 것을 받아들일 때, 풍요로움은 더 이상 문제가 되지 않는다. 우리들이 어떤 주어진 순간에도 창조력을 발휘할 수 있을 정도로 흐름 속에 완전히 머물러 있게 되면, 어떤 것도 필요치 않게 된다.[8]

완벽주의, 부족 그리고 위에 설명한 인생 특성들 이외에도 우리가 '창조' 인생 공부를 완수하려고 설정한 많은 다른 계약들이 있다. 베일 속에서는 우리가 누구인지를 기억해내는 것이 어렵다. 그러므로 우리는 좀처럼 육체에 있는 동안 단지 **존재**라는 느낌을 갖기 어렵다. 이것은 자신감의 이슈가 이 인생 공부를 수행하는 사람들 사이에 널리 스며들어가 있는 이유이다. 어린 시절 우리를 부양하는 데 실패한 부모와 엉터리로 이끈 선생들로부터 받은 어떤 부정적인 에너지 스탬프가 이 상황에 더해지면, 창조 공부 마스터를 터득하기 위한 완벽한 조건이 갖춰진다.

'창조' 인생 공부를 수행하는 사람들은 매우 뚜렷한 창조력을 갖고 있을 것이다. 그러나 그들은 항상 이것을 알 수 없다. 많은 사람이 성공적이고 유명한 작가가 될 수 있는 능력을 갖추고 있지만, 자신의 창조적 표현을 절대 드러내지 못한다.

우리가 뭔가를 할 수 없다는 말을 반복적으로 들었음에도, 그것

---

8) 이 중요한 주제에 대해 더 많은 정보를 얻으려면, "Welcome Home"의 '풍요의 다섯 가지 전통'을 참고하시길 바란다. (근간 한국어판 출판 예정)

을 어떻게 해서든 성공적으로 해낼 때, 파워의 느낌(감정)이 에너지 튜브에 각인되어 항상 우리와 함께 움직인다. 우리가 자신의 파워를 가져와서 간직할 기회를 가질 때마다, 이 에너지 스탬프는 움직이게 될 것이고, 이로써 강화될 것이다. 진정한 도전은 이 에너지 스탬프를 긍정적인 방향으로 변환하는 것을 터득하는 데 있다.

우선 첫째로, 우리는 대부분 의도적으로 자신을 위해 긍정적인 에너지 스탬프를 만들 수 있다는 것을 자각하지 못한다. 또 다음으로는, 우리 대부분은 잘못된 행동을 하게 될까 너무 두려워서 전혀 움직이지 못하고 있다. 즉, 우리는 실패하는 것을 너무도 두려워해서 결코 일어서는 것을 터득하지 못하고 있다.

퍼스널 파워의 균형은 **책임**이다. 그러므로 '창조' 인생 공부를 마스터하는 주요 열쇠는 더 많은 개인 책임을 갖는 방법을 발견하여 퍼스널 파워를 증가시키는 데 있다.

> **개인 기록 No. 11**
>
> 이름 : 사라
> 나이 : 35
> 혼인 : 이혼
> 직업 : 예술가
> 인생 공부 : 창조
> 촉매자 : 어머니
> 유형 : 에너지 매트릭스

사라가 처음 내게 조언을 구했을 때, 결혼은 했지만 결혼생활은 대체로 힘들었다. 사라는 결혼이 깨지기를 원하지 않았다. 실패를 엄청나게 두려워했을 뿐만 아니라 스스로 이것에 대처할 수 없다고 여겼다.

비록 사라는 자각하지 못했지만, 나는 이혼의 유익한 가능성을 보게 되었다. 그래서 실제로 내가 본 것을 직접적으로 그녀에게 말하지 않고, 천천히 자력으로 견뎌 서서 자신의 창조력을 믿도록 격려하였다. 그러나 사라는 온통 실패에 대한 두려움과, 만약 그것이 실제로 일어난다면 도대체 어떻게 재정적으로 지탱할지에 대한 걱정으로 꽉 차 있었다. 결혼을 통해 사라는 그녀가 스스로 결코 누릴 수 없다고 생각했던 많은 것이 주어졌다.

나는 사라에게 자신의 열정에 대해 말했고, 스스로 가슴 뛰게 만드는 일들에 대해 묻기 시작했다. 그녀는 내게 정말로 '심심풀이'로 미술과 글쓰기를 하고, 또 가끔 노래하는 것을 즐기지만, 이러한 활동은 '단순히 취미'일 뿐이지 이것을 확실하게 직업으로 삼을 수는 없다고 말했다. 그러나 그녀가 말하는 동안 내가 파악했던 상황은 바로 정반대의 모습을 보여주었다. 진실로 사라는 총명한 예술가이자 열정적인 가수였을 뿐만 아니라 타고난 작가였다.

그러나 내가 본 것을 중심으로 설명했을 때, 그녀는 곧바로 이것을 부인했다. 이러한 세 가지 열정이 사소한 취미 이상으로 발전한다는 것은 그녀에게는 터무니없는 이야기였다. 더군다나 비록 그녀가 이런 분야에서 보통을 넘었을지라도(그녀는 이것을 강하게 부정했다.), 이것은 대부분 사람이 그러하듯이 남편의 부유함이 그녀에게 취미생활에 몰두하게만 했기 때문이라고 실제로 믿은 것으로 보였다. 분명히 사라의 창조성은 완전히 하루하루를 먹고살아야 하는 금전 문제에 좌우됐다.

6개월 뒤 사라는 나에게 다시 연락했다. 이즈음 그녀는 정말 남편과 헤어졌고, 지금은 이혼 과정에 있었다. 예전처럼 그녀는 돈 걱정에 급급해 있었다. 왜냐하면, 그들은 양육할 아이가 없었기 때문에, 남편은 그녀를 재정적으로 부양할 책임감을 전혀 느끼지 못했다. 그러므로 그녀는 자신을 지탱하는 능력에 대해 두려워했을 뿐만 아니라, 그녀가 직업을 구한다 해도 "사소한 취미들"을 누리는 것을 지속할 여유를 가질 수 없다고 걱정도 하였다. 비록 그녀가 이것들에 "매우 능숙하지 못함"에도, 그녀에게 여전히 매우 소중했다.

이제는 내가 인식했던 대로 사라의 인생 공부와 맹점에 대해 말하는 것이 적절하다는 느낌이었다. 그녀의 과거에서 내가 보고 있었던 것과, 이 인생 공부의 촉매자는 어머니였다는 것을 설명함으로써 이야기를 풀어나갔다.

사라의 어머니는 유명한 배우였다. 아름답고 재능 있고 매우 유능한 여성이었다. 어머니는 사라가 무엇을 하더라도 엄마의 업적에는 결코 미치지 못할 것이라는 신념이 어떻게든지 스며들게 하였다. 그러나 내가 보았던 진실은 완전히 달랐다. 사라의 타고난 재능은 어머니보다 훨씬 더 우수했다. 그러나 그녀는 맹점 탓에 이것을 볼 수 없어서, 타고난 재능으로 삶을 살아가는 것보다 맥도날드에서 아르바이트를 직업으로 삼을 가능성이 더 컸다. 사라의 맹점은 자신이 재능과 거리가 멀다는 것은 제쳐놓고라도 재능 자체를 볼 수 없다는 것이다. 그녀는 삶에서 원하고, 바라고, 필요한 모든 것들을 실제로 만들 능력이 있었다. 사라가 그렇게 다재다능하다고 말하는 것은 과장이 아니다. 표현 그대로, 그녀는 어느 날 저녁 콘서트에서도 공연할 수 있었고, 다음으로 일류 미술전시회에서 작품을 전시하고, 바로 그날 저녁 뉴욕타임스지의 베스트셀러 목록 맨 꼭대기에 놓인 첫 서적의 축하 파티에도 참석할 수 있을 정도였다. 이것이 그녀가 얼마나 재능이 있고 창조적인가에 대한 설명이다.

그러나 '창조' 인생 공부를 수행하는 많은 사람처럼, 자기 능력에 대한 그녀의 맹점은 완벽주의를 띠고 있었다. 결국, 그녀가 했던 어떤 것도 결코 그녀 눈에는 자질이 아주 충분하지 않았다. 게다가 완벽주의 때문에 그녀는 올바른 결정을 내리는 것에 매우 사로잡혀 있어서, 완벽하게 일들을 처리하려 했고, 우선으로 추구하고 싶은 세 가지 열정 중 어느 것도 결정할 수 없었다. 그리고 이것이 정말 사라가 불행하게도 스스로에 대해 방해했던 방법이다. (게다가 이 행동은 항상 무의식적이었다.)

내가 그녀를 위해 해줄 수 있는 세 가지 중요한 질문이 있었다.

"이제껏 실패하는 데 성공하는 법을 배운 적이 있나요?"

"이제까지 충분한 실패를 통하여, 그 실수 중에서 유익함을 터득하게끔 후원받은 적이 있나요?"

그리고 "지금 그렇게 하는 것에서 무엇을 얻나요?"

사라는 처음에 내 말을 듣지 않으려 했다. 그녀는 그 모든 것에 대해 시간이 없었다고 말했고, 생활비를 버는데 전전긍긍했다. 그러나 나는 그녀가 그렇게 쉽게 빠져나가게 할 수는 없었다.

"당신은 열정적으로 신이 준 천부적인 재능을 표현하여 우주가 가장 고귀하게 활용하게끔 스스로 존재하는 것이, 당신이 지금 하는 것보다 더 나은 삶에 이르는 문을 열 수 있다는 생각을 결코 멈춘 적이 없지요?"

비록 그녀는 자신의 열정 혹은 바로 이 세 가지에서 나온 직업으로써 출세할 수 있음을 여전히 믿을 준비가 되어 있지 않았지만, 내 말에 그녀는 잠시 멈칫거리며 생각했다. 그녀는 머뭇거리면서 말했다. "음~, 만약 내가 그렇게 무언가 하기로 했다면 천천히 해야 하고, 점진적으로 이루어 나가야 해요. 도저히 내 직업을 포기할 수 없어요."

바로 그 말이 내가 듣고 싶었던 말이었다. "그래서 당신이 그것을 창조할 충분한 시간과 공간을 주는 것에 편안해지는데 무엇이 있어야 하나요?" 나는 재촉했다. 사라는 이에 대답을 하지 않았고 생각하느라 너무 바빴다.

그것이 드러남에 따라, 드디어 사라는 불안정과 방해를 넘어서 움직이는 약간의 진전을 보이기 시작했다. 그리고 꼭 내가 본 것처럼 그녀는 성공을 경험하기 시작했다. 이 인생 공부를 잘되게 하려고 에너지 매트릭스를 선택했기에, 그녀는 절대 성공할 수 없을 것처럼 느낀다. 비록 어머니가 그녀에게 촉매자 역할을 하지 않았더라도, 항상 불충분하다고 느꼈다. 왜냐하면, 이것이 그녀가 연결된 방식이기에, 결코 이것을 치료하거나 바꿀 수 없었다.

여기서 마스터하는 비결은 사라는 항상 자신의 능력에 대해 맹점을 지닌다는 것을 이해하는 것이다. 만일 그녀가 자신의 책 전시회에 300명의 사람이 모였다면, 그녀는 1,000명도 오지 않았다고 초조해 할 것이다. 만일 그녀가 이러한 것을 정확히 받아들여 터득하고, 제대로 진척시켜 나가서, 자신의 열정 속에 존재하며, 창조력을 통해 자기를 표현하는 순수한 기쁨을 위해 모든 것을 행할 수 있다면, 틀림없이 좋아질 것이다. 그것이 얻게 된 모든 것이다.

누군가가 '창조' 인생 공부를 수행하고 있다는 것을 발견하는 것은 어렵지 않다. 그들의 엄청난 재능에 더하여, 자신의 천부적 능력도 받아들이지 못하도록 방해하는 바로 그 맹점은 자주 그들 스스로 과소평가하게 한다. 자신의 작품을 더 좋은 제안을 하는 사람보다 얼마 안 되는 가격에 첫 번째 입찰자에게 팔아버리는 예술가와 같은 사람들을 만나봤다. 또한, 어떤 프로젝트에서 장막에 가려진 채 열심히 작업하는 성실한 사람은 작업하고는 그 공로를 사장에게 가져간다. 이러한 사람들이 '왕관 뒤의 파워(막후 실력자)'이라고 불리는 사람들이다. 그들은 결코 감히 왕관의 자리에 앉으려 하지 않는다. 왜냐하면, 그들은 받을 가치가 있다고 믿지 않기 때문이다. 그러나 실상은 누구도 자신이 행한 것 이상의 권리는 없다. 왜냐하면, 그들이 실제로 첫 번째로 왕관을 창조한 사람이기 때문이다.

```
개인 기록 No. 12
         이름 : 지니
         나이 : 53
         혼인 : 이혼
         직업 : 현재 성공한 광고회사 중역
    인생 공부 : 창조
     촉매자 : 이모
         유형 : 에너지 스탬프
```

결혼 생활 내내 지니는 남편의 그늘 속에서 살았다. 사라와 마찬가지로 실제로는 매우 재능이 있었고 유능한 여성이었다. 다른 사람은 그것을 볼 수 있었지만 정작 자신만은 볼 수 없었다. 그럭저럭 자녀가 결혼하고 그들의 인생을 시작할 때까지, 그녀는 결혼 생활과 가족의 일에 보조적인 역할에 만족하면서 지냈다. 그즈음 모든 것이 무너지기 시작했거나, 또는 그런 것 같았다. 실제로 내가 지니와 가졌던 첫 번째 개인 세션에서 본 그림은 마침내 모든 게 지니를 위해 다가오는 조짐이 보인다는 것이었다.

50대로 접어드는 것이 지니에게는 어려운 시기였다. 자녀들은 모두 성장해서 독립했고, 더 이상 아무도 그녀를 필요로 하지 않는 것 같았다. 그녀와 남편은 28년 동안 결혼생활을 유지했지만, 사실 그들 사이에 친밀감이나 커뮤니케이션은 거의 없었다. 사업과 관련된 일이 아니라면 좀처럼 서로 말을 별로 하지 않았다.

지니가 53세가 되었을 무렵 심한 우울증이 시작되었다. 완전히 사랑받지 못하고, 사랑할 수도 없고, 완전히 무용지물이라고 느꼈다. 자신의 앞날은 모두 노화와 치매의 나락으로 치닫고 있었다. "이런 게 다 뭐야?" 스스로 계속 자문하였다.

지푸라기라도 붙잡는 심정으로, 지니는 세미나에 참석하거나 형이상학적 책을 읽으면서 해답을 찾기 시작했다. 그녀가 깨어나면 날수록 남편과 결혼생활을 유지하는 것이 현명한 것인지 의문을 더 많이 갖기 시작했다. 남편은 항상 통제해 왔고, 자신이 모든 결정을 내리는 사람이 되어야만 했다. 비록 그녀가 그들의 사업에 동등한 기여를 했음에도, 그는 절대 이에 대해 그녀의 공로로 인정해 주지 않았다. 반면에, 다른 사람들 앞에서 그는 종종 그들의 성공에서 그녀의 역할을 최소화하였고, 그녀를 대수롭지 않게 여겼으며, 대체로 마치 그녀가 별로 지적이지 않아서 그가 했던 것보다 모든 것에 대해 더 지식도 없는 것처럼 취급했다. 필연적으로 지니가 더 많이 알면 알수록 자신의 파워 속으로 더욱더 들어가게 됐고, 남편과의 간격은 더 크게 벌어졌다. 그녀는 몇 달 사이에 거처를 옮겼다가 돌아왔으며, 다음에 다시 거처를 옮겼다. 결국, 그들은 계속 별거했으며 이혼수속을 밟기 시작했다. 그리고 한때 성공적이던 사업도 점차로 사그라지기 시작했다.

둘 다 이것을 인정하려고 하지는 않았지만 지니는 항상 진정한 파워였으며, 그들 사업의 숨은 추진력이었다. 그녀는 비록 사업 전면에 결코 나서지는 않았지만, 언제나 남편을 통해 창조를 해왔다. 실제로 남편이 공로를 인정받았던 가장 좋은 아이디어는 모두 지니에게서 나왔다. 이제 더는 그녀가 곁에 없음으로써 진실은 자명해졌다.

사라와 마찬가지로 지니는 항상 자신의 재능과 창조성에 대하여 맹점을 지녔다. 이것은 '신뢰' 인생 공부를 하면서 자신의 능력을 신뢰하는 것을 전혀 터득하지 못했던 아버지에 의해 그녀에게 각인된 것이었다. 그러나 그녀는 에너지 스탬프를 통하여 이 인생 공부를 잘되게 하는 것을 선택했기에, 이것은 치유가 가능하므로 지니는 결정적으로 그녀 자신의 파워 안으로 들어가서 자기 재능에 완전한 책임을 인정할 수 있는 지점에 다다를 수 있었다.

지니는 지금 개인 사업을 하고 있다. 그녀와 일 모두 정말로 잘 해나가고 있다. 일단 그녀가 다른 사람을 기쁘게 하는 것을 멈추고 자신을 먼저 생각하기 시작하자, 그녀는 정말로 꽃이 피기 시작했다. 그녀는 단지 일하는 것 자체를 순전히 즐기기에 일을 하면서 많은 즐거움을 누린다. 그리고 그녀가 이것을 알기 전에 스스로 매우 성공적인 사업을 창조했을 뿐만 아니라, 지역 아마추어 연극계에서 글을 쓰고, 작품을 만들고, 연극을 공연하면서 선도적인 사람이 되었다.

주요 인생 공부 7

명확함 Definition

경계를 통하여 개체성을 표현하기

현시점에서 명확함 인생 공부는 특히 여성들에게 일반적이다. 이 공부를 마스터하기 시작한 대부분 사람은, 정서적으로 뛰어난 감정이입을 지닌 치유자가 되는 경향이 있다. 그들은 타인의 감정과 사고패턴 그리고 에너지에 너무 쉽게 무의식적으로 몰입되어, 그들이 느끼는 에너지가 자기 것이 **아님을** 깨닫지 못한다. 이 때문에 항상 자신에 대한 적절한 경계를 설정하는데 어려움을 겪는다. 또한, 미약한 경계를 지니고 있어서, 종종 자신의 삶 속에 뛰어난 배후 조종자를 연속적으로 끌어들인다. 일반적으로 이러한 영혼들이 '명확함'의 속성을 마스터하지 않고서 자신을 압박하는 관계에서 벗어나려 할 때, 완료하지 못한 공부를 잘되게 하려고 무의식적으로 또 다른 뛰어난 배후조종자를 자신의 영역으로 끌어들일 것이다.

이 인생 공부를 위한 촉매자들은 대부분 사람들의 어린 시절에 자주 등장한다. 만약 촉매자가 부정적인 영향력을 갖고 있다면, 이것이 그들의 경계를 매우 철저하고도 지속적으로 위협할 것이고, 그들은 주요 도전 과제가 자신을 위한 강한 경계를 만드는 데 있다는 것을 발견할 수밖에 없다. 그들의 경계가 미약하거나 없어서, 이런 영혼을 위한 자아의 명확함 또한 미약하거나 없게 된다. 반면에 촉매자가 긍정적인 영향력이 있다면, 이 인생 공부를 수행하는 사람들은 어린 시절부터 스스로 명확한 경계를 설정하게끔 격려 받는다.

매우 대중적이지만 어려운 이 인생 공부를 마스터하는 열쇠는 자기를 우선시하는 것을 터득하는 데 있다. 특히 우리 사회는 어린 시절부터 이기적인 것은 잘못이라고 가르치기에 이것을 쉽게 성취할 수 없다. 사실은 우리가 믿는 사회적 영향에도 불구하고, 모든 영역에서 자기 자신을 우선시하는 것이 무엇보다 가장 중요하다. 그렇지 않은 방식으로 자신을 대접하는 것은 우리 에너지를 잘못 사용하는 것이다. 자기 자신을 먼저 앞세우는 것은 자신의 아이들, 아내나 남편, 부모, 형제, 친구와 동업자보다 **먼저** 자기를 내세우는 것을 의미한다. 만약 당신에게 이것이 충격적인 개념이라면, 이기적인selfish 사람과 자기를 앞세우는self first 사람과는 엄청난 차이가 있다는 것을 기억하라. 에너지의 흐름 속에서 양쪽 다 자기를 우선시하고 있지만, 이 둘 간의 유사성은 여기까지다. 전자는 그 의도가 다른 사람을 희생시켜가면서 자신을 충족시키는 것이고, 후자는 자신을 우선으로 충족시켜 다른 사람에게 더욱더 많은 것을 주려고하는 것이다. 이 인생 공부를 마스터하는 열쇠는 자신의 경계를 명확히 하고, 모든 상황에서 자기를 우선시하는데 익숙해지는 것이다.

이 속성에는 또 다른 면이 있다. 많은 사람이 이 인생 공부에서 자신의 경계를 명확히 하는데 어려움을 겪는 이유는, 자신의 에너지장이 어디서 끝나고 다른 사람의 에너지장이 어디서 시작하는지에 대한 개념이 없기 때문이다. 여기서 역설은 이러한 극단적인 민감성이 틀림없이 이 사람들을 매우 강력한 치유자로 만든다는 점이다. 만일 그들이 자신의 에너지 경계를 명확히 하는 것을 터득한다면, 똑같은 민감성을 의도적으로 사용함으로써 다른 사람의 감정적 에너지장에 접근하여 치유를 촉진할 수 있게 될 것이다. '명확함' 인생 공부를 마스터한 사람은 매우 강력한 치유자이다. 그리고 '아니№'라는 말은 그들이 사용법을 터득해야 할 가장 강력한 단어이다.

```
        개인 기록 No. 13
           이름 :  테드
           나이 :  44
           혼인 :  미혼
           직업 :  예술가
       인생 공부 :  명확함
          촉매자 :  어머니
           유형 :  에너지 매트릭스
```

테드는 매우 강한 에너지와 매우 미약한 경계를 가지고 있었다. 사실 테드의 에너지는 너무도 강했기에 실제로 그의 어머니는 다소 위협감을 느꼈다. 태어날 때부터 테드는 어머니를 겁먹게 하는 강한 지적 능력을 갖춘 것으로 보였다. 테드의 어머니는 어렸을 때 학대를 받아서 매우 방어적이고, 대부분 사람을 신뢰하지 못했다. 다른 사람들이 경계를 세우는 곳에 테드의 어머니는 벽을 쳐버렸다. 그리고 그녀가 아들을 정말로 사랑했음에도, 두려움과 신뢰의 문제가 그녀를 매우 통제하는 존재로 만들었다. 테드의 어머니는 아들을 위해서라면 뭐든지 했다. 그리고 테드는 미약한 경계를 지니고 있기 때문에, 그녀에게서 어떻게 혹은 어디에서 선을 긋거나, '아니요'라고 말하는 것을 전혀 배우지 못했다. 만약 학교에서 테드에게 문제가 생긴다면, 그녀는 교실로 당당히 찾아가 교사에게 따지면서 그 상황에 개입할 것이다. 또한, 테드가 다른 학생들과 문제가 생긴다면, 그녀는 그 아이의 부모와 결말을 내는 것 이외에는 아무것도 생각하지 않을 것이다. 그녀는 아이를 과잉보호하는 마마보이 엄마의 전형이다. 그리고 또한 그녀는 뛰어난 배후 조종자였다.

테드는 자라면서 자신의 극단적인 감수성을 잘 발휘하여 아주 놀랄만한 작품을 만들어 냈다. 인간의 몸의 형태를 아주 절묘하게 잡아낼 수 있었고 그의 작품은 많은 칭찬을 받았다.

테드는 결코 어머니 문제를 해결하는 것을 터득하지 못했다. 그 결과 테드가 성인으로서 첫 번째 깊은 관계를 맺었을 때 어머니와의 관계구도와 정확히 같았다. 자신의 어머니처럼 교활한 한 남자에게 끌려서 사랑에 빠졌다. 비록 그는 의식적으로 이것을 알아차리지는 못했으나, '명확함' 인생 공부를 마스터하기 위한 완벽한 설정을 만들었다. 이 설정 안에는 그가 이 인생 공부를 마스터하는데 실패했을 때 첫 번째, 두 번째 심지어 세 번째 기회를 가질 수 있도록 다수의 대체 계획도 배열했다.

테드는 경제적으로 매우 부유했다. 자기 그림의 구매자를 찾는데 아무런 문제가 없었으며, 그 결과 테드와 파트너는 쉽게 호화로운 생활을 즐겼다. 비록 인생은 항상 완벽하게 조화로운 것은 아니었지만, 몇 년 동안 그들은 함께 잘 살아왔다. 그런데 테드는 그렇게 믿고 있던 파트너가 남몰래 자신의 것을 훔친다는 것을 알았다. 테드는 망연자실했다. 그는 왜 그리고 어떻게 이런 일이 발생했는지 이해할 수 없었다. 테드와의 관계가 깊어질수록 파트너는 자신이 원하는 것이면 무엇이든 동의하도록 테드를 조종하여 부자행세를 하였다. 테드는 이것을 믿지 않았지만 사실이 말해줬다. 파트너는 테드를 조종하고 속여 테드가 평생 모은 돈을 빼돌렸다. 그리고 마흔셋이라는 나이에 테드는 자신이 노년자금을 벌 충분한 시간이 없다고 심히 걱정했다. 그러나 더욱 심하게, 테드는 자기 자신의 판단을 결코 다시는 신뢰할 수 없음을 염려했다.

사람들이 '명확함' 인생 공부를 수행하는 사람들처럼 미약한 경계를 지니고 있을 때, 그들 역시 매우 감수성이 예민해진다. 테드의 경우와 마찬가지로, 그들은 모든 사람의 에너지와 감정을 알아차리고, 그들이 느끼는 것이 자기 자신의 것이라고 믿는 경향이 있다. 이것에 대한 완벽한 실례가, 어떤 레스토랑에 들어가 테이블에 앉은 사람들이 바로 전 그 테이블에 자리 잡았던 커플이 말다툼을 했다는 것을 전혀 알아채지 못하고서, 아무런 이유 없이 자신들이 화가 나는 경우이다.

'명확함'은 라이트워커들 가운데 특히 여성들 사이에서 매우 공통적인 중요 인생 공부이다. 그리고 이미 말했던 것처럼 이것을 마스터하는 데는 단 한 가지 방법밖에 없다. 바로 그것은 자기를 우선시하는 것을 터득하는 것이다.

테드는 파트너와의 관계에서 너무 많은 책임을 지고 있었다. 왜냐하면, 그는 자기를 우선시하는 것을 결코 배우지 못했고, 자신의 에너지장이 어디서 끝나고 파트너의 에너지가 어디서 시작되는지를 결코 알지 못했기 때문이다. 그 결과 그의 어머니와 파트너가 테드를 조종하여, 자신들에게 일어난 모든 것에 책임지게 하기는 매우 쉬웠다. 내가 이 점을 테드에게 지적하였을 때, 그는 자신의 패턴을 볼 수 있었다. 그리고 파트너와의 경험(기억하라, 이것은 그 자신이 설정했던 것이다.)이 그에게 엄청난 충격을 안겨주었기 때문에, 이후에라도 기회가 있다면 그는 결국 이것을 깨닫게 될 것이다. 앞으로 그가 자신을 지키고 싶다면, 그는 어디에서 선을 긋고, 언제 아니No라고 말하는 것이 적절한지를 터득할 필요가 있다.

개인 기록 No. 14

이름 : 레이첼
나이 : 39
혼인 : 이혼
직업 : 심리학자
인생 공부 : 명확함
촉매자 : 어머니
유형 : 에너지 스탬프

레이첼은 다른 사람의 감정에 극도로 동화되는 사람이다. 그녀는 공항과 같이 군중이 많은 장소에서 홀로 걷다 보면 오 분 안에 그 장소에서 방출되는 고양된 감정에 완전히 압도되는 자신을 발견하곤 했다. 어렸을 때 다른 아이들이 종종 그녀를 '울보'라고 놀

려댔다. 사실 레이첼은 다른 아이의 고통, 두려움, 좌절을 느낄 수 있어서 자주 눈에 눈물이 고였다. 문자 그대로 과도한 감정으로 고통을 겪곤 했다.

레이첼은 학대하는 가정에서 성장했다. 아버지는 자주 주먹으로 가정을 지배했다. 어머니는 레이첼을 보호하는 제일 나은 방법으로 착하고 조용한 소녀가 되도록 가르쳐서, 아버지를 기쁘게 하거나 노여움을 달래려고 어떠한 짓이라도 하게 했다. 그래서 그가 다시는 화를 내지 않았고, 나머지 가족에게도 전가되지 않았다. 그녀의 어머니는 딸을 자기 자신보다 다른 사람의 기분을 배려하고, 또 다른 사람이 편안해하도록 양육함으로써, 딸의 인생에서 부정적인 촉매자로서 역할을 했다. 고의성은 없었지만, 자신의 딸에게 주입시킨 메시지는 '만약 네가 다른 사람을 먼저 앞세우고 너 자신을 뒤에 내세운다면 인생은 더욱더 순탄해질 거야'라는 것이었다. 그리고 물론 착하고 감수성이 예민한 레이첼은 정확히 어머니의 말을 그대로 따랐다.

훗날 레이첼이 아가씨가 되었을 때, 힘을 갖는 비결은 결혼해서 집과 자신의 가족을 갖는 데 있다고 생각했다. 그녀의 생각이 틀렸다. 비록 십대 때 그녀는 여러 명의 남자친구가 있었지만, 결혼을 해달라고 할 정도로 그녀에게 매력적인 남자는, 볼 것도 없이 대단히 뛰어난 배후 조종자임이 밝혀졌다.

그녀가 첫 번째 세션을 위해 내게 전화할 무렵, 레이첼은 재혼한 상태였다. 그녀가 서른 살이 되었을 때 깨닫기 시작했다. 영적 문제에 대한 그녀의 관심과 치유자가 되겠다는 열망은 그녀와 남편 사이에 많은 마찰을 일으켰다. 그녀는 결국 그와 헤어졌다. 문제는 그녀가 어떤 영적 세미나에서 만났던 두 번째 남편 역시 똑같았다는 것이다.

여기서 주목할 점은 뛰어난 배후 조종자는 다양한 형태로 출현한다는 것이다. 그들은 모두 완전히 자기 일에 열중하지 않고, 테드의 파트너가 했던 방식으로 자신의 이익만을 생각한다. 반면에 레이첼의 어머니같이 많은 사람은, 그들의 주요 동기가 자신과 사랑하는 사람들을 보호하는 것이기에, 그들이 하는 일은 괜찮다고 진실로 믿는 다정하고 사랑스러운 사람들이다. 아무리 그래도 한 사람을 고의적으로 통제하거나 또는 단순히 미혹하거나 간에 조종은 조종이다. 누구도 자신의 소망과 신념체계를 다른 사람에게 강요해서 다른 사람의 행동에 영향을 미치거나 그들의 파워를 빼앗아갈 권리는 없다. 내가 이것을 레이첼에게 설명하였을 때, 자신의 삶을 통틀어 엄마로부터 시작하여 두 번째 남편까지 연속적으로 뛰어난 배후 조종자들에게 파워를 주어왔다는 것을 알아채고 받아들일 수 있었다.

레이첼은 가슴속에서 강력한 치유자라고 알고 있었지만, 이것으로 무엇을 해야 할지를 몰랐다. 비록 레이키Reiki 마스터로서 훈련을 받았지만, 남편은 고객들이 찾아오는 것을 항상 불평했기 때문에, 그녀는 스스로 만족할 만큼 실행하지 못했다. 이런 것이 그들의 가정생활에 너무나 방해가 되었다. 남편은 자신과 딸이 그녀에게는 최우선이라고 하면서, 게다가 그녀가 모든 에너지를 다른 사람에게 주고나면 너무 고갈된다고 하소연했고, 이런 방식으로 감성적 협박, 즉 조종이 진행됐다.

나는 레이첼에게 '명확함' 인생 공부에 대해 말했고, 자기 자신을 항상 맨 나중에 놓는 것보다 반드시 먼저 자기 자신을 충족시키는 것이 이러한 사람에게는 얼마나 중요한지를 설명했다. 그녀의 어머니와 두 번째 남편 같은 사람들은 나쁜 사람들이 아니라, 단지 그들의 인생 공부가 레이첼의 공부와 상호작용하는 방식일 뿐이라고 설명했다. 그녀를 위한 핵심 아이디어는 자기 자신의 에너지에 머물고, 확고한 경계를 그리는 것과 또한 다음과 같이 말하는 것을 터득하는 것이다.

"이것은 내 것이고, 이것은 네 것이다. 나는 너의 에너지를 알아차리거나 너의 감정에 공감은 되지만, 너의 느낌이 내 책임은 아니야."

레이첼은 그 메시지를 받자마자, 얼마 안가 자신의 삶에서 때늦은 변화를 만들기 시작했다. 나는 그녀에게 가족들은 처음에는 별로 좋아하지 않겠지만 당신을 말릴 수 없을 것이라고 말했다. 그들의 느낌은 그들의 느낌이고, 그들은 자신의 것들에 책임이 있다. 이것은 그녀가 그들에게 잘못했다는 것을 의미하지는 않는다.

사실 레이첼은 이후에 나에게 자신이 얼마나 성장한지를 이메일로 보내왔다. "물론 모든 가족이 내가 아주 이기적이 되어가고 있다고 여기고, 딸은 새로워진 엄마를 좋아할 자신이 없다고 말합니다. 그리고 남편은 결혼할 당시의 내가 아니라고 불평합니다."

나는 답장을 썼다. "좋아요, 그건 당신이 제대로 가고 있다는 완벽한 표시입니다."

가족들 중 한 사람이 자신의 경계를 명확히 하기 시작할 때, 자주 그렇듯이 한동안 상황이 힘들어진다. 가족의 다른 구성원들은 얼마 동안 변화에 어려움을 겪을 수밖에 없으며, 예전의 상태로 되돌리려 도모하는 다양한 조작적 행동에 빠져들기 시작하는 것은 일반적이다. 그러나 레이첼은 자신의 뜻을 고수했다. 레이첼은 남편과 딸을 사랑했지만 자기 자신 또한 사랑했다. 만일 가족들이 공언한 대로 레이첼을 사랑했다면, 가족들은 그녀의 행복과 자기실현을 바랐을 거라고 깨닫게 되었다. 그녀는 단지 가족들의 이익을 위해 이 행성에 있는 것이 아니다. 그녀는 자기 자신의 필요와 열망을 실현하려고 여기에 있었고, 만약 그녀가 그렇게 했다면 모든 사람이 이로움을 얻을 것이다.

그녀가 또 다른 이메일에서 전했다. "내가 남편에 대해 직면하는 가장 어려운 것 중의 하나는, 갑자기 남자들이 나를 매력적으로 보기 시작한다는 것이에요. 내가 은밀히 속으로 이것을 즐기고는 있지만, 왜 이래야하나 하고 다소 곤혹스러울 때가 있어요. 어쨌든 나는 체중을 줄이지 않았고 또한 어떤 방식으로든 나의 모습이나 스타일을 변화시키지 않았지요."

내가 대답했다. "걱정하지 마세요. 그는 이것을 극복할 거예요. 그리고 만일 그가 극복하지 못한다면 이것은 당신이 관여할 일이 아니에요. 그리고 다른 사람들이 갑자기 당신이 매력 있다고 발견하는 이유는 결국 자신이 누구인지, 무엇을 의미하는지를 명확히 했기 때문이에요. 이것이 모두가 다른 사람에게서 매력을 발견하는 이유랍니다. 딸에 대해서는 일단 당신이 변화하는 것에 충격을 극복하고 나면, 장담컨대 이전의 엄마보다 지금의 엄마가 더 좋다고 말할 것입니다. 마지막으로 아이들은 모두 정말로 자신의 부모가 행복하기를 원한답니다."

레이첼의 남편은 그녀의 변화에 대한 충격을 극복하지 못했다.

2년 뒤 그녀와의 미팅을 다시 한 번 가졌고, 그녀는 지금 이혼 상태라고 말했다. 그리고 비록 초기에는 매우 힘들었지만, 자신의 삶에 매우 만족한다고 말했다. 딸과는 훌륭하고, 가깝고, 사랑스러운 관계를 맺고 있으며, 딸은 그녀를 예전보다 더 존경심을 가지고 바라보았다. 그녀는 또한 치유자로서 풀타임으로 일하고 있으며, 심리학자가 되려고 공부하고 있다. 자신의 언어를 가지고 사람들을 치유할 수 있다는 것을 발견했기 때문이다. 심지어 다시 데이트를 하고 있다. 게다가 레이첼이 끌리는 남성들 대부분 그녀에게 끌렸으며, 그들은 여전히 그녀를 조종하는 성향을 지니고 있음을 완전히 자각하였다. 그러나 이것도 괜찮았다. 왜냐하면, 그녀가 자신의 위치를 확고하게 지켜 자신의 경계를 곧바로 세우는 한, 좀처럼 문제가 되지 않는다는 것을 알기 때문이다.

주요 인생 공부 8

정 직 Integrity

자기와 조화를 이루기

누군가의 TV 연설을 지켜보면서 그들이 말하는 모든 것이 도리에는 맞지만, 무슨 이유에서인지 받아들여지지 않는다는 것을 느껴 본 적이 있는가? 누군가와 말을 할 때 그들이 본심과는 다르게 말을 하고 있다는 분명한 인상을 받아 본 일이 있는가? 만약 그렇다면 당신은 필시 '정직' 인생 공부를 수행하는 사람과 대면하는 것이다.

우리가 알고 있듯이, 우리 모두에게는 여러 측면이 있다. 이들 각각의 측면들을 정렬시켜 하나로 일치된 파장으로 내보내기는 쉬운 일이 아니다. '정직'의 속성이란 하나로 조화되고 일치된 파동라인을 만들려고 서로 다른 모든 측면들과 양상들을 정렬시킬 수 있는 존재가 되는 것을 뜻한다.

모든 사람의 에너지장에는 네 가지 파동라인이 있다. 이것은 우리가 의식적인 분별이나 고려 없이 발송하는 미묘한 파장이다. 이것은 '에너지 파장'으로 우리가 방으로 걸어 들어가기 전에 우리보다 먼저 가있는 것이고, 또한 친구들이 전화를 받기도 전에 전화거는 상대가, 우리인지 미리 알게 하는 것이다. 이 인생 공부를 마스터하는 것은 이 네 가지 라인을 통합하는 능력에 달렸다. (그림 6 참조)

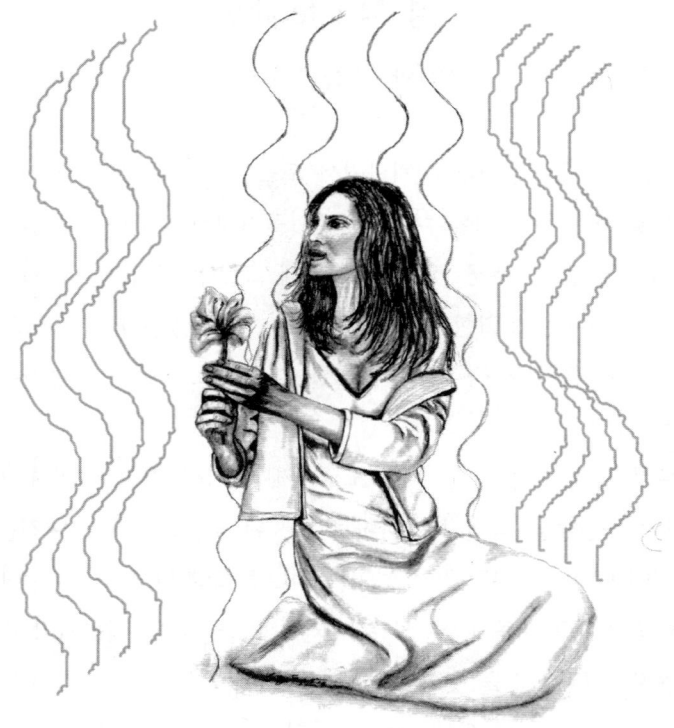

그림 6 : 각각이 완전히 일치된 '정직'의 네 가지 파동라인은 모든 상황에서 실현가능성이 가장 큰 매우 분명한 신호를 내보낸다.

'정직'의 네 가지 파동라인은 다음과 같다.

1. 우리가 **말**하는 것
2. 우리가 **행동**하는 것
3. 우리가 **생각**하는 것
4. 우리가 **믿**는 것

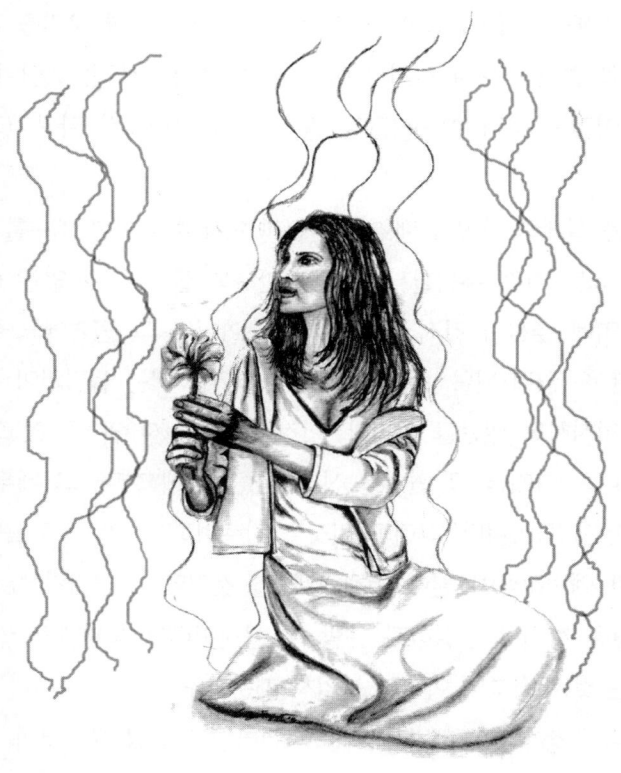

그림 7 : 각각이 완전히 일치되지 않은 '정직'의 네 가지 파동라인은 모든 상호작용과 그들이 하려고 시도하는 모든 것에서 매우 혼돈된 진동을 보낸다.

만일 이 에너지 라인중 하나 또는 그 이상이 다른 것과 일치되지 못한다면, 우리가 전송하는 파장은 흐려지고 불분명해 질 것이다. 이때 파동의 한 라인이 다른 것들과 엇갈리면서, 그것들을 상쇄시켜 우주 속으로 발송되는 전반적인 신호를 흐린다. 이렇게 흐려진 신호는 모든 창조에 반영되어, 결국 사람들이 우리를 신뢰하거나 이해하는데 어려움을 갖게 된다. 이것은 또한 우리를 혼란스럽게 할 뿐만 아니라 자기 자신을 의심스럽게 만드는 원인이 된다. 물론 이것은 우리 에너지장을 훨씬 더 혼란스럽게 한다. (그림 7 참조)

좋은 실례로 자신의 배역을 완전히 이해하지 못한 배우를 들 수 있다. 그는 아주 유능할 수도 있지만, 꼭 집어낼 수 없는 이유로 그 배역에 믿음이 가지 않고, 그뿐만 아니라 그 공연에도 완전히 몰입할 수 없게 된다. 대부분 이렇게 느끼는 데는 틀림없이 무엇인가 불일치하고 있음을 알지만, 이것이 무엇인지 알 수 없고, 그것이 우리로 하여금 그 연기를 신뢰하지 못하게 한다. 그 배우는 일치된 존재가 아니다. 그리고 이것을 감추려고 애써도, 그 불일치는 그들의 에너지장에 널리 퍼져있게 될 것이다. 누군가가 우리에게 거짓말을 하거나 진실하지 못할 때 불신이라는 불편한 느낌이 일어나는 것은 정확히 이러한 불일치 때문이다.

우리가 정직의 존재가 되려면 파동라인을 정렬하는 것이 우선이다. 정직의 존재가 되었을 때, 다른 사람과 상호작용이 잘되고, 교류하는데 도울 뿐만 아니라 고귀한 자기와의 완전한 연결과 통합이 더욱 쉽게 이루어진다. 완전한 조화 속에서 의식적으로 걷는 것을 터득하는 것이 '정직'을 마스터하는 데 있어 가장 중요한 단계다.

흥미롭게도, '정직' 인생 공부를 수행하기로 한 많은 사람은 현실에서 대중의 이목이 쏠리는 직업을 선택할 것이다. 어떤 사람들은 무대를 선택하고, 어떤 사람들은 정치를 선택하고, 어떤 사람들은 스포츠 영웅이 된다.

   심지어 놀랍게도 많은 사람이 영적 지도자가 된다. 물론 이들은 자신이 정직하지 못하다는 것을 알지 못한다. 그리고 이것을 보지 못하기 때문에, 우리 또한 이것을 명백히 알아차리지 못한다. 사람들이 사기꾼, 가짜 스승, 그리고 딴 속셈을 가진 걸출한 지도자들에게 쉽게 속는 이유이다. 대체로 우리 대부분은 어떤 수준에서는 이것을 알아차린다. 이는 마치 우리의 '안테나'가 그들의 에너지장이 잡음에 의해 '엉망진창'이 되고 있다는 사실을 알아차리는 것과 같다.

   아이러니하게도 그런 사람들을 그렇게 매력적으로 보이게 하는 것은 바로 이런 모순이다. 우리는 그들에게 왜 그렇게 매혹적으로 끌렸는지 의식적으로 자각하지 못한다. 절대적으로 완벽한 어떤 것을 보게 되면 한번 보고 지나쳐버린다. 그런데 매력적이면서도 완전함을 흩트리는 아주 작은 결점을 지닌 어떤 것을 보게 되면 최면에 걸린 듯 그것에 빠져 버린다. 우리는 눈을 뗄 수가 없다. 왜냐하면, 그 안에 있는 불일치에 꽂혀 꼼짝 못하기 때문이다. 그래서 이러한 사람들은 정직하지 않음에도 여전히 스타 배우나 높은 공직에 뽑힌다. 진실을 이야기하자면 대중에게 흥미를 끄는 것은 어떤 사람의 가면 안에 있는 결함이기 때문에, 정직하게 사는 사람들은 많은 시선을 끌지 못한다.

```
          개인 기록 No. 15
              이름 : 맥스
              나이 : 58
              혼인 : 기혼
              직업 : 국회의원
          인생 공부 : 정직
            촉매자 : 아버지
              유형 : 에너지 스탬프
```

맥스는 사업가이자 국회의원이다. 맥스를 도와 조직을 만들었던 많은 사람이 이제 다시는 그와 함께 일하지 않는다. 그는 사람들과 적절히 거리를 유지할 줄 몰랐다. 그들이 맥스와 아주 가깝게 되면서, 맥스에게서 숨겨진 결점들을 보기 시작했고 떠나버렸다. 이상하게도 이런 게 그가 성공하는데 걸림돌이 되지는 않았다. 비록 그가 행한 일들로 공공연하게 공격을 받거나, 사람들이 모욕을 주고 깔아뭉개려고 해도, 맥스는 모두 당당하게 헤쳐 나갔다. 그는 출세를 위한 타고난 재능을 가진 듯하다. 아무리 심한 실수를 한다 해도, 맥스는 항상 어떻게든 종횡무진 거침없이 헤쳐 나갔다. 왜냐하면 항상 속아 넘어가는 사람이 더 많이 있었기 때문이다. 맥스는 마술사와도 같다. 사람들은 교묘한 속임수임을 알지만, 다음에 무슨 일이 생길지 궁금해서 견딜 수 없게 하는 교묘한 솜씨 때문에 홀리게 된다. 이런 식으로 맥스 같은 사람은 곧바로 정상의 위치에 올라간다.

맥스의 아버지는 이 인생 공부에서 자신도 모르는 촉매자였다.

아버지는 평생 동안 세일즈맨이었다. 그런데 어느 날 갑자기 직업상 거래를 하면서 온갖 술책을 발휘할 때마다 자신이 정직하지 못했다는 것을 깨닫고 나자 소름이 끼쳐 온몸이 마비되었다. 그 순간부터 그는 꼼짝할 수 없었다. 그는 정직하지 못한 때를 떠올리며 고통스러워했고 그 결과 성공은 사그라졌다. 맥스는 아버지가 실패한 것을 목격했다. 그리고 이것 때문에 정직하게 사는 사람에게서 회의를 느꼈다. 맥스는 성공을 갈망했고 절대 아버지와 같이 되지는 않을 것이라고 맹세했다.

자, 여기 두 사람이 있다. 아버지와 아들 모두 '정직'이라는 똑같은 인생 공부를 하고 있다. 한 사람은 자신 안에서 정직의 문제를 보고— 이것이 마스터의 첫 번째 표시— 엄청난 성장을 하였던 반면 다른 사람은 단호하게 같은 길을 가는 것을 거절했다. 몇 년 동안이나 많은 사람이 맥스에게 정도에서 벗어났다는 것을 지적하려고 노력했지만, 그는 실책을 얼버무리는 데 정말 뛰어나서 간단히 그것을 흘려버렸다.

맥스가 나를 처음 찾아온 때는 58세 무렵이었다. 그의 딸 또한 나와 세션을 하고 있었고, 그녀는 매우 흥분하여 세션을 받은 것에 대해 맥스에게 모두 말했다. 맥스도 호기심에서 예약을 한번 했는데, 그저 내가 그에 대해 무엇을 말할지 알아보고자 했을 뿐이었다. 그는 분명히 자신에 대해 많은 것을 드러내기를 원하지 않았다. 아마도 자신의 딸이 생각한 것처럼 내가 용한지 시험해보고자 했던 것 같다.

이렇게 되자 더 그룹은 나에게 그가 무엇을 하였는지 절대 보여주지 않았다. 유사한 환경에 있는 많은 사람에게 영향을 미치는 결정을 하며, 대중의 이목 속에서 사는 사람이라고만 알려줬다. 일단 내가 그에 대해 안 것을 드러내자 나는 그의 본색을 알아차렸다. 그때 나는 그저 점쟁이 노릇을 하고 있었다.

나의 모든 개인 세션에서와 같이, 나는 사람들에게 무엇을 해야 한다고 말하지 않으려고 노력한다. 대신에 그들에게 삶에 대한 포괄적인 견해를 제공하여, 그들에게 자신의 과거가 어떻게 해서 현재의 모습을 형성했고, 이것이 무엇을 뜻하는지를 보여줌으로써 자신의 계약과 인생 공부를 어느 정도 이해할 수 있도록 하고, 자신이 무엇을 반복하는지, 그리고 어떤 삶을 끌어오게 되는지를 힐끗이나마 볼 수 있게 하는 것이다. 만일 그들이 자신의 인생에서 진행되고 있는 패턴들을 확인하고 인정할 수 있다면, 사건들을 바꾸거나 그렇지 않거나 이 둘 중의 하나를 선택할 수가 있다.

맥스에게 의미 있는 것에 대해서는 거의 말할 수 없을 것이라는 것을 깨닫는데 그리 오래 걸리지 않았다. 그는 호기심에서 나에게 전화를 했고, 내가 그에 대해 말한 것이 꽤 정확해서 그가 놀랐다는 인상은 있었지만, 그런 일로 인하여 맥스는 자신이 하고 있던 일까지 바꾸고 싶어 하지는 않았다. 이것은 그의 선택이다. 그리고 나는 우리가 결코 누군가의 힘을 빼앗으려 해서는 안 된다는 것을 정확하게 인식하고 있기에 자신의 길을 스스로 선택하려는 그의 권리를 존중했다.

만일 맥스가 나의 조언을 구했다면 그것은 좀 다를 수 있다. 나는 맥스 인생 공부를 마스터하는 데 도움되는 몇 가지 제안을 했을 것이다. 이 중의 하나는 자신과 가까이 있는 사람들이 맥스의 행동과 행위에 대해 어떻게 생각하는지를 물어보라는 것이다. 그러나 맥스는 이것을 전혀 원하지 않았기에 억지로 시킬 수는 없었다.

나는 맥스에게서 다시는 연락받지 못했다. 나는 그가 정치 일선에서는 물러나 자신의 사업에만 집중한다고 알고 있다. 나는 그가 이 에너지 스탬프를 치유하려는 시도를 해봤는지 단언할 수 없다. 어떤 사람에게는 맥스 아버지의 변화가 긍정적인 촉매 역할을 했을 수도 있다. 그러나 맥스에게는 부정적인 것이 되어버렸다. 물론 이것은 나름의 방식대로 인생 공부를 마스터하려고, 자신에게 기회를 만들어낸 것이다. 어쨌거나 모든 경우에 우리는 자유 선택을 한다. 내 추측으로는 맥스는 자신이 설정한 것을 무시하는 쪽으로 선택했다. 이것은 애석한 일이다. 왜냐하면, 이것은 그가 또다시 돌아와서 똑같은 인생 공부를 다시 수행해야만 하기 때문이다.

```
개인 기록 No. 16
           이름 : 캐롤라인
           나이 : 65
           혼인 : 독신
           직업 : 영화배우 겸 탤런트
       인생 공부 : 정직
         촉매자 : 이모
           유형 : 에너지 매트릭스
```

캐롤라인은 정말로 외향적인 사람이다. 불운하게도 그녀는 외골수에다가 광적으로 종교적인 이모 밑에서 자랐다. 집안의 가장인 이모는 캐롤라인의 자동성spontaneity을 억제할 수만 있다면 무슨 일이라도 했다. 캐롤라인의 이모에게 인생은 심각한 사업이었고 자유라는 것은 아무런 의미가 없고 자신의 의무는 오직 신과 교회 그리고 이러한 질서 속의 가정에만 있었다. 캐롤라인의 기운찬 성격과 제멋대로인 기질을 고려해 볼 때, 이것은 재앙의 원인이었다. 캐롤라인의 이모는 규칙은 지켜져야 한다는 오래된 금언에 집착하고 있지만, 캐롤라인은 규칙들이란 깨버리는 즐거움 때문에 존재한다고 철석같이 믿었다. 별로 놀라운 일도 아니지만 캐롤라인은 얼마 버티지 못하고 가출하게 되었다.

캐롤라인의 대단히 외향적인 성격은 연예계 직업에 적절했다. 그녀는 학교를 졸업하자마자 짐을 싸서 할리우드로 향했다. 비록 자신의 직업을 시작하기까지는 다소의 시간이 걸렸지만, 그녀가 '모든 것은 게임'일 뿐이라는 태도로 관례를 무시한 덕분에 주연급의 자리를 차지하게 되었다. 몇 년에 걸쳐서 그녀는 왈가닥이라는 명성을 얻었다. 엉뚱한 행위와 때때로 터무니없는 점들이 끊임없는 가십과 즐거움을 만들어냈다. 만일 스캔들이 일어난다면 당신은 캐롤라인의 이름이 어딘가에 끼어 있음을 확신할 수 있을 것이다. 물론 캐롤라인의 행동들은 오늘날의 기준으로 보면 흔한 것으로 보이지만, 그녀가 살던 시기에는 분명히 연예계에 출현하는 품행이 나쁜 여자아이들 중 하나로 여겨졌다.

그녀는 거짓말을 전혀 하지 않았고 사건들을 덮어버리거나 다른 사람을 비난함으로써 곤경으로부터 빠져나오려고 하지 않았다. 오히려 그녀는 자신이 웃음거리가 되는 것에 만족해했으며 장난꾸러기같이 이빨을 드러내 놓고 웃는다든가 하면서, 자신이 하는 일에 관심을 끌만한 것이면 뭐든지 드러내 보였다. 이것은 오히려 그녀에게 장점이 되었으며 대중들은 그녀를 아꼈다. 캐롤라인이 다음에는 무슨 일을 꾸며낼지 전혀 알 수 없었다. 이것이 사람들로 하여금 지속적으로 그녀에게 관심을 두게 만들었던 것이다.

성공한 코미디 배우인 캐롤라인은 70, 80년대에는 거의 TV에 모습을 드러내지는 않았지만, 그녀가 일단 자각하기 시작하자 자신의 직업에 점점 더 회의가 커졌다. 코미디는 점점 재미가 없어졌고 점점 격렬해져 가고 있어서, 그녀는 나에게 '천박하고 갈수록 재능이 없는'이라고 묘사했던 사람들과 일해야 한다는 것을 알았다. 한번은 스튜디오를 회계사들이 운영하기 시작했고, 높은 수준의 오락 프로그램보다 높은 수익을 올릴 수 있는 쪽으로 정책이 바뀌었다. 그녀는 나에게 점점 고착화 되는 위선과 부정직을 이제는 참을 수 없다고 말했다. 50번째 생일이 다가오자 그녀는 연예계를 떠나 자신의 영적 성장에 집중하려는 용감한 결정을 했다.

맥스와 마찬가지로 캐롤라인도 호기심에서 개인 세션을 예약했다. 우리가 이야기를 시작하자, 그녀 스스로 정말 잘 해왔기에 내가 실제 말할 수 있는 것은 거의 없었다. 그녀는 지식과 깨달음을 위한 탐구에서 많은 여정을 겪었다. 그녀는 영적인 많은 자료를 읽어왔고 내면의 작업을 많이 해왔으며, 깨달음의 길에 많은 공을 들였다. 대체로 자신의 삶에 매우 만족해했다. 그녀는 자신의 인생에서 많은 것을 매듭지었으며, 자신이 누구이고 여기서 무엇을 해야 하는지를 잘 알고 있었다. 여전히 많은 팬이 있고 자신의 옛 명성을 십분 발휘해서 다양한 자선사업과 개인 사업에 관심을 끌면서 좋은 결과를 만들어 냈다.

캐롤라인에게 있어 흥미로운 점은 '정직' 인생 공부를 수행 중임을 알지 못하면서도 마스터하는 방법의 핵심을 진정으로 파악했다는 것이다. 그녀가 에너지 매트릭스를 통해 이 공부를 잘되게 하기로 선택했기에 자연스럽게 이에 대한 맹점을 가지고 있을 뿐만 아니라, 게다가 변덕스럽기로 악명 높은 연예계에 남아 있기로 선택했다면 위선자가 되었을 것이다. 위선자란 다른 사람 안에 있는 위선과 정직의 결여에는 동조하지만, 정작 자신 안에 있는 것은 완전히 깨닫지 못하는 사람을 가리킨다.

칭찬할만한 것으로, 캐롤라인은 자기 주변을 깊이 관찰하였고 스스로는 자신의 행위에 대한 가장 좋은 판결자가 아닐 수 있다고 깨달았다. 그녀는 여전히 외향적인 성격이고 스포트라이트를 즐겼다. 그래서 그녀는 자신이 정직하지 못하고 이를 알아차리지 못하는 상황에 어떤 식으로 쉽게 빠져버릴 수 있는지를 잘 알게 됐다.

자신의 취약한 영역을 알고 있기에, 선견지명을 가지고 두 가지 보호 장치를 구축했다. 첫 번째는 이러한 상황을 피하려고 온 힘을 다하는 것이고, 두 번째는 다른 사람의 피드백에 더 주의를 기울이도록 훈련하는 것이다. 그녀는 이러한 충고를 판단의 기준으로 삼았다. 그녀가 다시는 곤경에 빠지지 않았고, 사람들이 다음번엔 무슨 일을 저지를지 전혀 감을 잡지 못할 정도로 장난꾸러기 이미지를 여전히 보여준 것은 아주 뛰어난 점이었다. 매우 섹시한 특성도 가지고 있어서 나는 캐롤라인이 이것을 아주 유익한 방향으로 사용하고 있다는 것을 볼 수 있었다.

내가 말했던 것처럼 캐롤라인을 위해 할 수 있는 것은 그녀가 '정직' 주요 인생 공부를 이미 마스터하고 있고, 이제 이것이 그녀의 강점이라는 것을 보도록 도와주는 것 이외는 별로 없었다. 그녀는 자신의 인생을 바꿀 수 있는 어떠한 강력한 표시도 없이 세션을 끝마쳤지만, 새로운 인생관과 내면의 신뢰감을 준 새로운 관점을 가지게 되었다.

주요 인생 공부 9

사 랑 Love

자기에 대한 사랑

사랑 인생 공부를 마스터하는 비결은 자기 자신을 조건 없이 그리고 우선으로 사랑하는 것을 터득하는 데 있다. 사랑은 우리가 우주 에너지라고 부르는 모든 것의 근원 에너지이다. 모든 에너지는 '사랑'에 기반을 두고 나오며, 우리는 모두 사랑의 감정으로 이 근원 에너지를 경험한다. 감정은 모든 인생 경험이 계속되게 하는 에너지 매트릭스와 에너지 튜브 사이를 이어주는 연결고리이다.

양극성의 영역에 사는 우리 인간은 반대의 극성을 이해하려면 다른 한쪽의 극성을 경험할 필요가 있다. 모든 감정 중에 가장 강력한 것은 사랑이고, 사랑의 반대(또는 사랑에 대한 반대 극성)는 '두려움'이다.

이것이 '사랑' 주요 인생 공부를 수행하는 사람들이 가끔 두려움의 사이클에 갇혀 있는 이유이다. 어떤 사람들은 드라마 형태로 두려움을 끌어들인다. 이것의 한 예로 일반적인 음모이론과 드라마에 사로잡힌 사람일 것이다. 이 사람들이 마스터하는 길을 가는 데 있어서, 그들은 자주 모든 사람과 모든 것에 사랑을 주는 것처럼 보인다. 많은 경우 문제는 그들이 이렇게 하는 동기가 '혼자 있다는 두려움'에서 생긴다는 것이다.

이 인생 공부에는 다양한 측면들이 있다. 이중 가장 첫 번째는 **자기 자신을 사랑**하는 능력을 개발하는 것이다. 사람들이 사랑을 알고서 경험하려면, 틀림없이 사랑과 반대되는 경험을 할 것이다. 사랑의 반대는 사랑이 존재하지 않을 때 남는 공허함이다. 이러한 공허함은 **두려움**의 감정으로 경험된다. **사랑**이 모든 에너지의 근원이다. 같은 방식으로 두려움 역시 모든 부족의 근원이다.

두려움은 모든 부정적인 감정의 원천이다. 그러나 빛이 나타나면 어둠이 사라지듯 두려움 또한 사랑의 존재에 의해서 극복될 수 있다. 어둠은 빛의 부족일 뿐이다. 두려움은 단지 사랑의 부족일 뿐이다.

이 인생 공부를 마스터하려는 사람들에게 가장 어려운 것은 최우선으로 **자기** 사랑을 표현하는 것이다. 여기서 한 걸음 더 나아간다면, **오직** 자기 자신을 사랑하는 정도에 따라 다른 사람들을 사랑하는 게 가능하다.

역사를 통하여, 수많은 책이 쓰였고, 노래가 불려 졌고, 전쟁들이 신의 이름으로, 아마도 신의 사랑으로 치러져 왔다. 아이러니하게도, 만약 우리가 외부가 아니라 내면에서 사랑을 찾는 방법을 배울 수만 있다면, 모순어법인 '성전holy war'이라는 단어가 사전에서 사라지는 것을 곧 보게 될 것이다. 신은 우리 내면에 있지, 밖에 있는 것은 아니다. 이것이 먼저 자기 자신을 사랑하는 것을 배워야 하는 이유이다. 우리가 새로운 에너지 속에서 찾게 될 사랑의 표현들은 이러한 단순한 진실의 직접적인 반영이 될 것이다.

사람들이 사랑받지 못하여 외로움을 느낀다는 불평을 몇 번이나 들어 보았는가? 그들은 필사적으로 다른 사람을 찾아 삶을 나누고 싶어 하지만, 사랑은 계속해서 그들을 교묘히 피해 나간다. 그들이 얻으려는 사랑은 부정적인 상태에 있을 때는 찾을 수 없음을 이해하지 못한다. 다른 사람이 자신을 완벽하게 만들어 줄 때까지, 그들은 완벽해질 수 없다고 말함으로써 자신을 허전한 상태로 놓는다. 그런데 사랑이 많은 사람이 무엇 때문에 허전한 데 이끌리기나 할까?

매우 많은 사람이 사랑을 찾고 있다고 말한다. 이때의 진정한 의미는, **자신을 사랑해줄** 누군가를 찾는 것이다. 자신을 사랑해줄 파트너를 찾는 대신에, **사랑을 주는** 방법을 찾는데 집중하게 된다면, 더 많은 성공을 할 수 있을 것이다. 오직 사랑을 주는 행위를 통해서만 **사랑으로 존재하게끔** 에너지를 설정하고, 그 결과 **사랑을 받을** 수 있다.

새로운 지구 행성의 더욱 높은 진동 속에서, 우리는 더욱더 조건 없는 사랑을 경험하기 시작할 것이다. 과거에는 관계 대부분이 조건적 사랑에 기초하고 있었다. 심지어 결혼 서약도 조건적인 사랑의 진술이다. 이것이 잘못됐다는 말은 아니다. 이것은 좋지도 나쁘지도 않다. 단순히 우리의 관계에 조건 없는 사랑을 더 많이 포함할수록, 이들 관계가 더욱 높은 차원으로 진화하는데 수월해질 것이다.

> **개인 기록 No. 17**
>
> 이름 : 샘
> 나이 : 41
> 혼인 : 독신
> 직업 : 사업 관리자
> 인생 공부 : 사랑
> 촉매자 : 어머니
> 유형 : 에너지 매트릭스

인생의 일곱 단계에서 언급했듯이 우리는 대부분 직계 가족 바깥쪽에서 에너지 역할모델을 선택한다. 그러나 샘은 자신의 어머니를 역할모델로 선택했다. 표면적으로 이것은 바람직한 것처럼 보였다. 샘의 어머니는 사랑스러운 여인이었고, 인생에서 가장 큰 목표는 사랑하는 남편과 가족과 함께 성공적인 결혼생활을 하는 것이었다. 그녀가 아는 한, 이것이 한 사람으로서 갈망할 수 있는 가장 큰 성취였다. 믿음직스럽게도, 그녀는 자신이 원하는 것을 정확하게 이루었다.

샘의 남성·여성적 측면들은 잘 균형을 이루어, 가슴으로 말을 하고, 느낌을 공개적으로 표현하는 데 문제가 없었다. 그 결과 샘은 여성들을 유혹하는데 아무 문제가 없었다. 그러나 샘은 사랑을 구하고 있었다. 닥치는 대로의 사랑이 아니라, 그의 어머니가 아버지와 가졌던 같은 종류의 대단한 사랑이었다. 그러나 어떤 이유인지, 필사적으로 찾고 있었던 격정적 열애는 그를 피해 교묘히 빠져나가는 듯했다. 그 결과 샘은 이 관계에서 저 관계로 오락가락하고 있었다. 자신을 플레이보이로 여기지 않았고, 그러한 소문을 얻는 것에 대해 달가워하지 않았기에, 이것은 그를 괴롭히기 시작했다. 그가 노력했던 모든 것은 어머니가 그렇게 성공적으로 만들었던 것과 같은 것을 다시 만들어 내는 것이었다.

그러나 샘이 알지 못했던 것은 그의 어머니는 실제로 남편을 사랑하지 않았다는 것이다. 단지 자신이 하려고 했던 것에 대해 이루어냈다는 환상을 심어주는 상황과 일련의 환경을 솜씨 있게 창조해냈을 뿐이었다. 그녀는 결코 사랑에 빠져 본 일이 없다. 단순히 그녀와 같은 방향으로 나아가는 것으로 보이는 사람을 불만스럽지만 받아들여 왔던 것뿐이다.

샘이 처음으로 상담을 요청했을 때, 지속적으로 떠오르는 한 가지는 관계였다. 본인 표현대로라면 그는 몇몇 놀라운 여성과 멋진 관계를 즐겨왔고, 그들과의 관계가 끝났을 때 이전의 애인들과 어떻게든 친구관계를 항상 유지해왔다. 거기에는 원망이 전혀 없었다. 그가 누군가를 떠날 때 친구로서 관계를 지속했다. 실제로 샘은 시작부터 단지 그들과 확실히 친구관계일 뿐이었다. 이것은 종종 사랑을 구하는 사람들에게 일어나곤 한다. 그들은 혈안이 되어 누구나 자신에게 호감을 느끼길 원한다. 그래서 그들은 관계가 끝날 때에도 자신에 대해 여전히 호감을 느끼고 있음을 확신시키려고 애쓴다. 이것 역시 '사랑' 인생 공부를 수행하는 사람들에게 매우 흔한 일이다.

가장 큰 문제, 즉 샘의 가장 큰 맹점은 자신을 사랑하지 않았다는 것이다. 그는 관계들에 허우적거리며 사랑에 빠져 같이 정착할 수 있는 '확실한' 사람을 찾으려고, 깊은 관계를 맺었던 각각의 여성들과 의미심장한 관계를 만들려고 노력하면서 모든 시간과 에너지를 낭비했다. 그러나 자기 자신을 사랑하지 않았기에 그의 파트너 중 누구도 그의 정체성에 대해서는 알지 못했다. 본질적으로 샘은 정말로 자신을 완전하게 해줄 정도로 그를 사랑할 수 있는 여성을 찾고 있었다.

나는 관계들이 샘에게는 가장 힘든 도전이라는 것을 분명히 알고 있었기에, 그에게 다음과 같은 말로 이야기를 시작했다. "당신에게 있어서 관계는 대단한 수수께끼처럼 보입니다."

이에 그가 대답했다. "아뇨. 나는 관계를 많이 맺고 있어요."

"그러나 이것이 당신이 원하던 것인가요?"라고 되물었다.

"아니오. 나는 정말로 정착하고 싶어요. 그러나 나에게 딱 맞는 여성을 만나지 못했었던 것 같아요. 늘 함께한다면 내가 행복해질 수 있는 여성 말이 예요." 그가 대답했다.

오직 내면에서만 얻어질 수 있는 사랑과 받아들임을 밖에서 찾고 있었기 때문에 이것을 깨닫지 못한 샘은 모든 관계가 실패했다는 것을 드러내고 있었다.

나는 그때 샘에게 부모와 다른 사람과의 관계에 대해 그림을 그려주기 시작했다. 몇 가지 핵심적인 질문을 해서 아버지에 대한 어머니의 태도를 재인식할 수 있도록 했다. 그렇게 함으로써 항상 믿어왔던 아주 멋진 관계라는 자신의 인식을 재평가하기 시작했다. 또한, 이제 그는 이것을 깨닫기 시작했으며, 비록 의식적으로 그렇게 설정한 것은 아니었지만, 샘의 어머니는 이러한 상황에서 샘에게 부정적인 촉매자였다. 일단 샘이 인생 내내 자기 자신이 본받았던 역할모델이 자신에게 어울리지 않음을 알고 나자, 마음을 열고 이 상황을 보다 심도 있게 파고들어갔다.

"자, 당신은 자신에 대해 어떻게 느끼나요?"라고 그에게 물었다.

"내면이 허전한 느낌이에요." 그가 인정했다. "내가 가장 괜찮았다고 느꼈을 때는 누군가와 사랑에 빠져서 그들을 행복하게 할 때에요. 이럴 때 내가 정말로 잘한다는 것을 알고 있기에 단지 기쁠 뿐이에요."

"그것이 당신을 행복하게 한다고요?" 내가 물었다.

"처음에는, 그렇지만 절대 오래가지 않아요. 이러한 느낌들이 시들기 시작하면 일들도 시들어지고, 결국 애인과 헤어져 친구로 남게 돼요." 샘이 고백했다.

"그러고 나서는요?" 내가 물었다.

"알다시피 그러고 나서 나는 다른 사람을 찾아 또다시 사랑에 빠져요." 그러면서 갑자기 깨달은 것처럼 샘이 말했다. "나는 많이 사랑에 빠진 것 같아요!"

내가 말했다. "무엇보다도, 만약 당신이 그것에 대해 만족하면 그것을 괜찮은 것으로 여기세요. 여기에는 잘못된 것이 없지요. 그러나 만일 만족스럽지 못하다면, 내적 차원에서 어떻게 느끼는지를 살펴봐야 합니다. 만약 내면에서 허전함이 느껴진다면 다음과 같이 자문해보세요. '마음속에 공허함을 느끼는 사람과 사랑에 빠지는 것이 괜찮은가? 다른 사람을 완성해주는 조각이 되는 것을 좋아하는가?' 당신은 완전한 인간을 만들어 줄 것이라는 희망을 품고 함께 결합할 다른 반쪽을 찾고 있나요? 그런 상태이기 때문에 그 바람은 순조롭게 진행되지 않을 것이고, 이럴 때 한쪽이 떠난다면 다른 쪽 사람은 홀로서지 못하고 여지없이 넘어지게 되지요."

샘과의 첫 세션은 유사한 흐름을 지속했다. 즉 나는 샘이 자신의 몇 가지 인생 패턴, 특히 그의 애정에 대한 인생 패턴 일부를 확인할 수 있는 몇 가지 질문을 하는 식이었다. 우리가 마지막으로 이야기할 때, 샘이 분명하게 변화하기 시작했다.

그는 새로운 관계를 맺었고, 비록 나는 이 관계 또한 오래가지 않으리라 생각했지만, 이제 샘은 일어나는 진행과정을 알고 있기에 다르게 처신하려는 일관된 노력을 기울이고 있다. 결과적으로 그는 자신을 완전하게 느끼게 하여 줄 누군가에게 다시는 의존하지 않게 되었다. 이런 게 원래 제대로 된 자기 사랑으로 향하는 큰 발걸음이다.

더 높은 차원에서의 관계에 대해 우리가 알아두어야 할 매우 중요한 것은 우리가 조건 없는 사랑을 실천하여 터득할수록, 자신의 파트너에 대한 비현실적인 기대가 더욱 줄어들어 실망한다거나, 일이 잘못되어갈 가능성은 더욱더 줄어든다는 것이다.

반대로 아래의 피오나의 이야기는 이 인생 공부를 수행하는 사람이 드라마와 두려움의 악순환에 갇혀 버릴 때, 어떠한 일이 발생할 수 있는지 완벽한 실례를 제공해주고 있다.

```
개인 기록 No. 18
        이름 : 피오나
        나이 : 50
        혼인 : 이혼
        직업 : 회계사
    인생 공부 : 사랑
      촉매자 : 어머니
        유형 : 에너지 스탬프
```

피오나는 호들갑쟁이였다. 그녀는 자신을 중심으로 그녀의 기분을 맞추어 주는 가정에서 자랐다. 관심의 대상이 되려고 항상 생활에서 어떤 종류의 사건이나 드라마를 만들어내곤 하였고, 이런데 매우 능숙했다.

이것에 대해서 시비할 수는 없다. 우리는 모두 자신의 사소한 드라마를 좋아한다. 그래서 우리는 연극이나 영화를 보러 가는 것이다. 드라마는 삶에 즐거움을 가져다준다.

피오나가 성장하면서 드라마에 대한 애착은 더욱더 문제가 되기 시작했다. 피오나는 문제아가 되었다. 십대가 될 무렵, 부모들은 피오나가 다음번에는 무슨 일을 저지를지 몰라 안절부절 했다. 학교에 다니던 중 임신을 해버린 불행도 벌어졌다. 그러나 그녀는 결혼하면서 어머니의 역할로 안정을 찾았다. 가정을 갖는다는 것이 피오나에게는 잠깐이라도 다른데 집중할 수 있게 하였다. 한 가정에서도 극적인 효과와 자극으로 많은 사람의 욕구와 충동을 만족하게 해주는 자연스러운 드라마가 진행되고 있다.

피오나의 아이들이 자란 후, 자신의 첫 번째 남편과 이혼을 했고 몇 달 만에 다시 재혼했다. 그때 그녀는 '라이트 워크'에 이끌리기 시작했다. 어쨌든 피오나는 나에게 우리를 지배하는 비밀정부, 광명파(역주-Illuminati, 16세기 기독교 신비주의파), 파충류 그리고 외계인에 대한 참고자료를 흥분된 상태에서 주로 쏟아내는 길고도 열정적인 대화를 시작하기 전에, 이 얘기들을 말하기는 했다.

얼마 되지 않아 나는 이 세션이 더는 양방향의 대화가 아닌 것을 깨닫게 되었다. 대신에 그녀는 나에게 모종의 방식으로 그녀를 통제해온 존재들에 대한 모든 것을 이야기할 기회를 가진 것뿐이다. 피오나는 자신의 두려움을 배경으로 한 드라마에 완전히 빠져 있었다.

성인이 된 자녀들이 있고, 공인회계사로서 책임이 있는 직업을 가진 50세 된 여자가 그러한 두려움에 기초한 주제에 그렇게 흥분할 수 있다는 것을 믿기 어려웠다. 내가 결국 옆에서 말 한마디를 끼어들 수 있었을 때에야, 겨우 피오나의 상황을 이해할 수 있는 몇 가지 질문을 했다.

피오나는 가까운 관계에서 어떠한 충족감도 발견하지 못했다. 결과적으로 그녀는 두려움의 감정에 맞섬으로써 자신의 삶 속에서 사랑의 부족에 의해 생긴 구멍을 메우기로 선택했다. 그녀는 인생 공부에 대해 듣는 데는 관심이 없었다. 나에게 한 가지 이유 때문에 연락을 취했다. 그 단 한 가지 이유는 그녀의 '음모이론'에 대한 다음번 대화 소재로 사용할 수 있는 몇몇 증거를 나에게서 얻어내서 자신의 극적 효과와 자극에 대한 욕구를 충족시키는 것이었다.

우리는 모두 삶에서 자기 길을 선택할 자유의지를 갖추고 있기에 피오나가 잘되는 것을 바랄 수밖에 없었고, 우리의 대화는 거기서 끝나게 되었다.

주요 인생 공부 10

신 뢰 Trust

자기를 신뢰하기

신뢰 인생 공부는 이해하기에 간단한 공부지만 마스터하기에는 매우 어려운 것이다.

만약 이 인생 공부를 겪는 사람들이 이 공부를 잘되게 하려고 긍정적인 촉매자를 선택한다면, 촉매자는 일반적으로 이것을 공부하는 사람들에게, 그들이 마음만 먹는다면 원하는 것이 무엇이든 할 수 있다는 것을 믿도록 격려하는 어머니와 아버지가 될 것이다.

그러나 만일 사람들이 부정적인 촉매자와 계약을 설정했으면, 학대하는 부모의 형태로 나타날 것이며, 그들은 아무도 믿지 못하고 특히 자기 자신마저도 확실히 믿지 못하게 된다. 이 경우에 인생 공부는 에너지 스탬프로 성장촉진된다. 궁극적으로 '신뢰' 인생 공부는 다른 누구보다도 자기 자신을 신뢰하는 것을 터득하는 것이다.

우리가 더욱 낮은 에너지 진동수준(제1의 물결)에 살고 있을 때 "리더를 따르라"는 개념을 믿었다. 그러나 모든 것은 변화하고 있다. 이제 우리는 더욱 높은 진동수준으로 나아가고 있어서 '제2의 물결'의 새로운 개념에 의하면 "자기 자신을 따르라"는 것이다.

'신뢰' 주요 인생 공부를 수행하는 사람들은 종종 자신을 신뢰하고, 자기 자신의 파워를 받아들이고, 유지하는데 매우 어려운 시기를 가질 것이다.

그러나 일단 이 인생 공부가 마스터 되면, 그들은 종종 마치 정확하게 어디로 가고 있는지 아는 것처럼 항상 바라보고 행위를 하면서 내적 방향 감각을 가지고 삶을 살아가는 것으로 보인다. 현실 속에서, 그들은 마침내 **더 알 필요가 없을 만큼** 충분히 자신을 신뢰하는 것을 터득할 것이다.

'신뢰'에 대해 흥미로운 것은 신을 신뢰하는 것에 문제를 가지는 사람은 거의 없다. 그러나 실제로 대부분은 **나도 신**이라는 것을 받아들이는데 커다란 문제가 있다.

'신뢰'는 마스터하기에 아주 중요한 인생 공부이다. 왜냐하면, '신뢰'는 우리를 우주적인 에너지의 흐름 속에 넣음으로써 전체의 부분이 되게 하기 때문이다. '신뢰'가 부족할 때, 믿음도 부족하다.

일단 '신뢰'를 터득하게 되면, 자기 자신을 취약한 상태로 드러낼 수 있다. 취약한 상태를 스스로 드러낼 수 있을 때, 자기의 약점을 강점으로 바꾼다. 사실 지금 태어나는 크리스털 아이들에서 배우는 것처럼 약점은 가장 큰 강점의 원천이다.

```
개인 기록 No. 19
        이름 : 조안나
        나이 : 36
        혼인 : 이혼
        직업 : 치료사, 인터넷사업가
    인생 공부 : 신뢰
       촉매자 : 어머니
        유형 : 에너지 스탬프
```

아주 어린 시절부터 조안나는 강제로 자신의 아버지로부터 성적인 학대를 반복적으로 겪었다. 분명히 이러한 일은 어떤 어린이라도 대처하기가 몹시 어려운 일이었지만, 불행하게도 조안나의 경우 어머니도 이 사건과 연루되어 있었다. 어머니는 이러한 일이 발생하고 있다는 것을 알았지만, 고의적으로 회피했던 것이다.

그래서 이 인생 공부를 수행하는 사람들에게서 종종 일어나듯이 인생의 시작단계서부터 조안나는 어쩔 수 없이 '신뢰' 문제에 대처하도록 강요되어 있었다. 결국, 만일 당신 아버지가 신뢰를 계속해서 저버린다면, 남아 있을 사람이 있을까? 성장하면서 몇 번이고 반복하여 신뢰가 저버려진 조안나의 인생은, 사람을 신뢰할 수 없다는 자기 성취 예언의 반복된 경험으로 펼쳐졌다. 반복적으로 그녀는 자신이 옳다고 증명해줄 사람들을 삶에 끌어들였다. 실질적으로 사귀었던 모든 남자친구들이 언제나 그녀를 실망시켰다. 그녀가 함께 치료 작업을 했던 친구가 은행계좌에서 돈을 횡령했다. 마침내 믿을 만하다고 여겨지는 사람을 찾았을 때, 즉각 그와 결혼했는데 결국 뒤에 보니 상투적 바람둥이였다. 지금까지 조안나의 남편은 그녀가 아는 것만으로도 최소한 네 번이나 불륜관계가 있었다. 어머니처럼 조안나는 남편의 배신행위를 모르는 체했다. 아버지가 조안나를 학대하는 동안 모른 체했던 것에 대해 어머니와 마주 대할 수 없었던 것처럼, 조안나는 남편과 이 문제를 맞닥뜨릴 수가 없었다.

비참하게 몇 년의 세월을 보내면서 자신의 삶에서 뭔가 중요한 것이 빠져있다는 것을 알고, 조안나는 영적인 탐구에 착수했다. 그녀는 세미나를 찾아다니기 시작했고, 워크숍에 참석했으며, 책을 읽었고, 삶의 패턴 속에서 약간의 통찰력을 가져다주고, 자신이 놓친 부분과 연결해 줄 수 있는 것이라면 무엇이라도 했다. 결국, 우연히 우리 단체를 만났고 책을 읽은 후, 세미나 중 하나에 참여하기로 했다.

조안나의 두 번째 인생 공부는 '명확함'이다. 늘 그렇듯이 그녀가 자신에 대해 탐구하면 할수록, 더욱더 자신을 명확히 하고, 확고한 경계를 그리는 방법을 터득하기 시작했다. 그녀가 자신의 경계를 명확히 하자마자, 점점 자신을 신뢰하기 시작했다. 우리가 처음 만난 후 1년쯤, 조안나는 이전에는 전혀 해보려고 생각지도 못한 것을 했다. 스스로 인터넷으로 꽃을 통해 치료하는 사업체를 꾸려나가기로 결정했다. 일을 천천히 소규모로 시작했기에 사업은 원래 직업에 방해되지 않았다.

그때 멋진 일이 발생했다. 몇 년 동안 근무하고 있던 병원에서, 그녀에게 상호 보완적이고 통합적 치료 양상에 관련된 실험프로그램을 관리하고 감독하기를 요청해왔다. 조안나는 최고로 기쁜 상태였다. 이 일은 그녀가 항상 관심을 두었던 일과 꼭 들어맞는 것이었다. 그녀는 여전히 인터넷 사업을 계속해 나가고 있고, 이것 역시 수익성이 더욱 높아졌고, 자기 자신에 대한 확신은 더욱 커졌다. 이 두 가지 성공으로 조안나는 삶의 전성기를 맞았다. 남편과의 관계는 여전히 완전하지 않았다. 그러나 그녀에 대해 남편의 존경심이 커지면서 변화의 조짐 역시 보이기 시작했다.

조안나와의 지난번 대화에서, 그녀는 나에게 아버지와 만나 그가 자신에게 했던 일에 대해 당당히 맞섰다고 말했다. 놀랍게도 그녀의 아버지는 자신의 행동에 대해 모든 책임을 지고 있었으며, 그가 일으킨 모든 상처에 대해 사과했다. 유감스럽게도 그녀는 모질게 살다 돌아가신 어머니와의 일들은 결코 해결하지 못했다. 아이러니하게도 조안나의 어머니가 느꼈던 모든 죄의식은 마음속에서 자기혐오와 분노로 변하였다. 그러나 아버지와는 다르게 어머니는 자신의 행동을 책임질 수 없었고, 대신 그녀는 조안나에게 자기 자신의 분노를 투사했다.

조안나는 자신에게 지극히 불리한 입장을 가지고 시작했고, 자신의 환경을 받아들이는 용기와 인내를 지녀서 자기 인생을 책임지고, 에너지 스탬프를 바꾼 사람의 훌륭한 실례이다. 책임은 파워에 상응한다. 내가 이전에 말했던 것처럼 퍼스널 파워를 증가시키려면 개인적인 책임을 증가시키는 방법을 찾아야 한다. 여기서 조안나는 자신의 인생에 책임을 졌고, 창조력을 향상시켰다.

> **개인 기록 No. 20**
> 이름: 메릴
> 나이: 41
> 혼인: 이혼
> 직업: 심리치료사
> 인생 공부: 신뢰
> 촉매자: 아버지
> 유형: 에너지 매트릭스

메릴과의 첫 번째 전화 세션에서 그녀의 인생 공부가 '신뢰'라는 것을 알아냈다. 나는 또한 그녀에게서 어린 소녀와 함께 활성화될 예정이었던 계약도 확인했다. 그녀는 이혼했고 현재는 아무런 관계도 없었기 때문에, 이것이 메릴을 의아스럽게 했다. 그녀는 자기가 두려워하는지, 아니면 내가 완전히 미쳤는지를 알지 못했다. 대화가 진행됨에 따라 나는 이 어린 소녀가 대체 계획을 활성화하려고 그녀의 인생으로 들어오려고 하고 있다는 것을 발견했다. 일단 메릴이 다시 숨 돌릴 틈을 갖자, 나는 이 아이가 그녀의 두 아들 사이에 낙태한 바로 그 어린 소녀였다는 것을 보여줄 수 있었다. 메릴은 나에게 그녀의 아들 중 한 명이 곧 아버지가 될 예정이고 큰 관심으로 이 아이를 돌볼 것이라고 말했다.

이 책이 출판되기 바로 전에 메릴은 일주일간의 '오버라이트 OverLight 영성 심리 훈련' 중 하나에 참여했다. 한심스럽게도 그녀가 모습을 나타냈을 때, 그녀가 온라인에서 신청했음에도 우리는 등록한 것을 알아차리지 못했다. 단순히 기술적인 오류인 것으로 여겼다.

오버라이트 훈련 동안 우리는 이 책에 있는 자료들을 가르쳤을 뿐만 아니라 훈련과정 일부로서 서로서로를 도왔다. 각각의 참석자들은 자기 자신만의 방법을 이용하여 우리가 과정에서 가르친 자료를 적용하면서 몇 가지 세션을 진행했다. 나는 이러한 자료들이 어떻게 적용될 수 있는지를 사람들에게 보여주려고, 무대 위에서 간단한 시범을 보여줬다. 이것이 다른 사람들 앞에서 자신의 전체 인생을 설계하기를 요구한다는 사실에도 자원자들이 줄을 서서 기다리고 있다. 오버라이트 훈련에 참석한 많은 사람이 전문 심리학자, 의사 혹은 심리치료사들이고 놀랍게도 사람들이 앞에 있는데도 열심히 자신의 훈련을 하고 있다는 것을 알게 되었다. 이 공개 세션은 서로 마주 보는 두 개의 의자로 꾸며지고, 그 중 내담자가 앉은 의자는 애정어린 '뜨거운 자리hot seat'라고 불리고 있다.

내 추정으로는 지구의 60-80%의 여성이 성적으로 학대를 받고 있다고 생각된다. '뜨거운 자리'에 메릴이 앉을 차례가 되었을 때 그녀는 용감한 영혼 중의 하나라는 것이 곧 자명해졌다. 나는 교육을 받는 사람들에게 메릴이 '신뢰'의 공부를 받을 수 있도록 완벽한 기회를 제공해준 그녀의 아버지로부터 에너지 스탬프를 분명히 각인 받았다는 것을 말했다. 메릴은 용감하게 우리로 하여금 훈련에 참가한 다른 사람들 앞에서 그녀의 인생을 적나라하게 드러냈다. 우리는 그녀의 두 번째 인생 공부가 '명확함'이라는 것을 확인하였고, 그녀에게 양쪽 수업에서 자신의 맹점이 인생 여정에 어떻게 영향을 미쳤는지를 보여줬다. 흥미로운 부분은 메릴이 거의 자신의 두 번째 인생 공부를 마스터하고 있지만 '신뢰'의 문제에 와

서는 여전히 매우 취약하였다.

그녀가 '뜨거운 자리'에서 내려왔을 때 모든 사람들은 그녀의 엄청난 용기에 감동을 하였다. 비록 그녀는 그때 깨닫지는 못했지만, 스스로 매우 취약함을 드러내고 있다는 사실은 그녀의 '신뢰' 인생 공부를 마스터하는 방향으로 커다란 진보였다. 그러나 주말이 되어서야 나는 정말로 무슨 일이 진행되고 있는지를 알게 됐다.

훈련의 마지막 날 분위기는 자연스럽게 매우 고양되어 있었다. 이것은 메릴에게 아주 흥미로운 일이 발생했기 때문이다. 즉 메릴은 에너지 스탬프에 의해 성장촉진되는 '신뢰' 인생 공부와 에너지 매트릭스에 의해 성장촉진되는 '신뢰' 인생 공부 사이의 차이점을 나에게 보여주었다.

바바라는 메릴이 도착했을 때 참가자들에게 영수증을 나누어주고 있었다. 어떤 이유에선지 메릴의 영수증이 빠져 있었다. 바바라는 사과하면서 위층 방에 올라가 새로 뽑아 오겠다고 말했다. 이 인생 공부를 마스터해나가는 먼 여정을 해왔음에도, 이런 단순한 작은 사건이 메릴 안에서는 커다란 문제를 촉발케 했다. 이러한 문제들로 메릴은 이전의 자포자기와 무시한다는 느낌이 다시 표면으로 부상했다. 메릴은 잠깐 양해를 구하고는 화장실로 달려갔다. 우리는 화장실에서 메릴이 울음을 터뜨리는 것을 발견했다.

여기서 주목해야 할 요점은 메릴에 대해서 내가 틀렸다는 것이다. 이 사건은 그녀가 에너지 스탬프로 수행하고 있다는 것이 전혀 아니라는 것을 보여줬다. 비록 그녀의 아버지는 실제로 부정적인 촉매자로서 역할을 했지만, 이것이 나로 하여금 에너지 스탬프로 수행하고 있다는 것으로 오해하게 했다. 실제로 메릴은 이러한 방식으로 연결되어서 무의식적으로 이러한 경험을 끌어당기고 있었다.

이것을 보여주려고, 바바라가 즉시 메릴의 영수증을 뽑으러 나갔을 때, 원본영수증이 자신의 손안에 있다는 것을 발견했다. 애초에 바바라는 자신이 업무처리를 잘하지 못해서, 메릴에게 커다란 고통을 무의식적으로 안겨주었다고 믿으면서 매우 화를 냈다. 그러나 내가 나중에 모든 사람에게 설명한 것처럼 메릴은 무의식적으로 자기 자신의 에너지 연결을 통해 이러한 상황을 만들어 냈던 것이다.

만일 그녀가 마스터의 수준에 거의 도달했다면, 메릴은 어떻게 이렇게 작은 사건에 그토록 강한 반응을 나타냈는지를 이해할 수가 없었다. 내가 그녀와 훈련에 참가한 사람들에게 이것은 메릴의 전 인생에 걸쳐 그녀와 함께한 에너지 매트릭스이고, 자신의 신뢰 문제를 촉발시키도록 계획된 사람과 사건들을 인생에 끌어 들이는 경향이 있다고 설명했다. 메릴은 그러한 사건이 일어날 때 더 고귀한 관점을 선택할 수 있다. 이것이 마스터하는 기술이다.

```
개인 기록 No. 21
         이름 : 캐시
         나이 : 57
         혼인 : 이혼
         직업 : 출판업자
     인생 공부 : 신뢰
       촉매자 : 어머니
         유형 : 에너지 스탬프
```

바로 전의 조안나의 사례연구와 마찬가지로, 캐시 또한 어려서부터 무기력했다. 그러나 차이점이 있다면 캐시는 그 과정이 태어나기도 **전**에 시작하였다는 점이다. 캐시의 아버지는 어머니에게 양육해야 할 다섯 명의 남자아이와 뱃속의 캐시를 남겨두고 아주 젊은 나이에 사망했다.

캐시는 빈민 공동체의 가난한 가정에서 자랐다. 그녀가 세 살이 될 무렵, 어머니는 가족을 부양하다가 너무 기진맥진하였고, 병이 들어서 자녀를 돌볼 수가 없었다. 캐시와 오빠들은 어머니가 회복되는 동안 보육원에서 생활하려고 보내졌다.

캐시가 보육원에서 지낸 10년 동안, 그녀를 곤두박질치게 할 수도 있는 '예상치 않은 속임수'에 대비하여 끊임없이 깨어있게 하고, 눈을 부릅뜬 채로 경계하고, 지켜보고 또 귀 기울이는 어떤 감시자처럼 느꼈다. 어렸을 때부터 그녀는 세상은 안전한 장소가 아니라고 추정했다. 그녀는 자신이 행동하고 싶은 방식대로 행동하는 사람을 믿을 수 없었다. 그래서 자신의 경계를 절대 늦추지 않았다.

캐시의 어머니는 아이들을 사랑했지만, 자신조차도 내향적인 가정에서 자랐기 때문에, 애정을 어떻게 표현하는 방법을 배운 적이 없었다. 애정 표현은 그녀를 당황하게 했다. 어머니는 결코 자녀들을 안아주지도 키스도 하지 않았다. 왜냐하면, 자녀가 그녀를 포옹하려 할 때 어떻게 반응해야 하는지를 몰랐기 때문에, "어리석은 짓 하지 마"라고 하면서 퉁명스럽게 말하거나 단순히 등을 돌리고 걸어가 버렸다. 캐시에게는 이것이 거부하는 것처럼 보였다.

결국, 캐시는 자신 이외에는 누구에게도 사랑받지 못하고, 아무도 원하지 않고, 의지할 수 없다고 느끼면서 자랐다. 오빠들은 모두 매우 재능이 있고 지성 있는 젊은이들이었다. 그들 중 두 명은 캐시와 마찬가지로 장학금을 받고 대학에 갔다. 그러나 캐시의 어머니는 아들들이 대학 교육을 받게 하려고 절약하여 빠듯한 생활을 했으나, 캐시에게는 대학에 가지 못하게 했다. 캐시가 돈을 벌어서 가정을 도와주는 게 필요하다고 말했다. 내가 본 것은, 캐시가 유일한 딸이자 막내이기 때문에 어머니는 딸이 멀리 떨어지는 것을 참을 수가 없었다는 것이다. 그러나 캐시는 그때 이 사실을 알지 못했다. 단지 어머니가 자신을 사랑하는 것보다 오빠들을 훨씬 더 사랑한다고 추정했다.

캐시는 18세 때 첫 번째 남편을 만났다. 자신의 인생에서 다른 누군가를 신뢰하지 못했던 것처럼 그를 신뢰하지 않았다. 그러나 그녀는 사랑과 집에서 도망칠 어떤 구실을 찾는데 혈안이었다. 22세 무렵에는 두 명의 어린아이를 데리고 결혼했다. 5년 뒤 남편은 다른 여자와 도망가 버렸다. 그때 다른 남자를 만났지만 그 관계는 이미 아내가 있다는 것을 알게 된 순간 순식간에 끝나버렸다. 혼자서 몇 년간을 더 보낸 다음, 그녀는 매우 진지해 보이며 책임감이 있어서 안정적으로 보이는 남자와 세 번째 관계를 맺었다. 여전히 그녀는 배신에 대한 편집증이 심해서 그와 결혼할지를 결정하는데 4년이라는 시간이 걸렸다.

캐시의 두 번째 남편에게 비밀이 있었다는 것을 발견했을 때, 그것이 드러났기 때문에 캐시는 결혼한 지 겨우 한 달 만에 헤어졌다. 그는 도박에 빠져 있었다. 캐시는 충격을 받았고, 또다시 잘못된 사람을 선택했다는 사실을 믿을 수가 없었다.

물론 더욱 고귀한 관점에서는 캐시의 모든 관계들은 '신뢰' 인생 공부로 자신의 문제에 직면하여 극복하도록 완벽하게 설정되어 있었다. 그러나 물론 그녀는 그것을 깨닫지 못했다. 그녀가 알 수 있는 유일한 것은, 최악의 남자를 끌어드릴 만큼 **자신**에게 뭔가가 있거나, 자신이 지독한 성격의 소유자이거나 둘 중의 하나라는 것이었다.

더는 사람을 믿을 수 없다는 자신의 신념을 정당화하기에 충분할 정도 이상으로 증거가 있다고 느끼면서, 캐시는 다른 사람의 손에 자신의 감정과 재정적 안정을 맡기는 실수를 다시는 하지 않겠다고 맹세했다. 그녀는 매우 냉소적이 되었고, 남자들의 관심에 냉담했다. 그다음 몇 년 동안, 그녀의 인생은 자기 아이들과 직업 그리고 친척들로만 이루어지게 되었다. 그저 그랬다. 어머니를 정기적으로 만났지만, 무엇보다 더 의무감에서 나온 것이었다. 그들의 관계는 매우 상처가 많아서 함께 보낸 세월이 포근했다거나 정말로 특별히 즐거웠다고 말할 수 없었다.

캐시 인생의 커다란 전환점은 친구들과 함께 퇴행 시술을 받으러 가던 40대 초반에 일어났다. 퇴행 시술 동안 발생한 일은 비록 캐시가 상상력을 모두 동원한다 해도 자기 내면에서 무언가가 근본적으로 변화하려고 한다는 것을 아주 깊게 증명해주는 것이었다. 그녀가 나에게 설명한 방식대로, 모든 삶을 통틀어 처음으로 자신이 '편안하고 안정되어 있다'라는 것을 느꼈다. 갑자기 자신이 인생을 바라보았던 유리창을 제거해버린 것 같이 느꼈다. 다시는 자신을 끊임없이 경계하는 동떨어진 감시자가 되어서는 안 된다는 것을 느꼈다. 비록 그녀는 여전히 의식적인 수준에서 모든 것을 이해할 수 없을지라도, 모든 경험을 겪어야 했던 이유가 있다는 것을 지각하기 시작했다.

곧이어 캐시는 몇 살 어린 젊은 남자를 사귀었다. 갑자기 생각할 수도 없는 일을 하는 자신을 발견했다. 그녀는 실제로 그 상황에 대한 저항을 포기하였고, 그 남자와 열정적인 관계를 갖게 되었던 것이다. 처음으로 캐시는 자신에게 거짓말을 하거나, 배신하거나, 속이려 해도 누군가를 믿어야 할지 말아야 할지 걱정하지 않았다. 확실히 그녀는 나이 차이에 대한 세간의 견해에 약간의 우려는 있었지만, 이것을 제쳐놓고 어쨌든 자신의 길을 나아갔다.

이것은 캐시 자신이 스스로 이룰 수 있었던 가장 좋은 치료사례이다. 결국, 그녀가 느꼈던 사랑뿐만 아니라 자신에게 주어지는 사랑에 빠지고, 단지 받아들이게 허용함으로써 자신이 할 수 있는 온 힘을 다했다. 이것이 그녀의 인생에 가져온 차이는 실로 매우 심오한 것이었다. 마침내 자신의 장벽을 쓰러뜨림으로써, 심지어 어머니와의 관계까지도 변화하기 시작했다.

캐시와 연인은 함께 5년을 살았다. 이것은 그녀가 이제까지 경험해왔던 중 가장 많은 치유와 기쁨, 조건 없는 사랑관계였다. 이 관계에서 가장 흥미로운 것은 그들 중 누구도 상대를 떠나지 않았다는 것이다. 배신도, 거절도, 사랑의 아픔도 없었다. 그들은 단순히 그들의 관계가 다른 수준으로 옮겨 갈 때를 '알고' 있었다. 현재까지 그들은 여전히 가장 괜찮은 친구로 남아있다. 두려움을 놓아버리고 자기 자신과 본능을 신뢰하는 걸 터득함으로써 캐시는 에너지 스탬프를 치유했다. 그리고 그렇게 함으로써 어머니를 이해하고 받아들이는 것을 방해했던 모든 원망과 억눌린 분노를 풀었다. 캐시는 어머니가 돌아가시기 바로 전에 어머니와 평화로운 관계를 만들 수 있었다.

주요 인생 공부 11

진실 Truth

책임

우리가 한 가지 인생 공부에서 다른 인생 공부로 진행함에 따라, 각각 인생 공부는 개인이 성취한 마스터의 수준에 따라 아주 다르게 보일 수도 있음을 중요하게 기억하라. '진실'은 우리에게 이들 차이점의 생생한 실례를 제공해준다.

'진실'과 '신뢰' 인생 공부는 매우 비슷해서 종종 혼란스럽다. 사람들이 '진실'을 마스터하기로 선택할 때, 그들의 에너지 연결은 분별력을 가지고 자신의 '진실' 속에 서는 데 많은 어려움을 갖게 될 것이다. 이것이 첫눈에는 마치 그들이 자신을 신뢰하지 않는 것처럼 나타날 수 있기 때문에, 나는 그들이 수행하는 이들 두 가지 유사한 인생 공부 중 하나를 결정하기 전에, 전반적인 패턴보다 큰 그림을 결정하려고 평상시보다 더 많은 질문을 한다. 때때로 단순히 다음과 같은 직접적인 질문법을 사용한다. "만일 내가 당신 삶의 주된 초점을 설명하라고 한다면 그것은 '진실'이나 '신뢰' 중 어떤 것인가요?"

그들이 자신의 진실 앞에 서는 것이 어려울 때, 항상 자기 진실 대신에 다른 진실을 내세우는 경향이 있다. 그들은 추구할 가장 최신 책, 가장 최근의 개념과 이상 또는 시스템을 항상 찾을 것이다.

진실 ~ 맹점

우리가 마스터하는 초기 단계에 있을 때, 보통 자신에게 진정으로 정직할 수 없다. 진정 우리가 어디에 있는지 알지 못하기 때문에, 이런 입지에서 정직해지는 것은 어떤 사람에게라도 어려운 처지이다. 그래서 우리는 항상 자신을 다른 사람과 비교하여 평가할 수밖에 없고, 진실을 파악하기 어려울 뿐만 아니라, 종종 자신의 선택을 합리화하는 환상을 만들어 낼 것이다.

마스터해가는 초기 단계에서, 에너지 매트릭스로 이 인생 공부를 잘되게 하기로 선택한 그들은 자신의 행동에 대한 책임을 가능하면 회피할 방법을 찾을 것이다. 우리는 종종 폐쇄회로에 갇혀 있어서, 자신에게서 깨닫기보다는 외부에서 지침을 찾고 있다. 이따금 이것은 타인을 향한 정직이라는 문제를 만들 것이다. 자기 인생이 어떻게 되어가고 있는가에 대해서 정직해지기보다 거짓말을 할 수도 있고, 변명을 만들어 낼 수도 있다. 대부분 우리는 공상의 세계에 살고 있다. 이것이 자기로부터 완전한 분리를 만들어내며, 커다란 난제는 자신의 거짓을 믿기 시작할 때 찾아온다.

마스터해가는 성숙한 단계에서 '진실' 인생 공부를 수행할 때, 대부분 교사나 지도자가 되어서, 특히 어떤 한가지의 멋에 집착하지 않고, 진실의 다양한 맛을 낼 수 있다. 또한 이 인생 공부를 마스터한다는 것은, 진실이란 전적으로 자신의 인식에 좌우되고, 또한 자신의 견해를 넘어서서 인식을 전환하는 솜씨를 통해 더 많은 진리를 볼 수 있다는 이해로 이끈다.

지독한 정직

이 속성을 마스터하는 것은 자신에 대한 냉혹한 정직을 통해서만 성취될 수 있다. 이것은 자신의 생각과 행동에 대한 전적인 책임을 의미한다. 이것은 이들 생각이나 행동이 완벽해질 필요가 있다는 의미가 아니라, 이들이 **자기 자신의 것**이 되어야 한다는 것이다. 일단 자신의 현실을 책임지기 시작하면, '진실'의 마스터가 시작될 것이다. 이 사람들은 영원한 탐구자이고, 항상 자신의 질문에 대한 답을 찾고 있다. 그들은 자신의 인상, 느낌, 생각을 부정하고, 대신에 다른 사람의 것을 취할 것이다.

다른 사람의 눈을 통하여

이 인생 공부를 처음으로 시작하는 사람들은 대부분 자신을 다른 사람의 시선으로만 바라본다. 그들은 분명히 다른 사람의 입장에서는 분명하게 바라볼 수는 있으나, 자신의 진실 문제에 부닥칠 때는 맹점이 있다. 이들은 항상 '다른 사람'에 대한 견해가 '자기 것'이라고 스스로 판단한다.

진실은 마스터하기 매우 어려운 속성이다. 그래서 이 인생 공부를 수행하는 사람들을 판단하기보다 그들을 조건 없이 사랑하고, 용기를 격려해야 한다. 왜냐하면, 이 도전은 매우 위대하기 때문이다. 비록 몇 생애가 걸리겠지만, 이 인생 공부를 마스터하는 것은 인류 전체를 향상하는 효과가 있다.

> # 개인 기록 No. 22
> 이름 : 키이스
> 나이 : 53
> 혼인 : 기혼
> 직업 : 다국적 기업 회장
> 인생 공부 : 진실
> 촉매자 : 아버지
> 유형 : 에너지 매트릭스

키이스는 매우 파워풀한 사람이다. 여러 해 동안, 진실을 찾는 사람들은 그에게 끌렸다. 왜냐하면, 사람들은 그를 인생에서 진실로 중요한 것과 그렇지 않은 것을 결정적으로 다룰 수 있는 사람으로 알았기 때문이다. 그리고 대부분은 키이스에 대한 그들의 신념은 옳다고 여겨졌다. 그는 훌륭한 상담가고 공상가이고 조언자이다. 아이러니하게도 키이스는 자기 자신의 진실 앞에 서는데 많은 어려움이 있다.

키이스는 이제는 공통분모가 하나도 없는 여성과 여러 해 동안 결혼하여 살았다. 12년 이상을 그는 빈방에서 혼자 잤다. 키이스의 결혼 생활은 감정과 애정이 결핍되어 있었다. 그들을 함께 묶어두는 유일한 것은 아들이었다.

'진실'은 키이스의 맹점이다. 심지어 그가 사람들에게 자신이 본 것을 말할 때라도, 대부분 자신을 부정하는 방식으로 말을 한다. 당당히 나서서 자신의 의도를 말하는 대신, 본심을 숨기고 변죽만 울린다. 다른 사람의 의견과 일치하지 않을 때라도, 그는 "그런데,

자네의 관점은 알겠네. 그러나 알다시피 누군가가 나에게 여차여차한 것을 가르쳐줬어. 그래서 당신도 이런 관점으로 보는 것을 고려하게 될 거야." 그는 진실을 인식하는데 문제가 있기 때문에, 자기 자신의 신념에 대한 용기를 갖는 것이 매우 어려웠다. 그래서 그는 하나의 진실에서 다른 진실로 이리 저리 왔다 갔다 하면서, 그리고 유행하는 견해면 어떤 것이라도 받아들이면서 자신의 인생을 낭비한다.

성장하면서 키이스는 억대연봉의 좋은 직업, 조강지처와 함께할 수 있는 안락한 전원주택, 2.4명의 자녀들, 그리고 두 개의 차고를 갖추는 것을 성공으로 여기는 신념체계를 발달시켰다. 아내와는 어떠한 사랑, 애정 또는 소통이 없었기에, 이 모든 것을 뒤에 남겨 놓고 단순히 포기하는 것은 엄청난 실패로 그를 낙인찍는 것이고, 키이스도 그렇게 믿고 있었다. 그래서 대신에 사랑받지 못하고, 만족스럽지도 않고, 불행하지만 견디고 있었다. 그는 여러 차례 마음이 통하는 여성과 사랑을 경험하는 기회를 가졌지만, 항상 상대가 혼약을 요구하는 그 순간 생각을 바꾸어 그만두고 말았다.

키이스는 진심으로 아들에게 줄 수 있는 가장 큰 선물은 사랑하는 부모와 함께 안정적이고 행복한 가정을 꾸리는 삶이라고 믿고 있다. 사실 키이스는 아들에게 한 사람이 진실하지 못하고, 거짓 속에서 살아가는 것이 "정상"이라고 가르침으로써 아들에게 엄청난 악영향을 주고 있다.

키이스의 인생 공부는, 만일 그가 그것을 볼 수만 있다면, 자기 자신의 정직성과 행복을 소모하면서 지금의 현상을 유지하는 게 아니라, 오히려 자신의 잘못을 인정하는 용기를 가지고, 자신에게 정말로 중요한 것이 무엇인지를 발견하고, (다른 사람들의 진실과 입장과는 전혀 다르게) 자기 영혼의 목적에 일치하여서 살아가는 것이다.

　불행하게도 키이스는 지금의 현상을 뒤집을 만한 어떠한 것도 스스로 할 수가 없다. 이 훌륭하고 사랑스러운 남자는 완전히 곤경에 빠져 있다. 그의 좋은 면들에도, 만일 진실과 함께하고 자신의 진실 속으로 걸어가는 것을 배울 수 없다면, 결코 인생 공부를 완수할 수 없을 것이다.

```
        개인 기록 No. 23
              이름 :  레슬리
              나이 :  43
              혼인 :  이혼
              직업 :  광고회사 사장
           인생 공부 :  진실
            촉매자 :  아버지
              유형 :  에너지 스탬프
```

레슬리는 5명의 아이 중에 막내로 태어났으며 진정한 '아빠 딸' 이었다. 레슬리 아빠는 '정직' 인생 공부를 수행하고 있었다. 그는 정말로 부드럽게 이야기하는 사람이고, 두뇌 회전이 빠른 세일즈맨 이었다. 그가 당신의 눈을 보고, 검은 것이 흰 것이라고 말해도 믿 을지도 모른다. 그는 매우 매력적이고 설득력이 있어서, 그의 거짓 말을 사람들이 알더라도 반박할 수 없었다. 레슬리는 아빠를 매우 신봉해서 그의 거짓말을 믿고 행동하는 것이 그저 행복할 뿐이었 다.

더군다나, 레슬리는 정직하지 못한 행위가 허용될 수 있다고 믿 기까지 했다. 사실 아빠의 발자취를 뒤따르는 기회를 제공해주는 직업을 선택하기까지 했다. 광고 분야에서 매우 성공적인 길을 개 척해냈고, 곧이어 아빠와 똑같이 레슬리는 자신의 거짓말을 믿기 시작했다.

한동안 아무런 문제없이 지나갔다. 레슬리는 독자적으로 광고 회사를 시작해서 매우 성공하였다. 그러나 그녀가 정직에서 벗어나면 날수록, 삶은 균형을 잃어가기 시작했고, 일들은 더욱더 꼬여만 갔다. 직원들과 문제가 생기기 시작했고, 그들을 신뢰할 수 없었다. 직원들은 업무에 게을렀고, 경쟁회사와 내통하여 고객들을 빼돌림으로써 그녀를 배신하기 시작했다. 레슬리는 흥분하고 분노했다. **어떻게 나에게 이럴 수 있지? 그들은 충성심도 없단 말인가?** 그녀는 '진실'에 대한 커다란 맹점을 가지고 있었기에, 자신의 주위 사람들이 그녀가 보내고 있는 것과 똑같은 것을 자신에게 비춰주고 있다는 사실을 전혀 알아차리지 못했다.

레슬리가 처음 나에게 전화했을 때, 나는 평상시의 방법으로 그녀가 이 세션에서 무엇을 바라는지에 대한 밑그림을 그려가면서 우리의 대화를 시작했다. 나는 항상 어떠한 방식으로든지 내담자들이 자신의 힘을 나에게 내맡기지 않도록 하고, 또한 그들이 나에게 의존하려는 상황에서 그들의 위임을 거절하면, 깜짝 놀라지 않도록 대화의 논지를 조정한다. 내가 보통 그들에게 하는 말은 "이 작업은 스스로 힘 있게 하는 것이므로, 당신이 어떻게 하면 좋을 지뿐만 아니라, 당신이 해야 하거나 혹은 하지 말아야 할 것에 대해서도 말해주지 않을 것입니다. 이 세션의 전체적 목적은 단지 당신에게 다른 관점으로 인생 패턴을 보여주는 것이고, 이에 따라 더 명확하게 자신의 모든 선택들을 알 수 있게 됩니다."

그러나 나는 그녀가 여러 다른 치료자와 심리상담가들에게 줄곧 세션을 받아왔다는 것과, 이것들 중 어떤 것도 도움 되지 않았음을 말하기 전에는, 이 두 문장을 꺼낼 수가 없었다. 그녀는 분명히 그렇게 많은 사람을 만나보았다는 사실이, 우리의 세션에 어느 정도 도움을 주기에 충분하다고 여기고 있었다. 나는 별 영향이 없었고,

그리고 그녀에게 나는 다른 어떤 직관적인 능력을 갖춘 치유자와 세션을 같이해본 적이 없다고 말했고, 그래서 모든 고객에게 나와 한 세션에서 무엇을 기대하는지 말하라고 한다며 강조했다.

시작하자마자 레슬리는 나에게 그녀가 마지막 리딩에서 받았던 모든 정보에 대한 확증을 요청하면서 대화의 주도권을 잡으려고 했다. 이것은 그녀가 나에게 상담을 받으려는 것이 아니라, 오히려 다른 곳에서 들은 것들에 대해 검증하려 했음이 즉시 밝혀졌다. 레슬리는 현재 겪고 있는 모든 어려움에 대하여 책임이 있는 과거의 삶에 대해 들어왔던 이야기에 갇혀 있었다. 나는 곧 레슬리가 이러한 악순환 속에 갇혀 있으며, 만일 이것에 협력한다면 단지 그녀를 갇혀 있는 상태로 남아있게 할 뿐이었다. 그녀가 '진실' 인생 공부를 수행하고 있다고 여겨서 아버지와의 최근 관계에 대해서 물었을 때, 그녀는 완전히 무방비 상태였다. 그녀는 곧바로 말을 머뭇거리기 시작했고, 이것이 사업 실패와 무슨 관련이 있는지를 물었다. 그녀의 아버지가 그녀의 '진실' 인생 공부— 이것은 그녀의 현재 사업상의 난제 중 주요한 이유 중 하나임— 에 대한 촉매자의 중요한 역할을 하고 있다는 것을 설명했을 때, 레슬리는 충격을 받고 계속 진행하라고 요청했다.

나는 일반적으로 개인 세션에서 주요 인생 공부를 밝히는 것으로 바로 넘어가지 않는다는 중요한 지적을 하고 싶다. 그래서 단지 이것이 내담자가 더욱 큰 그림을 볼 수 있는데 도움이 된다고 느낄 때만 이렇게 할 뿐이다. 그러나 레슬리의 경우 나의 시간이 한정되어 있음을 알았다. 비록 그녀는 45분 세션에 대한 비용을 지불했지만, 그녀의 앞날을 위한 주의를 잡아둘 필요가 있었다. 그렇지 않았다면, 그녀에게 접근하는 기회조차 얻지 못했을 것이다. 그래서 나의 직관을 신뢰하면서, 눈을 감고서 마치 모든 인생을 통해 그를 알고 있었던 것처럼 레슬리의 아버지를 묘사하기 시작했다.

바로 그 순간부터, 레슬리가 계속해서 주의를 집중하고 있다는 것을 알았다. 그녀에게 아버지와의 관계에서 큰 변화가 일어나서, 아직 여전히 해결되지 않은 상태로 남아 있는 6년 전에 일어난 일에 대하여 물었다. 심지어 날짜까지 알려주자, 나의 정확성에 놀라 레슬리는 그때 아버지와 파국을 맞았다는 것을 인정했다. 인생에서 처음으로 레슬리는 아버지의 거짓말로 말미암아 그와 맞섰었다. 아버지는 매우 화를 냈었고, 그 이후로 다시는 말하지 않았었다. 레슬리는 이것에 대해 심한 죄책감을 느꼈으며, 여전히 올바르게 행동했는지 의심했다. 심지어 그런 짓을 했던 것을 후회했고, 진실로써 아버지와 맞서는 것보다 오히려 그의 거짓과 함께 사는 게 나았다고 말했다.

자신의 진실 앞에 선 레슬리를 축하했고, 그다음에 12가지 주요 인생 공부와 '진실' 인생 공부를 수행하는 사람의 속성에 대해서 말하기 시작했다. 심지어 그녀가 지금 당장 아버지에 대해서 잊어버리고, 가슴속에 무엇이 있는지에 대해 분명히 밝히는데 집중하라고 말하기까지 했다. 그녀에게 사장으로서 회사의 전반적인 분위기를 설정하는데 책임이 있다는 것과, 자신 밖에서 진실을 찾으려고 하는 끊임없는 탐구가 주변 사람을 혼란스럽게 하고 있음을 말해 주었다.

이에 대한 그녀의 응답은 "그러나 내가 틀렸으면 어떡하죠?"였다. 그녀가 해야 할 일은 단순히 자신의 진실에 대한 관점을 바꾸는 것이라고 자각하게 하였다. '진실'에 대해 알아야 할 중요한 것은 고정된 것이 아니라 오히려 진화하는 과정이라는 것이다. 우리가 성장하고 진화함에 따라 '진실'에 대한 관점도 그렇게 된다.

세션이 끝나갈 무렵, 레슬리는 시간을 연장해줄 수 있는지 아니면 다음날 다시 찾아와도 되는지 요청했다. 다행히도 레슬리의 경우에는 어떤 다른 선택도 가능하지 않아서, 다음 세션동안 다섯 달을 기다려야만 했다.

다음번 상담할 때 레슬리는 흥분했다. 사업은 그녀의 노력이 거의 없이도 잘 돌아가기 시작했다. 심지어 그녀는 일어나는 변화가 자신의 새로운 인식과 관련이 있는지 없는지 의아해했다. 또한, 매우 흥분해서 아버지와 있었던 일을 말했다. 그녀는 어느 날 아버지에게서 전화를 받았다. 마치 아무 일도 없었던 것처럼, 심지어 그녀가 자랄 때 사용했던 애칭으로 그녀를 불렀다.

다행히도 레슬리는 이제 자신이 아버지를 변화시킬 입장이 아니었음을 이제야 깨달았다. 그녀가 책임이 있는 유일한 것은 자기 자신의 진실 앞에 서는 것이었다. 이것은 내가 듣기에 훌륭했지만, 엄밀한 테스트를 하기로 했다. 레슬리에게 우리가 지난번 대화한 이후 몇 번이나 리딩을 했는지를 물었을 때, 그녀는 자랑스럽게 어떤 것도 하지 않았다고 말했다. 왜냐하면, 마침내 그녀는 자기 자신의 내면의 인도(引導)에 귀를 기울이고, 가슴속에 있는 것을 따르기 시작했기 때문이다.

이 세션이 끝날 무렵, 레슬리는 짧게 슬그머니 다시 한 번 매주 자신과 세션을 하는 것을 고려해보는 것이 어떤지를 물었다. 나는 그녀에게 필요한 모든 것을 이미 주었고, 너무 자주 하는 것은 나의 방침에 맞지 않는다고 부드럽게 설명해줬다. 조언가로서 다른 사람들과 함께 나눈다는 것은 대단히 중요한 일이다. 그러나 상당한 기간에 미리 예약된 일정 탓에, 그렇게 하기에는 불가능했다. 나는 그녀에게 자신의 내적인 인도를 신뢰하는 것을 터득하면 할수록, 자기 밖에서 어떤 해결책을 구하는 필요가 줄어들 것이라고 확신시켜 주었다.

그녀에게 다음과 같이 말했다. "진실 인생 공부에 있어서 해답을 찾는 열쇠는 탐구에 있는 것이 아니고 오히려 '질문의 형식'에 있는 것이고, 단지 당신이 질문만 명확하게 하면 그 대답은 내면에서 나오게 됩니다. 이때 당신이 할 수 있는 모든 것은 바로 이 순간에, 그 대답을 자신을 위한 '진실'이라고 받아들이는 것입니다."

나는 여전히 일 년에 한 번 레슬리와 세션을 갖고 있다. 그리고 정말로 이러한 세션이 기다려진다. '진실' 인생 공부를 마스터하여 상위층 수준에 도달한 대부분 사람처럼 레슬리는 다른 사람에게 방향을 알려주는 사람이 되었다. 그녀는 "진실의 사서(司書)"로 알려졌다.

주요 인생 공부 12

은혜 Grace

존재하는 모든 것과 조화이루기

은혜는 마스터하는 마지막 단계이다. '은혜'는 마스터하는 가장 마지막 인생 공부인데다, 또한 가장 아름답다. 이 인생 공부에서 '은혜'가 중요한 목적지가 아님을 터득하게 된다. 정말로 중요한 것은 여정을 통해 경험하는 '은혜'뿐만 아니라 여정 그 자체이다.

이 인생 공부의 중요성을 이해하려면 자신에게 이렇게 물어보는 것이 도움될 것이다. 얼마나 자주 아침에 일어나 말하는가? "내 인생을 사랑해. 오늘 무슨 일이 벌어질지 빨리 보고 싶어."

이것이 긍정적 사고의 간단한 훈련처럼 들릴지 모르지만 실제로 그 이상이다. 진정으로 자신을 게임하는 선수로 여기고, 스스로 '은혜'와 게임하는 것으로 여길 때, 모든 남아 있는 에너지 매트릭스를 마스터하는 것이 훨씬 더 쉬워질 뿐만 아니라 훨씬 더 즐길 수 있게 된다.

영혼의 본향을 그리워하는가? 아침에 불편한 몸으로 일어나 영혼의 본향으로 돌아가는 길을 찾으려고 에너지 대부분을 쓰고 있는 것처럼 느끼는가? 만약 이들 질문에 대답이 "예"라면, '은혜'의 이 인생 공부를 아직 마스터하지 못했다. 이 인생 공부를 수행하는 사람이 많지 않은 만큼 이러한 '은혜'를 마스터한 사람은 매우 드물다.

'은혜'는 매우 적은 사람들만이 선택하여 수행하기로 한 인생 공부이다. 사실 나는 '은혜' 인생 공부를 수행하는 사람을 단 한 명 만나 보았다. 이것이 이 부분에서 단 한 가지의 사례만을 보게 되는 이유이다. 이 인생 공부에 대해 이해하는데 중요한 것은 대부분 사람이 일단 이 마지막 공부를 마치게 되면, 매우 '완벽'해져서 거의 기적을 행하는 사람이 된다. 우리는 이렇게 할 수 없다. '은혜' 인생 공부를 수행하는 사람이 되려면 아직 여러 도전을 거쳐야 한다.

'은혜'는 더 그룹이 말하는 우주에너지, 즉 모든 것을 연결해주는 에너지와의 소통이다. '은혜' 인생 공부는 모든 것들 사이에서 흐르며, 모든 것을 연결하는 에너지의 소통을 강화한다. 인간 형상에서는 자연적으로 서로 분리되어 있다는 환상이 있다. 비록 이것은 아직 증명된 과학적 증거는 아니지만, 존재하는 모든 것은 서로 소통하고 있다고 널리 알려져 있다. 우주 에너지와의 소통은 종종 고귀한 자기와의 소통 혹은 영적인 소통으로서 체험된다.

언뜻 보기에는 '은혜'와 '자비'의 공부를 혼동하기 쉽다. (자비는 다른 사람과의 조화를 의미한다.) 우리는 이 인생 공부를 마스터하는 곳으로 들어갈 때, 직관적으로 알고 모든 수준에서 모든 것들 사이의 조화 속에서 수행하게 된다. 역사를 통틀어 마스터한 스승들의 많은 이야기가 이러한 엄정한 인생 공부를 마스터하는 쪽으로 발을 들여놓은 사람을 정확히 묘사하고 있다. 이러한 소통은 인류 역사상 이 지점까지 일찍이 경험한 적이 거의 없는, 시간과 공간 그리고 에너지에 대한 이해를 낳는다.

'은혜'라는 속성의 본질 때문에, '은혜'는 항상 마스터되는 마지막 인생 공부이다. 사실 대부분 영혼은 여덟 개 내지 열 개 정도 인생 공부를 마스터하고 난 뒤, 지구의 경험을 완료하기 때문에 '은혜' 인생 공부를 마치는 사람은 아주 드물다. 이것은 영혼의 엘리트에 의해 맺어지는 매우 성스러운 계약을 묘사한다. '은혜' 인생 공부를 수행하는 용감한 영혼들은 그들이 특별하다고 거의 느끼지 않는다. 대신에 그들은 누구도 지니지 않은 불리한 조건이 있다고 느낀다.

주요 인생 공부로서 '은혜'를 수행하는 사람들은 항상 모든 것이 어떻게 연결되어 있는지를 찾기 때문에, 가능한 가장 큰 그림을 찾는다. 그들은 삶의 비밀에 아주 많은 호기심이 있어서, 우주의 비밀을 알고 싶어 한다. 그들은 완벽하게 사람들과 잘 조율할 것이다. 그러나 또한 어떠한 형태에서든 진실을 듣거나 보거나 경험할 때, 우리 각자의 공통분모를 볼 것이고, 내면적으로 진실을 알 것이다.

영성심리학 코스를 강의할 때, '은혜'에 대해 말하면, 모든 사람들은 자기 인생 공부를 찾는 데 있어서 첫 번째로 '은혜'를 선택한다. 제발 내가 이전에 했던 말을 명심하시길, 즉 모든 인생 공부에서 자기 자신을 보게 될 것이다. 그러나 우리는 모두 자기 인생 공부를 잘되게 하려고 설정된 맹점을 가지고 있기 때문에, 자기 자신을 알아내기가 매우 어렵다. 은혜에 있어서 모든 사람은 그들 자신을 조금 볼 수는 있지만, 한 사람이 '은혜' 인생 공부를 지속적으로 수행하는 것은 매우 드물다.

> **개인기록 No. 24**
>
> 이름: 낸시
> 나이: 73, 매일 젊어지고 있음
> 혼인: 과부
> 직업: 작가, 치료사, 스승
> 인생 공부: 은혜, 두 번째 공부 - 받아들임
> 촉매자: 아버지
> 유형: 에너지 매트릭스

낸시는 매우 아름답고 노숙한 영혼이다. 바바라와 나는 낸시가 우리 세미나 중 하나를 진행했을 때 그녀를 만났다. 나는 즉각 낸시가 스승이라는 것을 알아차렸지만, 물론 그녀 스스로는 이러한 설명을 극구 부인했다. 낸시의 삶을 놓고 본다면, 이 표현은 충분한 것이 아니다. 그녀는 여전히 모든 것에서 다른 사람들처럼 똑같은 문제가 있다. 여전히 성취해야 할 것이 아직도 많이 있다고 느낀다. 그리고 여전히 지상에서 자신이 무엇을 하는지 의아해한다. 그녀의 가장 큰 소망은 자신이 모든 수준에서 모든 것과 결합하고 있음을 느끼는 것이었다.

낸시는 내적 앎을 지녀서 자기 자신의 내면 안내를 신뢰하는 것을 터득했다. 그 내적 앎으로써 그녀의 수중에 들어가는 모든 것에서 바로 핵심을 최적으로 추출하는 능력이 있었다. 책을 읽을 때 그녀는 직관적으로 아무런 의미가 없다거나 자신에게 적절하지 않은 대목을 지나쳐 가버리고, 내적 깊은 곳에서 모아두었던 진실을 확인하는 부분을 받아들인다. 그러나 내적 지도와 함께 하고 있더라도, 여전히 지상에서의 삶은 왜 더 쉽지 않고 더욱더 충만하지 않음에 혼란스러워했다. 특히 낸시는 웃는 법을 알고, 그런 관점이 자신에게 생기게 될지 모르는 어떠한 상황도 극복해 나가게 한다는 걸 안다. 그녀는 자신을 수집가gatherer 라고 부른다. 실제로 그녀는 더욱더 폭넓은 해답을 찾는 사람들을 끌어 모으는 스승이다.

낸시의 남편은 우리가 처음 만나기 몇 주 전에 사망했다. 그녀는 남편의 죽음을 삶에서 커다란 졸업으로 여겼다. 그녀는 사랑과 이해로 남편 옆에서 의무를 다했다는 것을 알았고, 이제 자유롭게 더욱 확대된 초점으로써 새로운 삶의 국면을 시작하게 되었다. 이런 초점에 대하여 말로 표현한다거나 정의를 내리려는 시도는 낸시의 인생에서 가장 도전적인 부분이었다. 그녀가 깨닫지 못했던 것은 처음부터 자신이 여기에 와서 해야 할 일을 해왔다는 것이다.

낸시의 두 번째 인생 공부는 이십 대의 나이에 뇌종양으로 아들을 잃었을 때 활성화 됐다. 이것이 두 번째 인생 공부인 '받아들임'의 졸업이었다. 이것은 아들이 어머니에게 준 선물로서 낸시에 대한 모든 것을 바꾸어 놓았다. 그녀는 어려운 인생을 살았으며, 알코올중독자와 결혼했고, 인내와 수용과 참을성, 이해력과 판단하지 않고 조건 없이 사랑하는 법을 터득해야 했다. 지금에 이르러 그녀가 자신의 결혼생활을 이야기할 때, 얼굴에는 미소를 띠고 가슴에는 조건 없는 사랑이 함께 한다. 그녀는 즐거운 시절을 기억하고, 힘든 시절에 대해서는 웃는다.

나는 수년에 걸쳐 낸시와 알고 지냈고, 함께 여러 번 세션을 가졌다. 이것들은 내가 행한 다른 대부분 세션과는 달랐던 것으로, 나에게는 항상 아주 즐거운 일이었다. 그녀 스스로 드러내는 실력

덕택에, 우리는 아주 빨리 깊은 이해에 도달했다. 실제로, 만약 우리가 상식적인 방법으로 그녀와 함께 세션을 하려고 했다면, 그녀는 시간도 없었을 것이고, 아니면 이것을 참지도 못했을 것이다. 나는 항상 낸시와 같이한 세션들이 그녀를 위해서는 시간낭비라고 느끼지만, 그녀는 분명히 우리가 함께한 시간을 소중히 여기고 있다. 나는 그녀를 북돋우고 있다고 여긴다. 무엇보다 더 나는 그녀가 이미 안 진실들을 내가 말로 표현한 것뿐이라는 것을 알고 있다. 이러한 방식으로 우리는 서로를 확인했으며, 이것은 아마 우리가 함께 세션을 같이해나간 이유가 될 것이다.

이때까지, 다른 사람들이 이해하기에는 그녀가 너무 앞서 있기에 낸시의 저작물들은 아직 광범위하게 출판된 것은 아니다. '은혜' 인생 공부를 수행하는 사람을 위한 가장 큰 도전은, 그들이 알고는 있지만 말로는 설명할 수 없는 깊은 우주적 진실들을 포착할 수 있는 사람이 거의 없음을 받아들여 터득하는 것이다.

이것이 마치 '은혜' 인생 공부가 모든 사람들이 자신의 것으로 주장하고 싶을 정도로 특별한 것으로 들릴지도 모른다. 그러나 당신에게 이것은 대부분 사람에게는 참을 수 없는 아주 독특한 경험이라는 것을 말해두고 싶다. 나는 낸시가 마지막 환생자라는 것을 믿어 의심치 않는다. 실제로 그녀가 몇 생에 걸쳐 마지막 환생자였다고 생각했다. 그녀는 아직 긁어 주어야 할 깊은 가려움증이 있어서, 모든 것을 이해할 때까지 의심할 여지없이 계속 돌아올 것이다.

정말 신기하게도, 낸시의 어머니는 항상 그녀에게 그레이스Grace라고 불렸어야 했다라고 말했다.

결론

인간 형상을 한 영들로서 우리 경험의 보다 폭넓은 모습을 이해하는데 있어서, 공부 **그 자체**를 배우려고 여기에 있지 않음을 명심하는 것이 도움된다. 사실, 12가지 주요 인생 공부는 심지어 자신의 영적인 존재를 둘러싼 더 큰 속성들을 터득하는, 단지 우리를 바쁘게 하는 오락거리라고 말할 수도 있다. 간단히 설명하면, 진정 여기서 배워야할 것은 마스터 그 자체의 '기술'이다. '마스터'의 정의는 모든 상황에서 모든 에너지에 대한 긍정적인 사용을 발견하기이다. 이것을 성취할 때, 결국 '창조자'로서 진정한 힘을 기억할 것이다.

우리는 전에는 전혀 보지 못했던 규모로 진화를 겪고 있다. 나는 진정으로 우리가 200년 전을 되돌아 볼 때, 분명히 인류가 유난히 **빠른** 속도로 진화 점프를 겪었다는 것을 분명히 알 것이다. 바로 지금 이 와중에 있다. 이것은 실제로 흥미로운 시간이고, 앞으로 나아감에 따라 이것들은 더욱더 흥미로워질 것이다.

비록 이 정보와 이런 인생 공부들이, 우리가 하고 있는 놀라운 게임을 시작한 이래 주위에 계속 있었을지라도, 이러한 정보가 몹시 애매모호했기에 이것이 조금 일찍 알려지게 되는 것은 쓸데없다. 만약 한 영혼이 한 가지 인생 공부를 마스터하려고 60번을 환생했더라도, 이러한 정보는 그날 벌어 그날 생존하는 사회적 기반에서는 아무런 쓸모가 없었을 것이다. 우리는 생존을 위한 필요에 둘려 쌓였을 것이고, 실제 둘러싸여 있어서 인생 공부에 관심조차 없었을 것이다.

다음에는 무엇이?

지금 이렇게 급속도로 진화하는 과정에 있으면서도, 곧바로 다음 단계가 궁금해지는 것은 아주 자연스러운 일이다. 다음 질문은 "우리는 어디로 가는 걸까?" 그리고 "12가지 주요 공부 다음에는 무엇이 있을까?"이다.

나는 12가지 주요 공부는 변함없이 존속할 것이라고 믿는다. 결국, 이 내용은 동굴에서 살던 시대부터 지금까지 우리에게 잘 적용되어 왔다. 내가 주목하는 변화는 인생의 7단계와 우리의 관계이다. 분명히 우리 수명이 늘어남에 따라, 또한 각 단계의 나이의 기준이 변화할 것이다.

더 중요한 것으로, 나는 정말로 일어나고 있는 또 다른 변화가 있다고 확신한다. 영적 공동체 사이에서는 이러한 변화를 재생(再生)ascension이라고 정의하고 있다. 더 그룹의 관점에서 보면, 재생은 육신을 남겨두고 더 높은 존재의 수준으로 가는 것을 의미하지 않는다. 오히려 재생은 우리가 육신의 형태를 취하는 동안 실제로 다시 한 번 인생길을 시작한다는 뜻이다. 그러므로 우리가 결국 취할 것이라고 내가 믿는 방향은, 동일한 한 번의 인생에서 다시 한 번 삶의 일곱 가지 단계를 시작한다는 것이다.

이 책에서 나는 이 문제를 더는 설명하지 않을 것이다. 그러나 나는 당신에게 이것이 어떻게 이루어지는지 증거를 보여주려 한다. 차례대로 인생의 모든 경험을 검토하고, 그다음으로 당신이 지니고 있길 원하고, 다음 생으로 진척시킬 것들 그리고 특히 당신이 풀어 놓는 것들에 대해 결정하는 것을 상상해보라. 지금까지 이것은 사후에 일어나는 삶의 일곱 번째 단계에서 항상 해왔던 것이다.

우리가 현재의 삶을 떠날 필요 없이, 다음 생을 기획하고 모든 필요한 계약을 하는 것이 가능하다면 어떨지 상상해보라. 이것이 이제까지 가장 흥미롭고 비약적인 진화가 아닐까?

이것은 몽상도 아니고 무익한 억측도 아니다. 이것이 인류를 위한 다음번 새 물결이라고 분명히 믿고 있다. 이러한 단계를 가속하려고, 우리가 살아있는 동안에 이러한 초기 증거들을 볼 수 있다고 확신한다.

더구나 나는 이전 세대들보다 더 높은 속성들을 가지고 이 지구상에 태어나는 아이들은 이것을 틀림없이 실행하려고, 우리의 완전한 잠재력을 활성화하여 하나가 될 것이라고 믿고 있다. 틀림없이, 우리의 세계로 들어오고 있는 인디고와 크리스털 차일드는, 우리가 단지 언뜻 보기 시작한 방식으로 인류를 진화시켜 나갈 것이다.

맞아요, 정말로, 지구위에 존재하는 시간은 매우 흥미롭습니다.

이 책에서 당신이 다른 관점으로 자신의 삶을 바라볼 수 있도록 많은 정보를 제공했습니다. 나는 영적인 관점에서 인간의 경험에 접근했답니다. 왜냐하면, 이것이 더 그룹이 나에게 이러한 정보를 제시한 방식이기 때문입니다. 이러한 작업은 모두 자신을 힘 있게 하는 작업이라는 것을 기억하세요. 그러므로 나의 가장 큰 바람은 여기에 제시된 내용을 **유일한** 진리로 받아들이지 말라는 것입니다. 대신에 나는 당신이 자기 자신의 필터를 통해 모든 것을 점검하고, 당신 가슴속에서 공명하는 것들만 받아들이길 요청합니다. 이것이 분별력의 핵심이지요. 이것이 더 그룹에게서 오는 모든 정보의 토대랍니다. 비록 단 한 가지 정보만으로도 당신과 당신의 내담자들이 열정으로 춤을 추거나 기쁨으로 놀이하는 데 도움이 된다면, 이 책을 쓰는 데 있어서 나의 목적을 성취한 것입니다.

결국, 항상 다음을 기억하십시요. 인생은 놀라운 게임이고, 게임의 목적은 우리에게 열정과 기쁨을 체험하는 기회를 제공한다는 걸…

인생 공부 질문서

대상자 이름 _____

날짜_____ 성별_____ 나이_____

만일 당신이 다른 누군가와 관련되어 이러한 질문에 답변을 하고 있다면 당신의 이름을 기입하세요. _____

대상자와의 관계 _____

지시사항: 스스로 이 인생 공부 테스트를 받아보고, 이것을 당신이 잘 알고 있거나 오랫동안 알고 지낸 사람에게 주세요. 그들에게 당신에 대한 것을 객관적으로 그리고 정직하게 답변해서 써 넣도록 요청하세요. 그들에게서 회수한 질문서를 받을 때, 그들의 답변에 대해서 **질문하지 말고**, 단순히 질문서에서 얻은 모든 것을 모아다가 이것들을 자신의 것에 합치세요. 이것은 당신에게 이번 생에서 수행하고 있을 최상위 두 개의 주요 인생 공부에 대한 훌륭한 아이디어를 제공합니다. 더욱 더 유익한 결과를 위해서는 두 명 혹은 그 이상의 사람에게 이 테스트를 해서 당신 자신의 점수에 합치세요.

다른 사람을 위해 질문서에 대답하는 사람에게

인간으로서 우리는 일반적으로 자신의 거울로서 행동하는 사람들의 눈을 통하지 않고서는 자기 자신을 볼 수는 없습니다. 그러므로 대체로 자신의 인생 공부를 시작할 때 맹점을 가지고 있습니다.

대부분 우리가 이 책에서 읽었던 것처럼, 모든 인생 공부에서 자기 자신을 보긴 하지만 자신을 외부의 관점에서 바라볼 때 자신의 인생 패턴이 분명해지기도 합니다. 이러한 지식을 갖추어서, 효과적인 변화를 시작하고, 의도적으로 자기 자신이 디자인한 삶을 창조할 수 있습니다. 이것이 당신이 이 설문을 완성하도록 요청받은 이유입니다. '정직한 거울'로서 느낌이나 믿음에 관계없이 이들 질문에 답변하여 주시면 매우 도움될 것입니다. 친절하기보다는 정직하게 대답하는 것이 가장 도움됩니다. 옳다거나 틀린 대답은 없고, 또한 어떤 사람의 인생 공부가 다른 사람의 것보다 더 나은 게 아니라는 것을 꼭 기억하세요.

일반적 지시사항 : 시작하기 전에 완전하게 설문지를 읽으세요. 인생에서 긍정적인 것보다 부정적인 상황을 파악하기가 더 쉽습니다. 그러므로 다음 질문은 대부분 당신에게 부정적인 속성에 대해서 질문 드립니다. 모든 부정적인 속성들에는 상대적으로 긍정적인 속성이 같이 있다는 것을 알아 두십시오. 영혼 수업은 대상자의 삶에서— 비록 패턴들이 변할지라도— 주요 패턴을 찾는 것입니다.

각각 인생 공부를 마스터한 수준은 대상자의 삶에서 이런 속성들이 현재인지 과거인지에 따라서 다르게 나타납니다. 그러므로 과거와 현재의 시제는 항상 상호 바꿀 수 있습니다. 예를 들어 "그들은 ~합니까?"와 "그들은 ~을 했습니까?" "가지고 있다/가졌다/가지고 있었다" "입니다/였습니다"등등입니다. 일단 당신이 이것들을 읽고 0-9를 사용하여 빈 공란에 점수를 매김으로써 각각의 질문에 답하시길 바랍니다. 합산한 설문의 총합이 높은 두 개는 대체로 대상자의 첫 번째(주요), 두 번째 인생 공부를 알려줍니다.

강한 부정 다소 부정   중립   다소 동의 강한 동의

0   1   2   3   4   5   6   7   8   9

질문 A

- 사랑에서 불우했던 과거가 있다.
- 때때로 명백한 것을 무시하면서 너무 열심히 노력하는 관계 속에서 자신을 상실한다.
- 베푸는 너그러운 마음과 넘치는 사랑이 있다.
- 사랑 관계가 끝나도 종종 친구로 남아있다.
- 인생에서의 도전은 대부분이 사랑 관계와 관련이 있다고 생각한다.

A의 총합 _____

질문 B

- 내면에서 아는 것의 타당성을 외부에서 찾는 정보 수집가이다.
- 무언가가 자신의 내면에 지니고 있는 진실과 일치할 때보다 오히려 일치하지 않을 때 종종 자신에게 말해주는 내적 안내 시스템이 있다.
- 특정 핸디캡 탓에 자신은 남들보다 부족하거나 못하다는 믿음이 중심적[이다/이었다].
- 비록 자신은 대체로 부정하긴 하지만, 타고난 선생님이며 다른

사람들이 당신의 지식을 원한다.
- 자신의 진실이 일반적인 믿음과 어긋남에도, 자기 자신의 진실에 서는 특별한 기회가 제공된 인생의 사건이 [있다/있었다].

B의 총합 _____

질문 C

- 마술적인 창조력을 가지고는 있지만 월세를 내는데 어려움을 겪고 [있다/있었다].
- 다른 사람을 통해 창조[한다/했었다]. 예를 들어, 성공한 남편 뒤에 있는 아내, 후원자, 친구, 동료 등등.
- 완벽주의자[이다/였다]. (특히 5~13세 정도의 어린이였을 경우에)
- 매우 총명한 개성을 가지고 있어서 대부분 사람들에게 매우 사랑을 받고 있다.
- 창조에 대한 타고난 높은 재능이 있어서, 예술, 음악, 언어, 스포츠를 창조할 수 있는 능력을 갖추고 있거나, 혹은 무(無)에서 삶의 상황들을 창조할 수 있는 능력이 있지만, 자기 자신의 창조는 볼 수 없다.

C의 총합 _____

질문 D

- 중독 혹은 충동을 가지고 [있다/있었다].
- 자신에게 추가할 무언가를 찾으면서, 불완전하다고 느끼거나 혹은 한때 느꼈다.

- 기대 이상의 성과를 올리는 사람으로 인생을 즐기려고 좀처럼 앉아있지 않는다.
- 완전하게 되려고 외부의 어떤 것을 추가할 필요가 있는 듯이 행동한다.
- 자신의 인생을 완벽하게 해줄 한 가지를 찾는 탐색가[이다/였다].

D의 총합 _____

질문 E
- 자기 존중심(자존심)을 갖는데 어려움이 [있다/있었다].
- 자기 삶의 환경을 황폐하게 만드는 데 영향을 미친 주요 사건(들)이 [있다/있었다].
- 다른 사람에게서 돈과 사랑, 칭찬을 받아들이는데 커다란 어려움을 가지고 [있다/있었다].
- 희생자가 되는 기회가 보통보다 많고 심지어 이것이 습관화 되어 있다.
- 자신의 능력에 관해 의구심을 외부로 표현한다.

E의 총합 _____

질문 F
- 세계적, 국가적, 지역적 혹은 개인적인 것보다 우주적인 적용에 대해 알기를 바라며, 가장 고귀한 관점에서 앎을 추구한다.
- 자연과 완전한 조화를 이루며 걷는다. 그들이 걷고 난 후에는 풀들이 더 잘 자란다. (관계하고 나면 상대가 더 힘 있어 진다.)

- 어느 곳에서나 만물과 하나[이고/이고자 하고] 다른 이들을 멀리할 때조차 이에 따라서 행위를 한다.
- 일반적인 인생 공부와 상황을 겪고 있는 사람들을 보면 답답해한다.
- 가르치려고 하지만 학생들보다 훨씬 앞서있어서 종종 오해를 받는다.

F의 총합 _____

질문 G

- 적응하거나 대세에 따라가는 것을 배울 기회가 보통보다 [많다/많았다].
- 변화에 적응하는 데 어려움을 가지고 [있다/있었다].
- 자신을 커다란 변화로 떠미는 특별한 사건이나 상황을 갖고 [있다/있었다].
- 어떤 희생을 치르더라도 변화를 피하는 방법으로 상황을 유지하는 쪽에 편안함을 [느낀다/느꼈다].
- 모든 것을 규격화하려는 신념을 포함하여, 규칙 또는 시스템에 의해 그의 삶을 영위[한다/했었다].

G의 총합 _____

질문 H

- 심지어 죽음 혹은 감정적인 허탈감을 통해 자포자기한 기억이 있다.
- 자신의 약점을 찔러대는 사람들을 삶에 끌어들인다.

- 자신이 할 수 없는 것을 다른 사람들은 할 수 있다고 여긴다.
- 부정적인 삶의 문제들을 외부의 통제할 수 없는 상황 탓으로 돌린다.
- 자신의 창조 능력을 고려하여 좀처럼 모험하지 않는다.

H의 총합 _____

질문 I

- 자신을 생각하기 전에 다른 사람들을 생각한다.
- 자신의 인생에 뛰어난 배후 조종자를 끌어 들이는 패턴을 가지고 [있다/있었다].
- 자신에게 있어서 가장 어려운 단어는 'No'라고 말하는 것이다.
- 다른 사람의 느낌과 감정, 생각들을 포착해서, 그것들을 자신의 것으로 여긴다. 혼합된 에너지가 많이 있는 대중이 붐비는 장소에서는 종종 어려움을 느낀다.
- 통제하는 부모 혹은 부모 같은 인물이 주위에 [있다/있었다]. (심지어 병을 통해 통제한다.)

I의 총합 _____

질문 J

- 다른 사람과 관계하거나 혹은 이해를 받는데 어려움이 있다.
- (a) 아무도 자신을 알아주지 않기 때문에 외톨이가 된다. 혹은 (b) 격하게 행동함으로써 과잉 보상을 받는다.
- 다른 사람들이 자신을 종종 오해하거나 혹은 잘못됐다고 여기는 점을 불평한다.

- 누구와 관계를 맺더라도 보통 사람들보다 더 어려움을 겪고 있다/있었다.
- 다른 사람들은 나를 자기중심적으로 알고 있다.

J의 총합 _____

질문 K

- 다른 사람들에게 자신이 '느끼는' 것보다 자신이 '생각하는' 것을 말한다.
- 자신은 정작 관련이 없는 체하면서, 감정적인 문제가 불거져 나올 때까지 현실을 회피해버리는 경향이 있다.
- 사랑하고 있음에도 다른 사람들에게 좀처럼 사랑한다고 말하지 않는다.
- 바깥에서는, 예를 들면 직장에서 특히 커뮤니케이션을 잘한다.
- 감정적인 대면에서는 보통 다른 사람의 잘못으로 간주해버린다.

K의 총합 _____

질문 L

- 자기 자신의 거짓말 혹은 이론적 설명을 믿는다.
- 자신이 정말로 믿고 있는 것보다 다른 사람이 듣기 좋아하는 것을 종종 말한다.
- 결말이 어떻게 나던지 자신의 모든 행위를 쉽게 합리화한다.
- 자신이 느끼는 것을 생각해내려고 계속 애쓴다.
- 세속적 성공을 추구하는 마음이 잠재적으로 있다.

L의 총합 _____

점수매기는 법 : 가장 높은 두 가지 점수를 사용하세요.

E = 받아들임 : 자부심, 은혜롭게 받아들이는 기술
G = 적응 : 변화
D = 존재되기 : 전체성
J = 자비 : 다른 사람과의 조화
K = 커뮤니케이션 : 가슴으로부터 교감
C = 창조 : 자기의 힘을 표현하는 것
I = 명확함 : 건강한 경계를 통해 개체성을 표현하기
L = 정직(성실) : 자기와의 조화
A = 사랑 : 자기에 대한 사랑
H = 신뢰 : 자기에 대한 신뢰
B = 진실 : 자기에 대한 책임감
F = 은혜 : 모든 것들과 조화롭게 지내는 것

주의 :
1. 신뢰와 진실은 종종 엇갈려 진단된다.
2. 인생 공부로서 은혜를 선택하는 경우는 극히 드물다.

우리는 이 과정이 인간의 모습으로 내려온 영으로서 자기 자신과 자신의 경험에 대해서 다른 관점으로써 볼 수 있도록 인도되었기를 희망합니다.

저자에 대해서

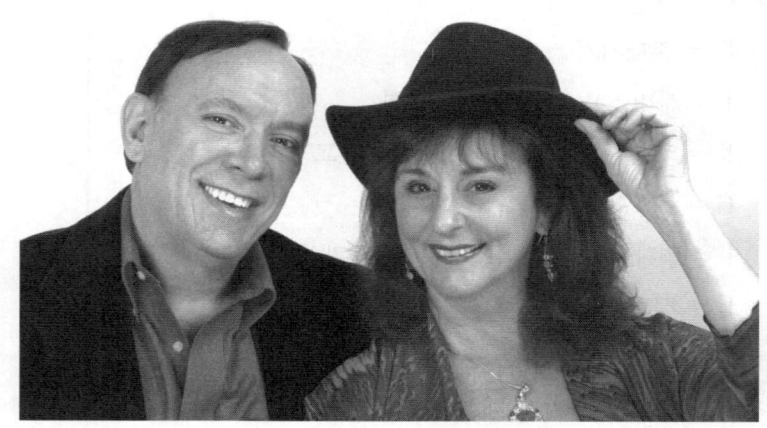

스티브 로더는 건설업을 하면서 샌디에고에서 안정적으로 정착했지만, 일련의 사건을 통해서 자신의 인생 계약이 활성화 됐다. 스티브와 아내 바바라는 그들의 비전을 삶으로 옮겨 살아가기로 했던 1995년 신년에, 그들은 캘리포니아 해안에서 뜻밖에 태양이 떠오를 때 있었던 의식 도중, 다가올 미래에 대한 자신의 의지를 표현하게 되었다. 스티브는 인간진화와 어떻게 우리가 파워 있게 되는 삶의 스타일을 경험할 수 있는지에 대한 성스러운 영감의 메시지를 받기 시작했다. 그날부터 그들의 인생은 이전과 절대 같아질 수 없었다.

오늘날 이러한 성스러운 영감의 근원은 더 그룹으로 알려져 있다. 진화하는 인간으로서 삶을 이끌어가는 것에 대해 그들은 실제적인 정보를 제공한다. 이 성스러운 정보는 현재까지 5권의 책으로 나와 있다. 현재 작업 중인 책은 3권이 더 있다. 매월 인터넷과 책을 통하여 배포되는 메시지는 매달 20개 국어로 번역 되어있다. 스티브와 바바라는 세미나를 개최하려고 전 세계로 널리 여행을 다닌다. 그리고 미국과 유럽대륙의 UN기구에서 5차례 초청되어 채널링 강연을 했다.

스티브와 바바라는 네바다주 라스베이거스에 근거지를 두고 있다. 거기서 그들은 라이트워커Lightworker라는 비영리법인을 만들었다. 자원자와 라이트워커 조직의 직원들과 함께 그들은 지구에서 개인을 힘 있게 하는 프로그램을 통해 빛의 씨앗을 심고 있다. 라이트워커와 더 그룹, 스티브와 바바라의 세미나 일정에 대해 더 알고 싶다면 라이트워커의 사이트인 http://www.lightworker.com을 찾아보기 바란다.

영혼 수업 Spiritual Psychology

2판 1쇄 발행 _ 2008년 3월 21일

지은이 _ 스티브 로더 Steve Rother

옮긴이 _ 신나이 신업공동체

펴낸 곳 _ 빛

발행인 _ 백지현

표지 디자인 _ 김동구

사진 제공 _ 엄재록

기획 제작 _ 신유수 박명기

주소 _ 경기도 동두천시 송내동 현대아이파크 103-401

주문 및 문의 전화 _ 0505-875-8080

홈페이지 _ www.lightworker.kr

사용 글꼴 _ 한겨레결체, 아리따체, 윤체

ISBN 978-89-960766-0-5